DR JEAN-MICHEL COHEN

200 RECETTES *gourmandes* pour mincir sans effort

Photographies de **Bernard Radvaner**
Stylisme de **Géraldine Sauvage**

ÉDITIONS FRANCE LOISIRS

Sommaire

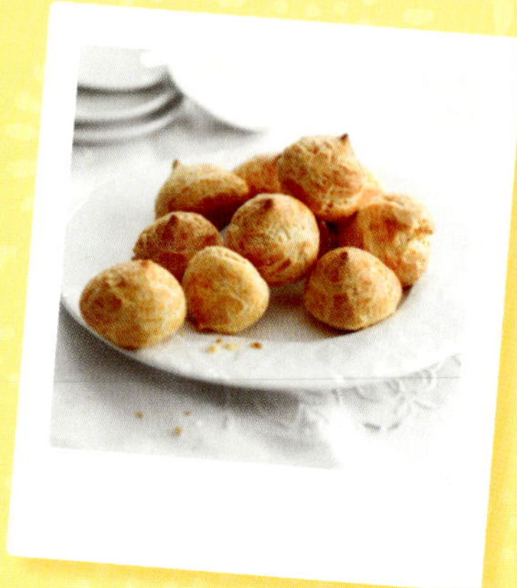

5 | Introduction

6 | Les 10 points clés pour cuisiner léger

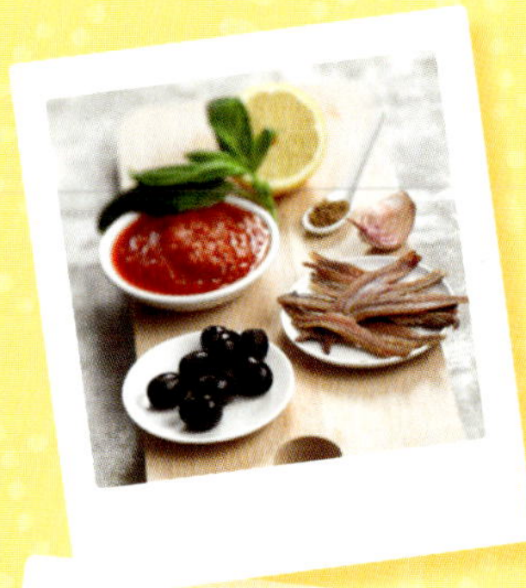

9 | **Amuse-bouche**

29 | **Entrées**

119 | **Plats**

- **120-145** | Légumes
- **146-162** | Poissons et fruits de mer
- **163-173** | Volailles
- **174-199** | Viandes
- **200-249** | Plats complets

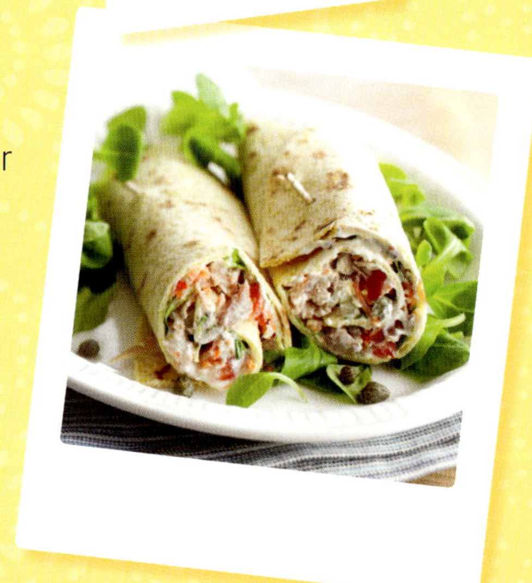

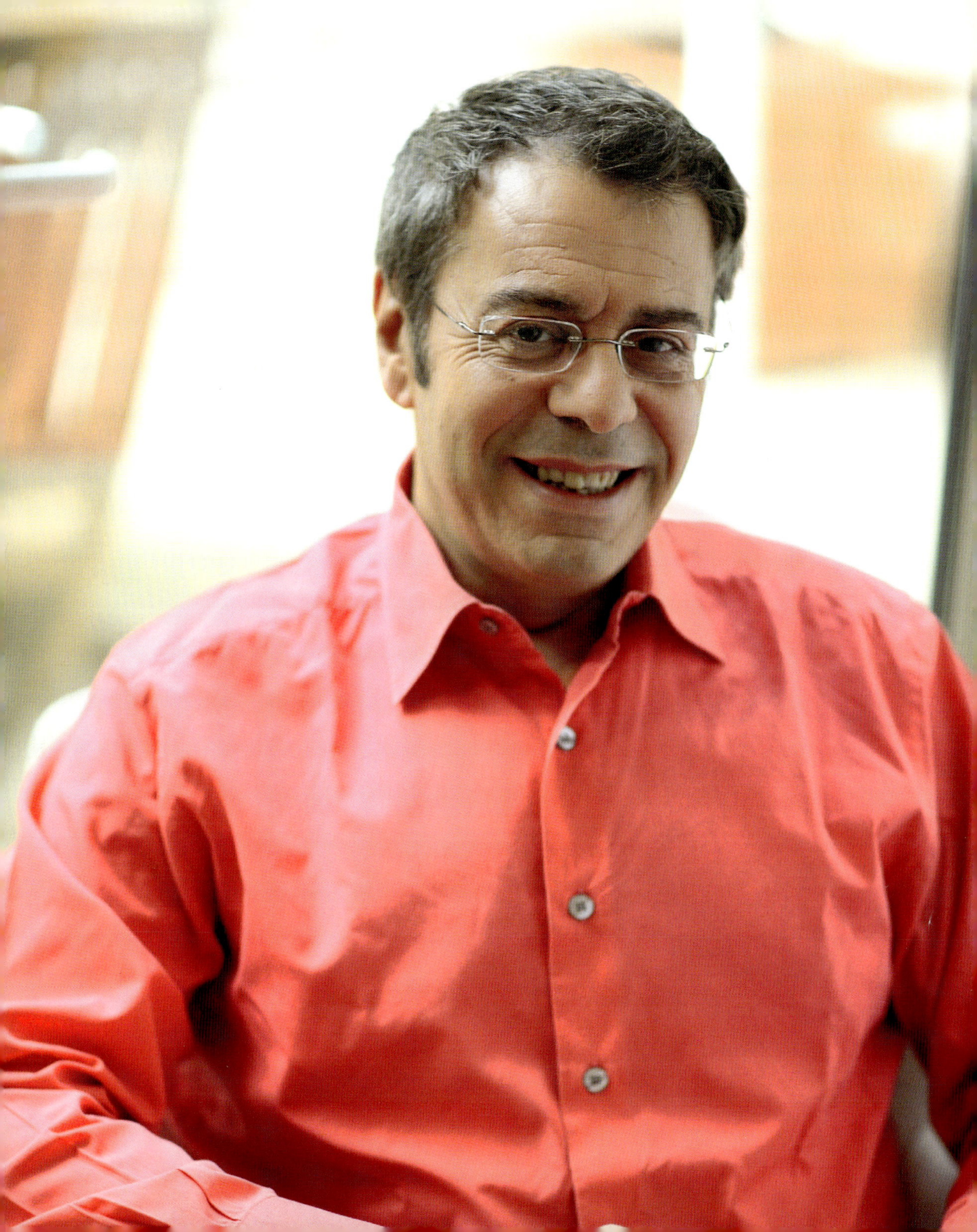

251 | **Desserts**

341 | **A l'heure du thé**

364 | **Index**

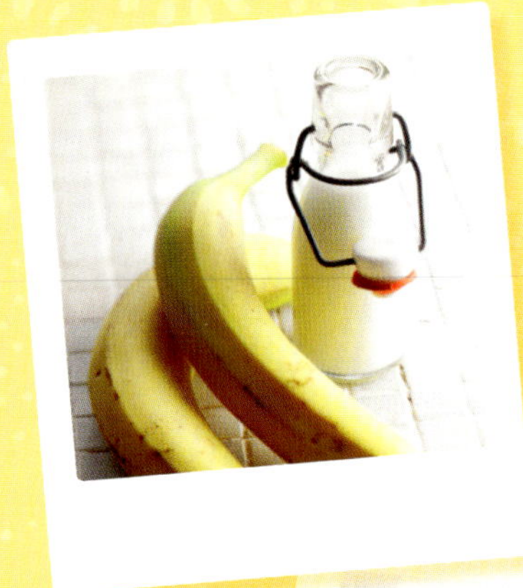

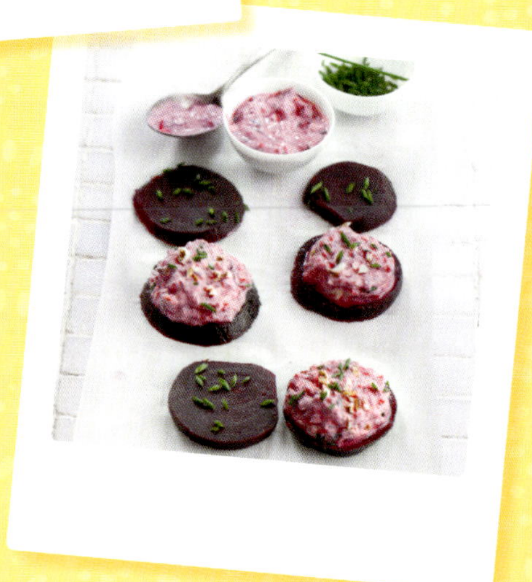

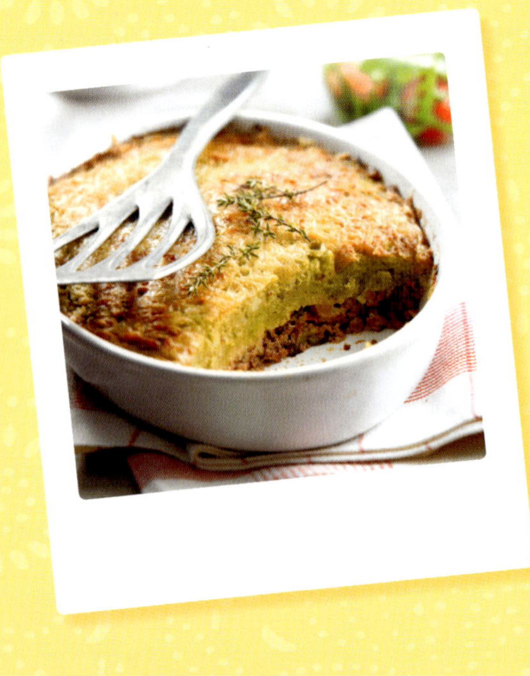

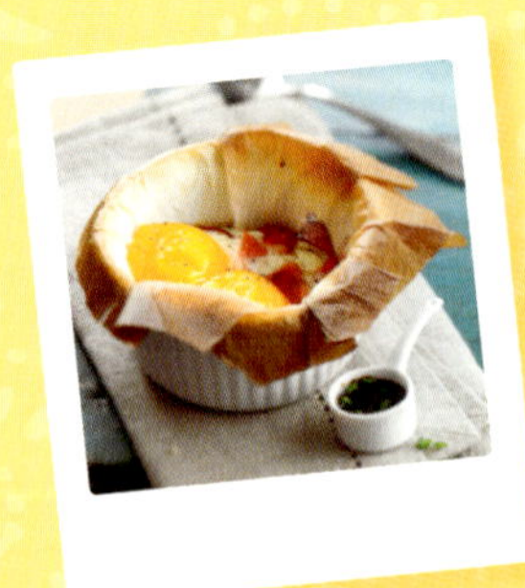

Introduction

Mincir en mangeant, c'est possible.
S'il y a une phrase qui me touche plus que toutes les autres à une consultation, c'est quand quelqu'un me dit : « Je ne comprends pas, j'ai réussi à mincir en mangeant avec plaisir et plus qu'auparavant. » Il ne s'agit pas d'un miracle, mais d'une technique que j'ai mise au point. La perte de poids est trop souvent le résultat de privations et d'interdits. Une période exceptionnelle qui laisse un mauvais souvenir… Mon souhait est aujourd'hui de rétablir une nutrition positive. Parlons désormais des aliments autorisés plutôt que des aliments interdits !

La manière dont nous composons un repas ou choisissons une recette influe sur les sensations alimentaires que nous éprouverons le reste de la journée. La répartition des protéines, des glucides et des lipides entraînera ou non satiété, fringales et faim. Si ce rapport entre les nutriments est mauvais, nous risquons de grignoter l'après-midi, de manger plus au repas suivant pour compenser. Si ce rapport est intelligent, qu'il comprend une ration suffisante de fibres, une dose adaptée de matières grasses et une bonne proportion de protéines, alors nous arrivons à cette équation magnifique qui consiste à ne pas avoir faim, à respecter son corps, et quand nous composons bien les recettes, à prendre du plaisir.

Les recettes qui suivent entrent dans le cadre d'un régime « confort » à 1 400 Kcal par jour et vous permettront de perdre 3 à 4 kg par mois. Gourmandes et allégées (entre 150 et 550 Kcal par portion), vous pourrez y piocher à l'envi afin d'adopter de nouvelles habitudes de cuisine pour le plaisir de toute la famille.

Bien manger, c'est conserver les trois piliers de notre alimentation : utile pour bien se nourrir, conviviale pour partager, plaisir pour ressentir des émotions.

Jean Michel Cohen

10 points clés pour cuisiner léger

1 Limitez l'utilisation des graisses de cuisson en vous équipant avec de nouveaux ustensiles de cuisine (poêles et sauteuses à revêtement antiadhésif, papier sulfurisé pour tapisser les moules, moules en silicone…), en utilisant des matières grasses allégées (beurre allégé, spray pour doser les huiles…) et en adoptant des modes de cuisson « light » (four à micro-ondes, cuit-vapeur, Cocotte-Minute)…

2 Adieu les sauces ? Souvent grasses, car à base de beurre ou d'huile pour émulsionner les goûts contenus dans les jus, elles peuvent facilement être allégées. Utilisez des bouillons de légumes, des fonds de sauce ou de veau, des fumets de poisson dégraissés. Pour choisir l'intensité des goûts, il suffit de les laisser réduire à votre guise !

3 Il existe désormais des édulcorants de toute sorte (liquides, en poudre) et qui supportent la cuisson ou non. Vous pouvez ainsi remplacer le sucre dans tous ses états !

4 Choisissez des morceaux de viande plus maigres pour alléger la recette. Par exemple, en utilisant du bacon à la place de lardons vous ferez une économie de près de 40 %. N'hésitez pas à ôter la barde des pièces de viande.

5 Optez pour la fécule ! Les fécules de maïs ou de pomme de terre sont très utiles pour donner de la consistance à un jus ou à une sauce. Elles permettront notamment d'alléger vos béchamels, sauces, crèmes anglaises et pâtissières ou encore remplaceront en partie la farine dans vos pâtisseries.

6 Abusez des épices et des herbes aromatiques, elles permettent de diminuer les quantités de sauce que l'on utilise pour donner du goût aux recettes, en amenant quelques antioxydants en plus et de nouvelles saveurs.

7 Remplacez vos produits laitiers (fromages, laitages, matières grasses provenant du lait...) par des allégés : pour les crèmes fraîches, elles vont de 3 à 30 % de matière grasse. Il suffit de choisir votre catégorie.

8 Garnissez vos placards en fonction des besoins et non en fonction des pulsions au moment de l'achat. Tenez à jour une liste des produits indispensables et utilisez-la au moment des achats.

9 Cuisinez au plus juste avec des portions précises. Cela permet à la fois d'éviter le gâchis et de contrôler sa consommation alimentaire. N'hésitez pas à prendre des repères portion avec des cuillères à soupe, des verres, des bols...

10 Servez les assaisonnements à côté des plats afin que chacun puisse décider de la quantité à prendre !

Amuse-bouche

Pruneaux en robe de filet de bacon

Cet incontournable amuse-bouche des repas de fête vous est proposé ici en une version allégée, en remplaçant tout simplement le lard à la graisse apparente par du filet de bacon fumé qui contient seulement 3 % de lipides. Une belle économie sur les calories et une préparation plus délicate en bouche… l'essayer c'est l'adopter !

PRÉPARATION 10 minutes | **CUISSON** 15 minutes | **REPOS** 5 minutes

INGRÉDIENTS POUR 4 PERSONNES
8 tranches de filet de bacon
16 pruneaux dénoyautés

1 Préchauffez le four à 180 °C (th. 6).

2 Coupez les tranches de filet de bacon en deux.

3 Roulez chaque pruneau dans une demi-tranche de filet de bacon et maintenez avec un cure-dents.

4 Passez au four sur la plaque recouverte d'une feuille de papier sulfurisé environ 15 minutes, jusqu'à ce que le bacon soit bien grillé et dégustez encore tiède après 5 minutes de repos.

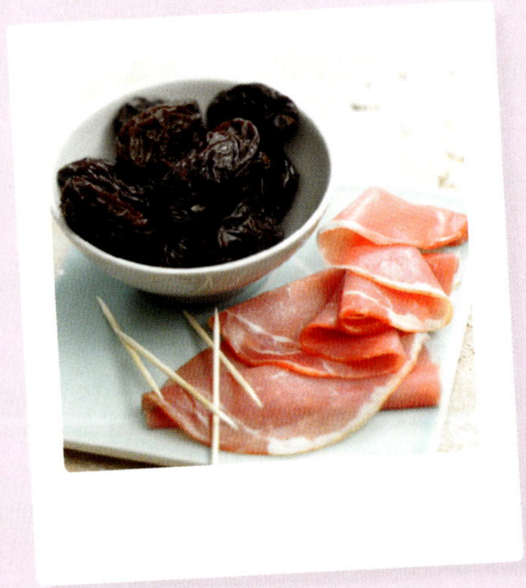

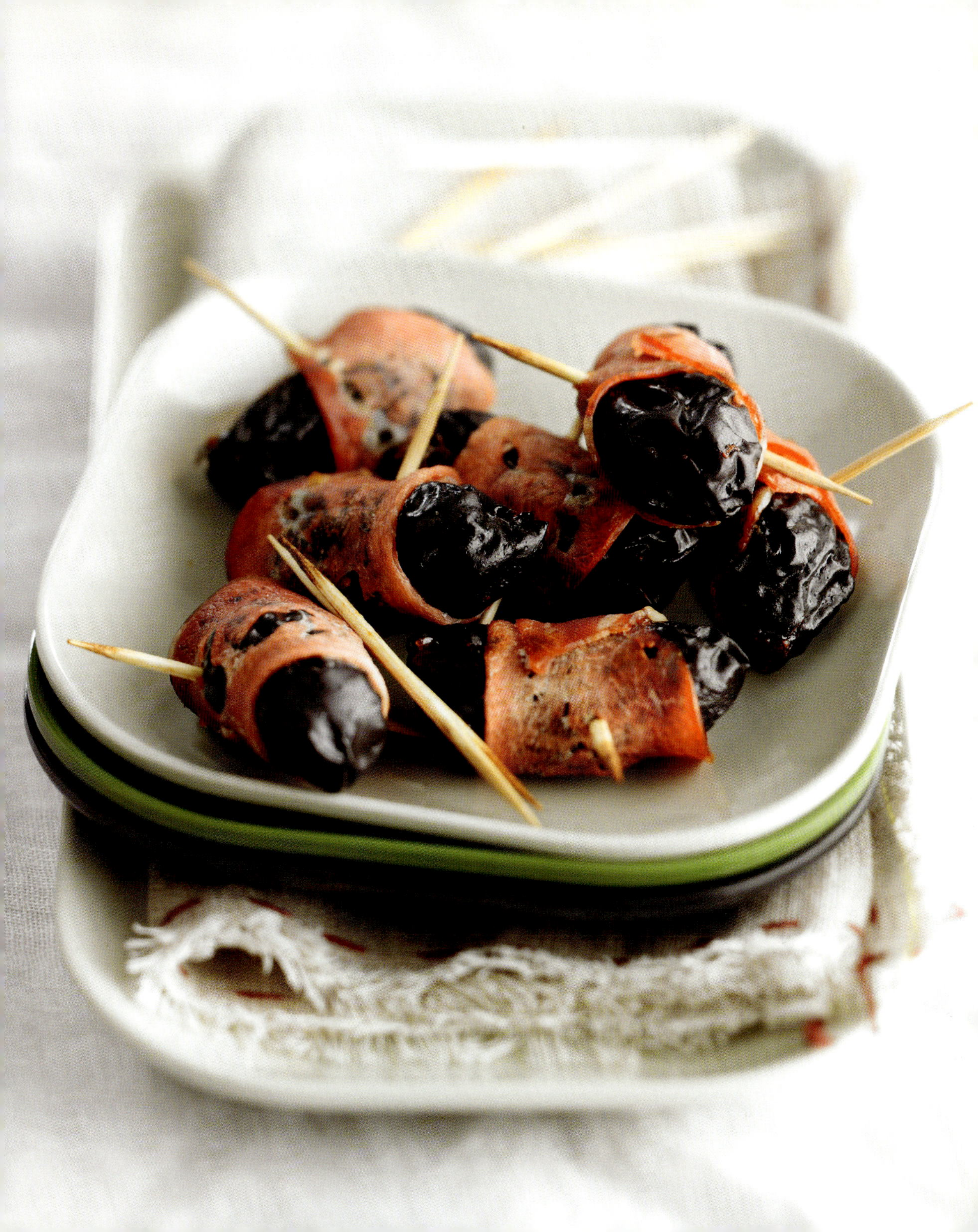

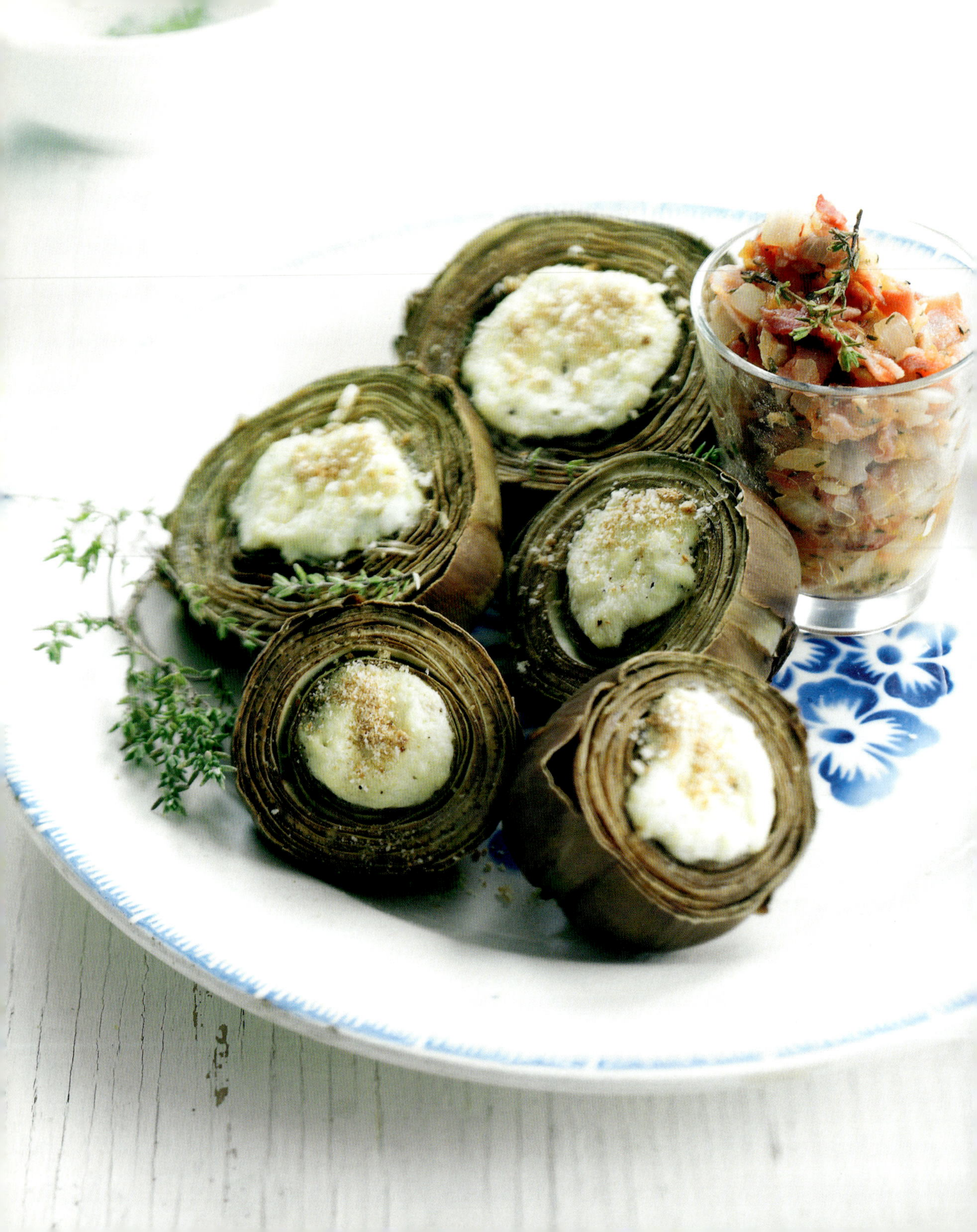

Artichauts au broccio

Pourquoi ne pas profiter de ce fabuleux fromage corse particulièrement maigre pour accommoder d'une toute autre façon des artichauts, qui sont traditionnellement dépouillés feuille après feuille et trempés dans une sauce mayonnaise ou une vinaigrette pas toujours diététique ?

PRÉPARATION 45 minutes | **CUISSON** 1 h 10

INGRÉDIENTS POUR 4 PERSONNES

200 g de broccio
4 tomates
2 oignons
1 gousse d'ail
1 branche de thym
1 branche de romarin
100 g de filet de bacon émincé
1 œuf
8 petits artichauts (jeunes)
1/2 citron
2 biscottes
Sel, poivre

1 Mettez à égoutter le broccio.

2 Pelez les tomates, épépinez-les et coupez-les en morceaux. Épluchez les oignons et l'ail. Dans un faitout, faites revenir les oignons émincés et l'ail écrasé à sec, puis ajoutez le thym, le romarin et le bacon émincé. Laissez dorer quelques minutes, puis incorporez les tomates. Laissez cuire à feu doux pendant 10 minutes avec 2 verres d'eau. Réservez.

3 Mélangez le broccio bien égoutté dans un saladier avec l'œuf. Salez et poivrez.

4 Retirez les premières feuilles des artichauts, épluchez la tige et coupez-la à 1 centimètre du cœur. Coupez les artichauts aux deux tiers de leur hauteur et frottez-les avec le citron. Écartez les feuilles pour y déposer 1 cuillerée à soupe de broccio. Déposez les artichauts debout (farce vers le haut) dans le faitout, couvrez et laissez cuire à feu doux pendant 1 heure, jusqu'à ce que les artichauts soient bien tendres.

5 Écrasez les biscottes dans un sachet à l'aide d'un rouleau à pâtisserie. Au moment de servir, parsemez les artichauts de chapelure de biscottes et servez 2 artichauts par personne avec un fond de sauce à la tomate.

Brochettes de melon au jambon de Parme

Le mariage habituel du melon et du jambon de Parme est toujours réussi côté saveur et l'est également côté nutrition. Le melon, riche en eau et en provitamine A, contrebalance l'apport sodé du jambon de Parme, bonne source de protéines et pièce de charcuterie pauvre en lipides.

PRÉPARATION 15 minutes

INGRÉDIENTS POUR 1 PERSONNE
200 g de melon
100 g de jambon de Parme
Quelques feuilles de basilic frais
Poivre

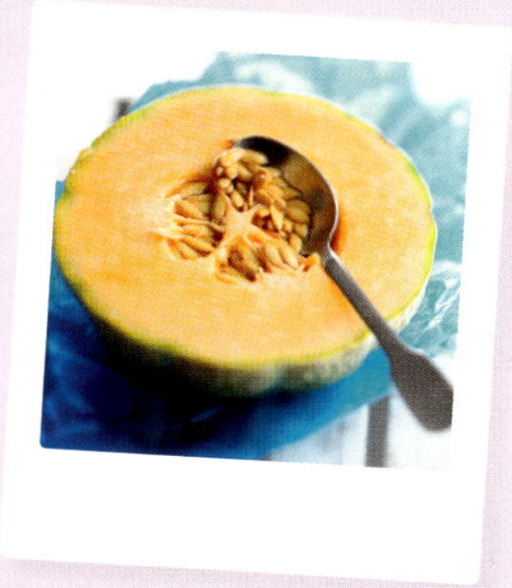

1 Coupez le melon en petits cubes réguliers et poivrez-les légèrement.

2 Détaillez le jambon de Parme de manière à obtenir la même largeur qu'un cube de melon.

3 Émincez finement le basilic.

4 Enrobez chaque cube de melon d'un peu de jambon de Parme et ajoutez par-dessus du basilic.

5 Piquez ces cubes sur des piques à brochettes et réservez au frais jusqu'au service.

Gougères

Pour un apéritif dînatoire peu calorique, laissez-vous tenter par ces petites gougères toutes en légèreté. Ici, les ingrédients sont simplement déclinés dans leur version allégée. Des gougères rapides à préparer et sans complexes à déguster !

PRÉPARATION 25 minutes | **CUISSON** 25 minutes

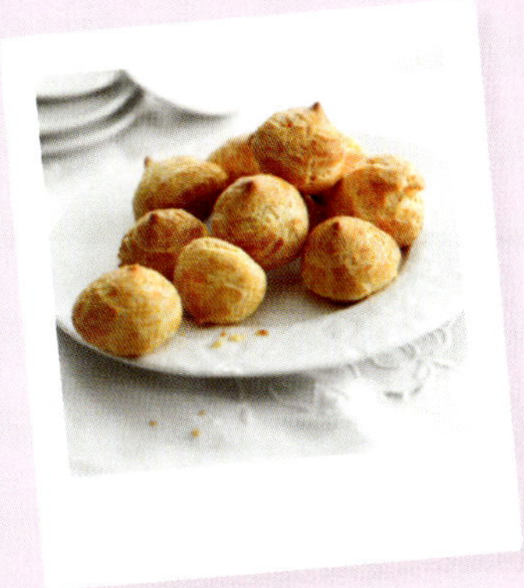

INGRÉDIENTS POUR 4 PERSONNES
15 g de farine fluide
15 g de fécule de maïs
20 g de beurre allégé à 41 % de MG
60 ml d'eau
1 pincée de sel
1 œuf entier
150 g d'emmental râpé allégé

1 Préchauffez le four à 220 °C (th. 7-8).

2 Tamisez la farine et la fécule de maïs. Versez le beurre allégé en morceaux, 60 ml d'eau et le sel dans une casserole, puis portez le tout à ébullition. Aux premiers bouillons, arrêtez la cuisson, versez la fécule et la farine tamisée en une seule fois et mélangez vigoureusement à l'aide d'une cuillère en bois. Le mélange gonfle et une boule se détachant de la casserole se forme. Si cela ne se produit pas spontanément, remettez la pâte sur feu très doux et remuez jusqu'à ce que la pâte soit suffisamment sèche pour se détacher de la casserole.

3 Hors du feu, incorporez l'œuf. Vérifiez la consistance de la pâte : elle doit être suffisamment ferme et souple. Ajoutez l'emmental râpé et mélangez bien.

4 Sur une plaque à pâtisserie recouverte de papier sulfurisé, dressez la pâte à choux en petits tas. Enfournez à mi-hauteur pendant 15-20 minutes jusqu'à ce que les gougères soient bien gonflées et bien dorées.

Cake léger bacon, olives et poivrons

Souvent proposé en apéritif, on reproche au cake d'être lourd à digérer, surtout lorsqu'il contient, en plus de sa pâte au beurre, des lardons et des olives en garniture !
Découvrez cette recette légère préparée avec une pâte aérée à base de yaourt à 0 % de matières grasses et garnie de poivrons et de bacon.

PRÉPARATION 25 minutes | **REPOS** 15 minutes | **CUISSON** 55 minutes

INGRÉDIENTS POUR 4 PERSONNES

100 g de poivrons rouges
80 g de farine
1/2 sachet de levure chimique
1 œuf
1/2 yaourt brassé nature à 0 % de MG
1 c. à c. d'huile d'olive
100 g de filet de bacon fumé en tranches
8 olives noires
1 c. à c. de cumin en poudre
1 branche de thym
Quelques feuilles de basilic frais
Sel, poivre

1 Préchauffez le four à 200 °C (th. 6-7).

2 Lavez les poivrons, coupez-les en deux et retirez le cœur et les graines. Faites-les cuire 20 minutes au four en débutant côté chair sur le dessus. Retournez à mi-cuisson et prolongez côté peau sur le dessus, jusqu'à ce que celle-ci soit bien grillée. N'éteignez pas le four.

3 Enfermez les poivrons encore chauds dans un sac congélation et laissez reposer 15 minutes. Sortez-les, la peau se détache alors facilement.

4 Mélangez la farine et la levure. Battez l'œuf à la fourchette avec le yaourt et l'huile. Incorporez au mélange à l'aide d'un fouet jusqu'à l'obtention d'une pâte homogène.

5 Coupez les tranches de bacon en fines lanières, les poivrons en dés et émincez les olives (dénoyautez-les si nécessaire). Ajoutez les ingrédients dans la pâte ainsi que le cumin, le thym effeuillé et le basilic ciselé. Assaisonnez et versez dans un moule à cake chemisé de papier sulfurisé.

6 Enfournez 35 minutes. Attendez le refroidissement pour démouler et servez accompagné d'une salade.

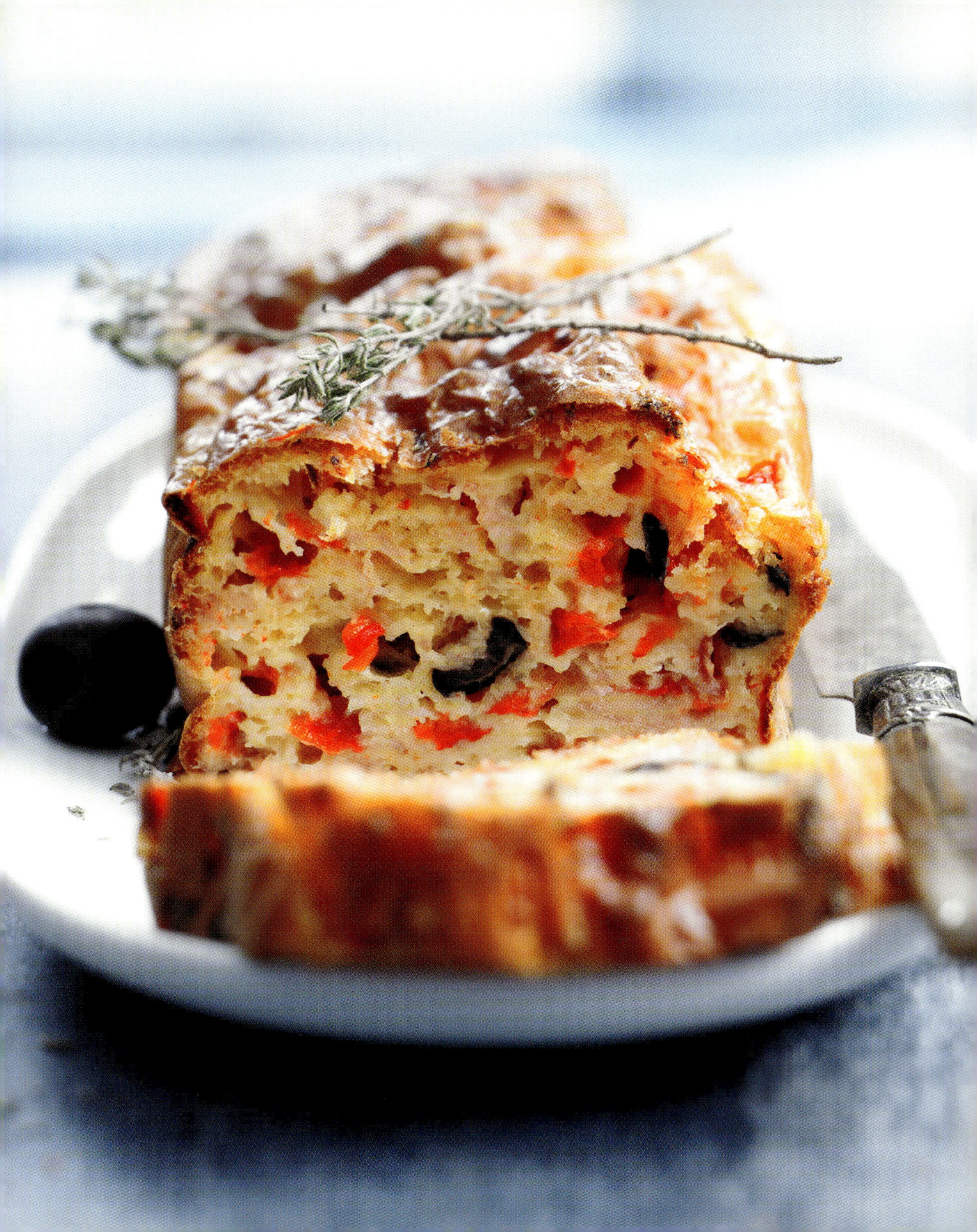

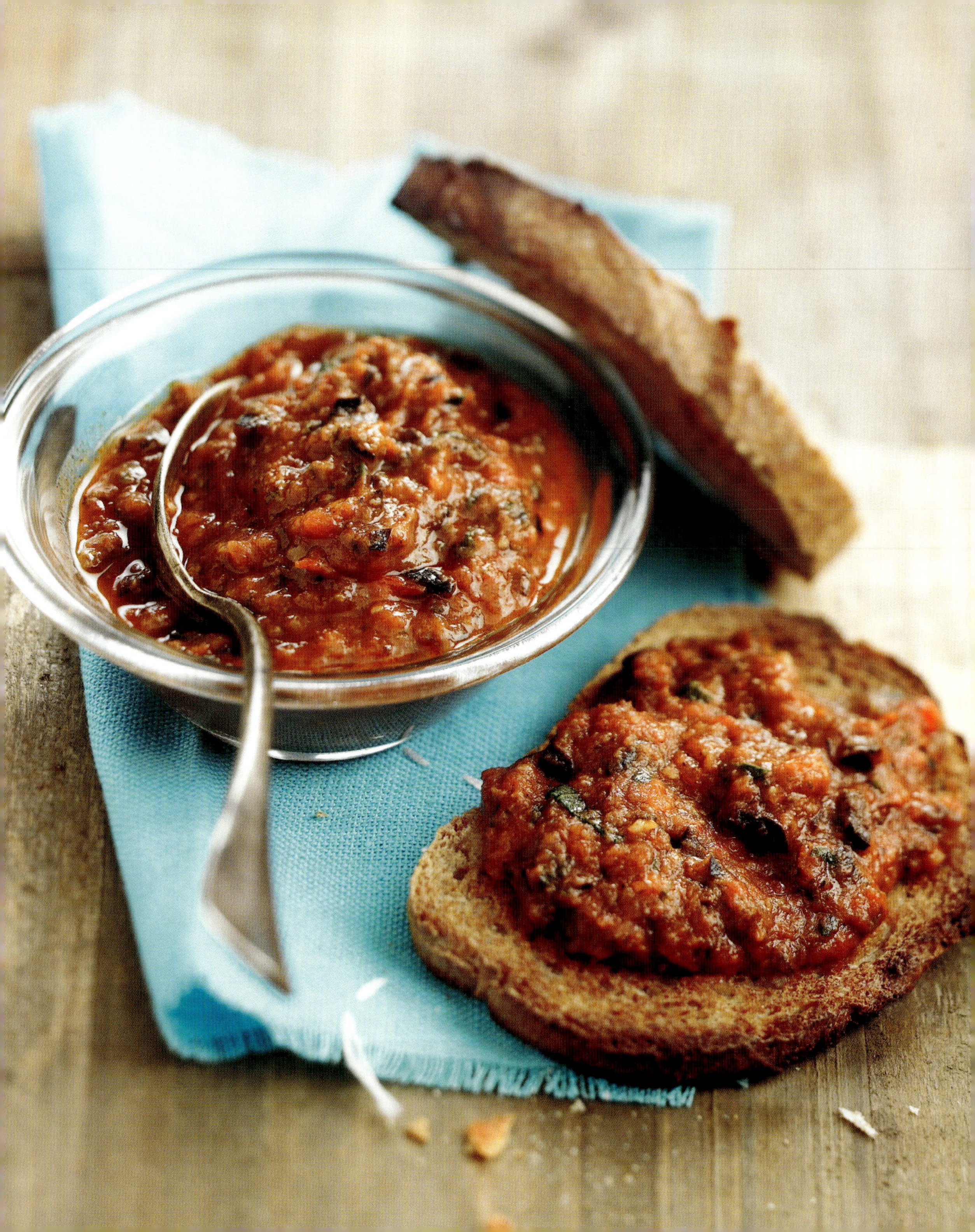

Toasts à la tapenade légère tomatée

On oublie souvent que les olives sont riches en lipides. Alors on comprend que la tapenade classique à base d'olives, d'huile d'olive et d'anchois à l'huile doit être consommée modérément ! C'est pourquoi nous avons élaboré cette recette allégée en matières grasses qui conserve malgré tout les saveurs méditerranéennes qui lui sont propres.

PRÉPARATION 15 minutes

INGRÉDIENTS POUR 4 PERSONNES
4 fines tranches de pain complet (60 g)
12 feuilles de basilic frais
1 gousse d'ail
1/2 citron
8 olives noires
8 filets d'anchois sans huile
1/2 c. à c. de cumin en poudre
4 c. à s. de pulpe de tomate

1 Faites griller les tranches de pain complet.

2 Rincez les feuilles de basilic.
Épluchez la gousse d'ail et pressez le citron.

3 Mixez les olives avec les anchois, le basilic, le jus de citron, l'ail et le cumin. Mélangez avec la pulpe de tomate et tartinez sur les tranches de pain grillées.

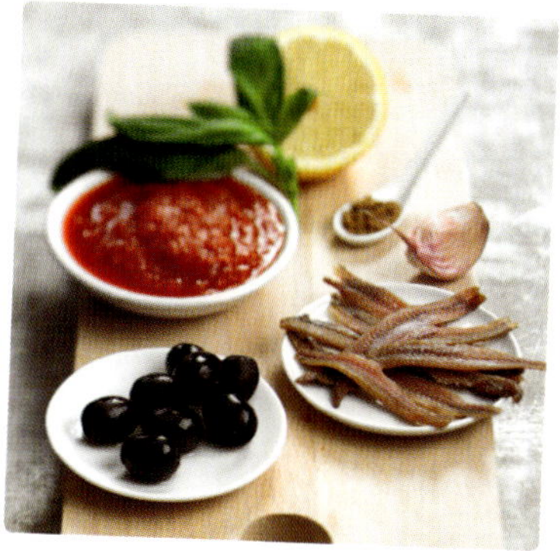

Rillettes légères

Ah la charcuterie... vous en raffolez et pourtant vous savez que votre consommation doit être limitée à de petites portions parfois difficiles à respecter. C'est pourquoi nous vous proposons une recette de rillettes légères, qui a la particularité d'être préparée à base de viande maigre.

PRÉPARATION 20 minutes | **CUISSON** 15 minutes | **RÉFRIGÉRATION** 1 heure

INGRÉDIENTS POUR 4 PERSONNES
250 g de filet de porc
100 g de crème fraîche allégée à 15 % de MG
1 c. à c. de Tabasco
1 c. à c. de moutarde douce
1 gousse d'ail
Quelques brins de ciboulette
Sel, poivre

1 Faites revenir le filet de porc coupé en dés dans une poêle à revêtement antiadhésif sans matière grasse, laissez tiédir.

2 Mixez finement avec la crème, le Tabasco, la moutarde douce, l'ail, le sel et le poivre. Malaxez bien la préparation pour obtenir un mélange homogène. Ajoutez la ciboulette ciselée.

3 Dans une petite terrine, versez la préparation en la tassant avec une spatule. Réservez une bonne heure au frais avant consommation.

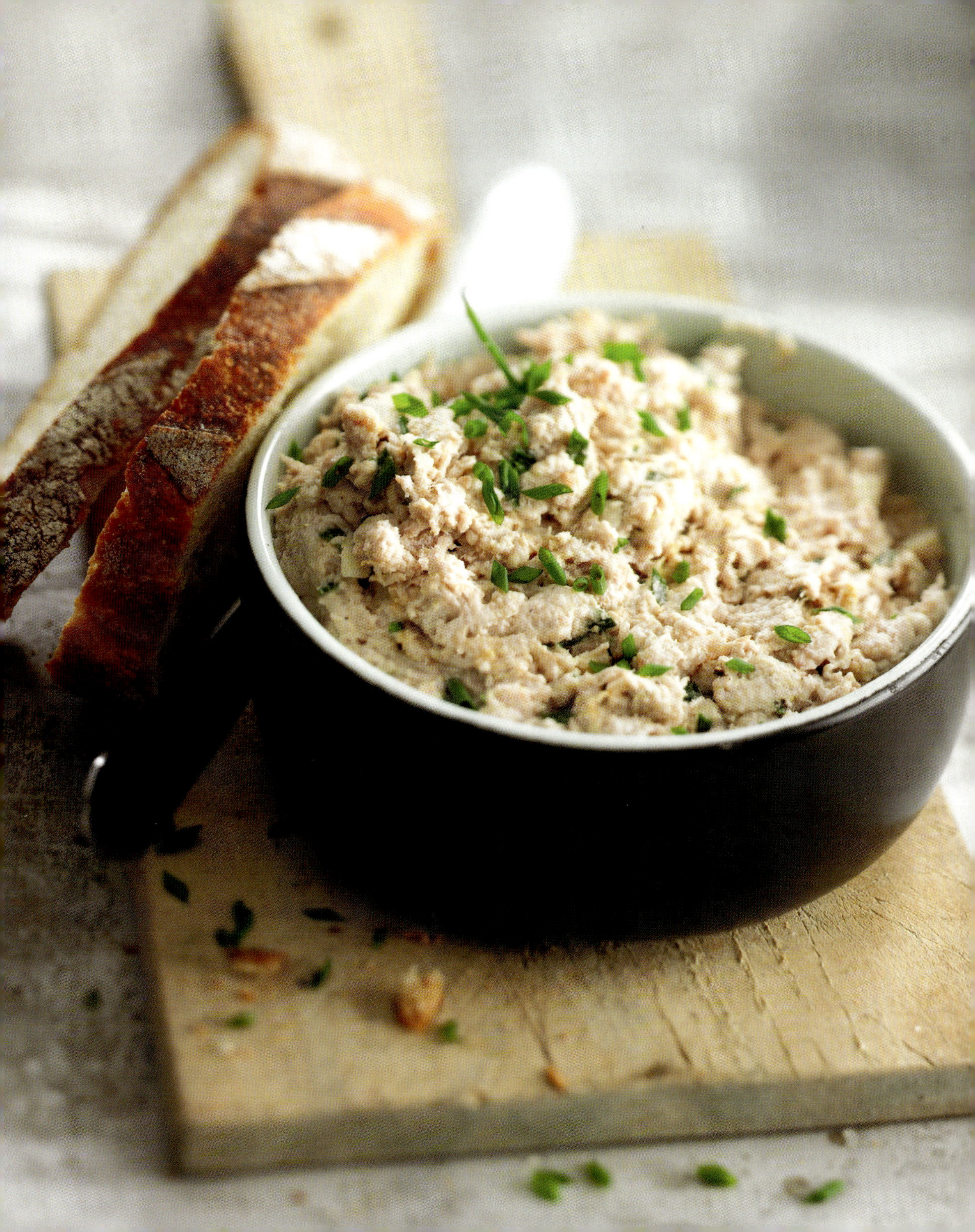

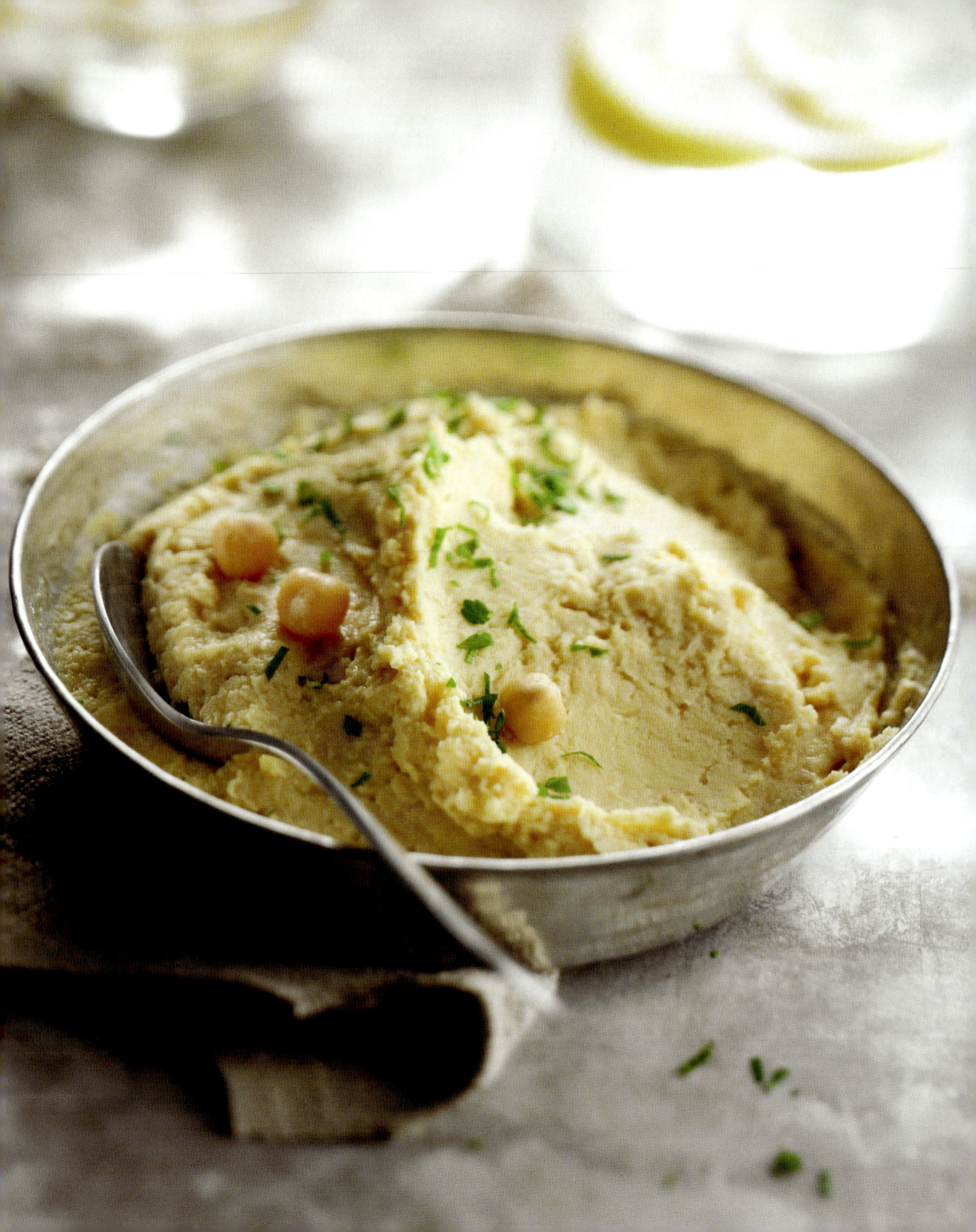

Houmous diététique

Redécouvrez cette spécialité libanaise dans sa version allégée et sans matière grasse. Les pois chiches, féculents et plus particulièrement légumes secs, apportent glucides complexes, protéines végétales, fibres et fer, le tout dans une douce purée légèrement relevée... Un vrai régal pour les papilles et un bienfait pour l'organisme !

PRÉPARATION 10 minutes | **RÉFRIGÉRATION** 30 minutes

INGRÉDIENTS POUR 1 PERSONNE
¼ de gousse d'ail
60 g de pois chiches en conserve
1 petit-suisse nature à 0 % de MG
¼ de jus de citron
½ c. à c. de cumin en poudre
1 branche de persil
Sel, poivre

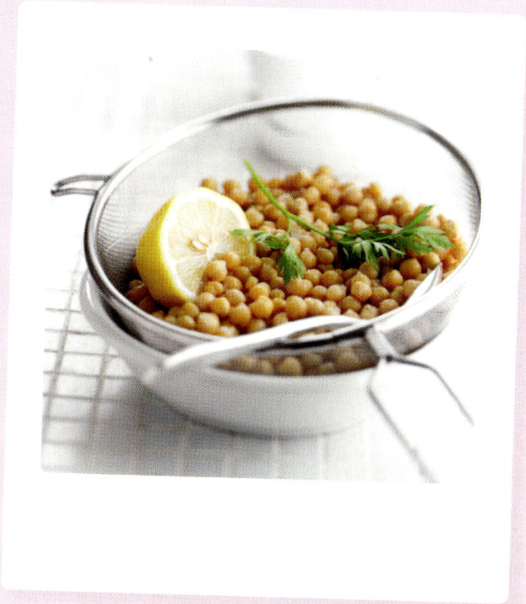

1 Pressez la gousse d'ail.

2 Dans un robot, mixez les pois chiches égouttés, le petit-suisse, le jus de citron et l'assaisonnement (réservez quelques feuilles de persil pour la décoration).

3 Décorez avec un peu de persil, réservez au frais jusqu'au service.

Rillettes de poulet diététiques

Avec jusqu'à 46 % de lipides, les rillettes font partie des charcuteries grasses. Même les rillettes légères du commerce ne descendent pas en dessous de 20 % de lipides. D'où l'intérêt de les fabriquer vous-même. En plus d'être légères et savoureuses, elles vous feront faire une belle économie sur le sel. Contrôlez simplement la quantité de pain que vous consommerez avec !

PRÉPARATION 20 minutes | **CUISSON** 10 minutes | **RÉFRIGÉRATION** 1 heure

INGRÉDIENTS POUR 6 PERSONNES
4 escalopes de poulet
100 g de fromage blanc nature à 0 % de MG
100 g de champignons de Paris en boîte
1 c. à s. de jus de citron
1 c. à c. de moutarde
Quelques brins de ciboulette
1 gousse d'ail
Sel, poivre

1 Coupez les escalopes en petits morceaux. Faites-les revenir dans une poêle à revêtement antiadhésif sans matière grasse, puis laissez tiédir.

2 Mixez les blancs de poulet. Ajoutez le fromage blanc, les champignons coupés en petits dés, le jus de citron, la moutarde, la ciboulette ciselée, l'ail haché, le sel et le poivre.

3 Malaxez bien la préparation pour obtenir un mélange homogène et réservez une bonne heure au frais avant de vous régaler.

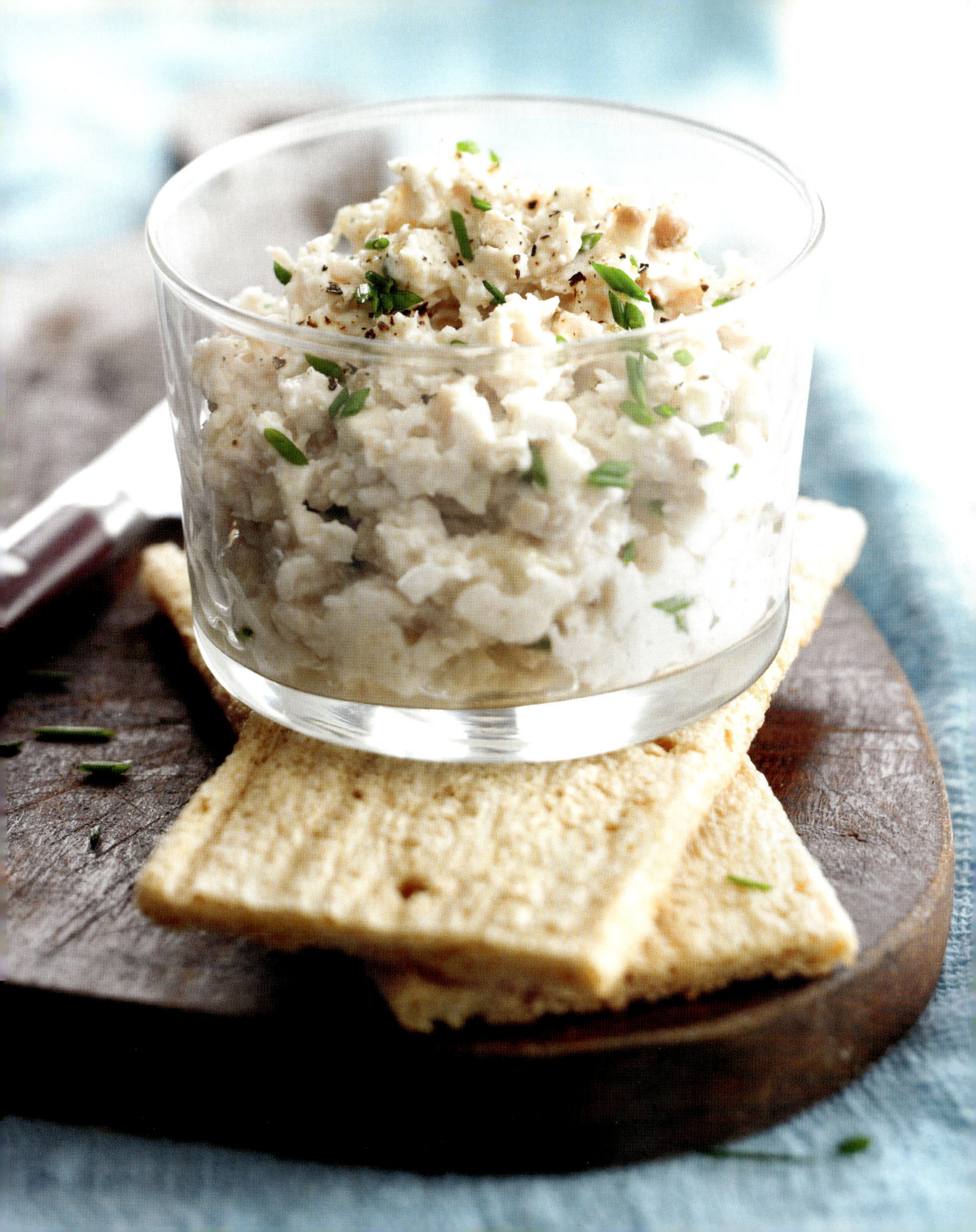

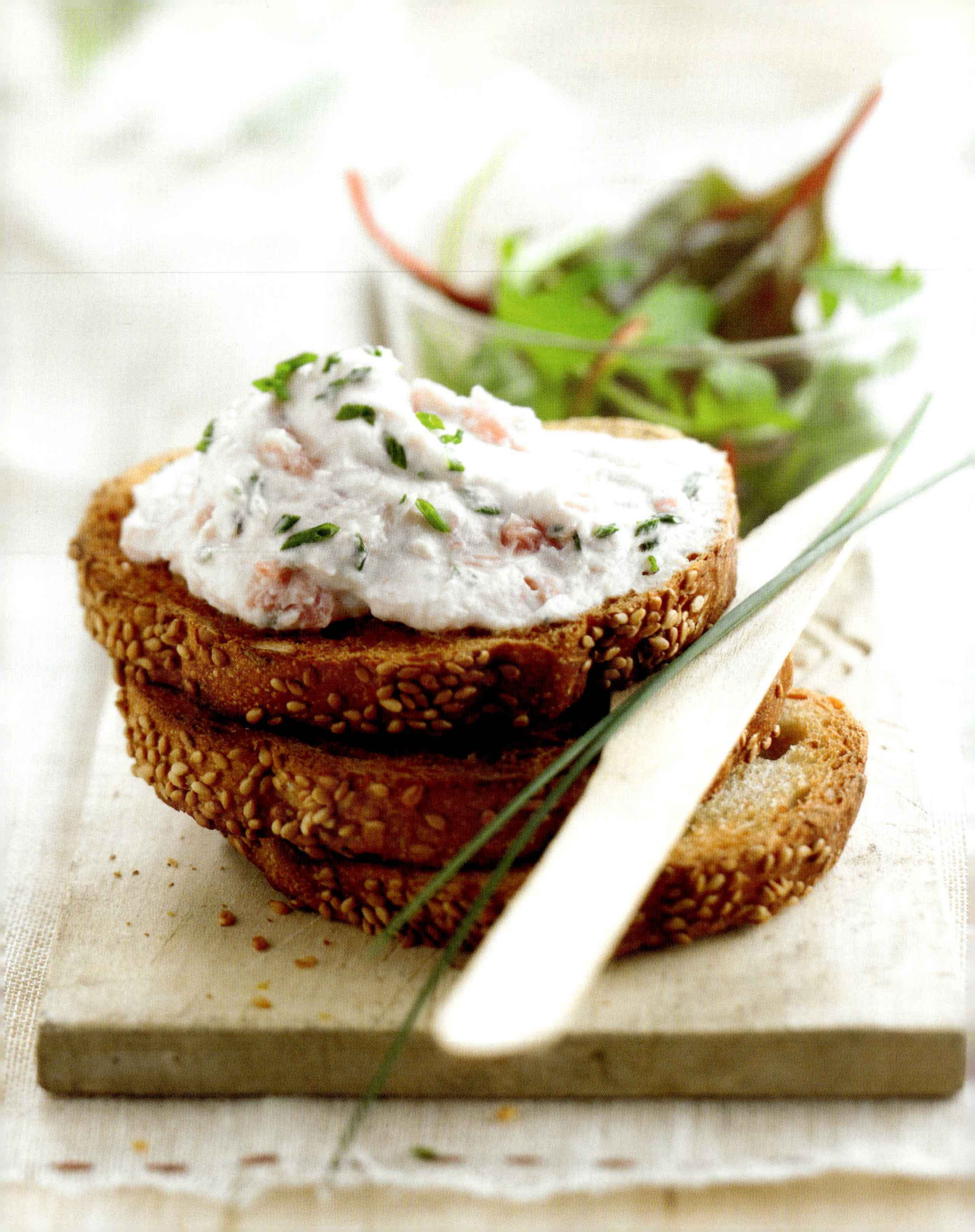

Tartinade rose au jambon

Cette version de pâte à tartiner fraîche et légère est tout particulièrement maigre et riche en protéines, deux atouts indispensables lorsqu'on surveille sa ligne. Vous pouvez la consommer à la petite cuillère, en encas si vous avez un petit creux ou bien présentée en verrine ou sur un toast pour une entrée simple, mais savoureuse.

PRÉPARATION 10 minutes | **RÉFRIGÉRATION** 30 minutes

INGRÉDIENTS POUR 1 PERSONNE
1 petit-suisse nature à 0 % de MG
25 g de jambon cuit supérieur découenné dégraissé
3 brins de ciboulette
Sel, poivre

1. Mixez tous les ingrédients ensemble à l'aide d'un robot.
2. Mettez au frais jusqu'au service.
3. Servez tartiné sur une tranche de pain aux céréales toasté et accompagné d'une salade verte.

Entrées

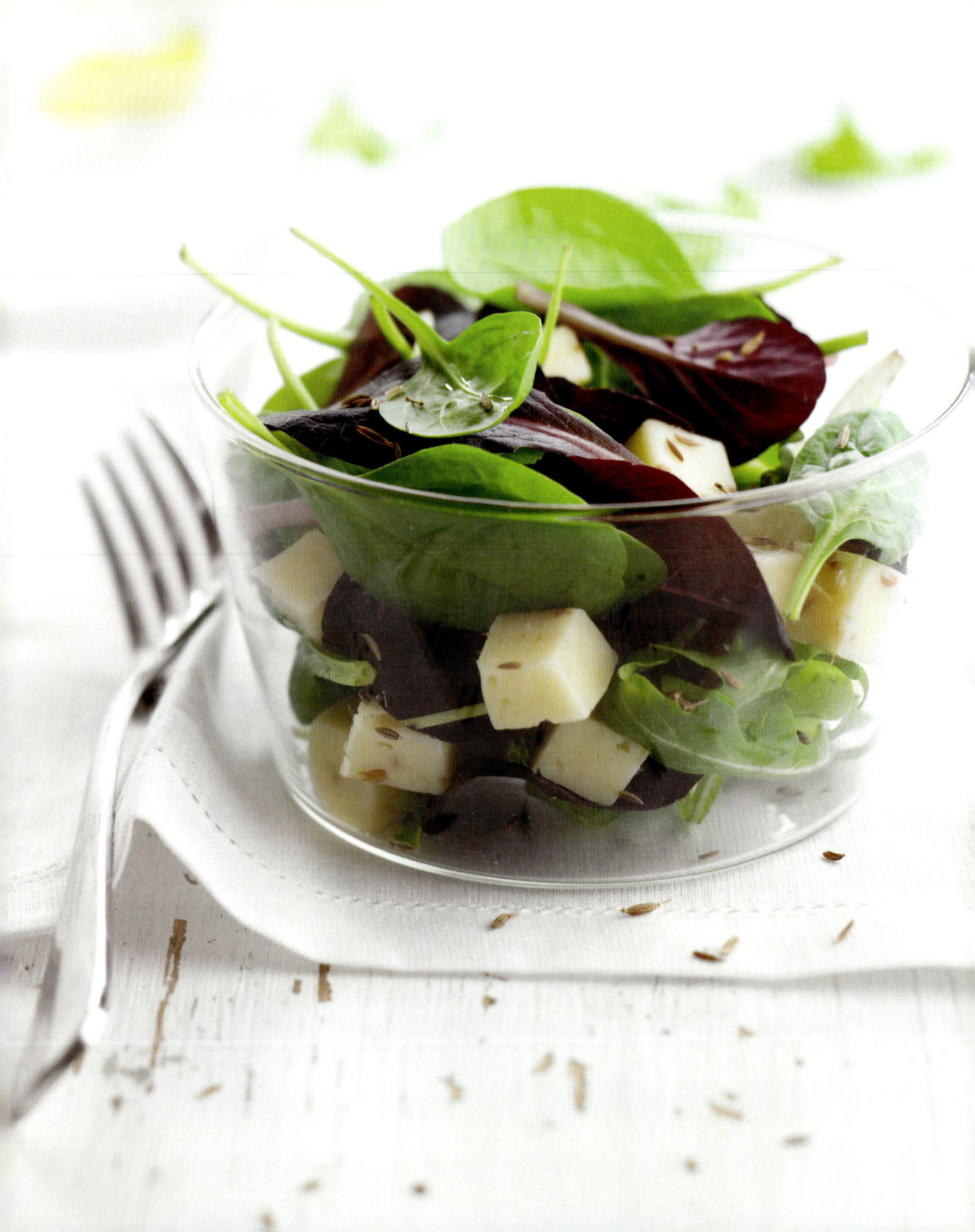

Mélange de jeunes pousses au gouda et au cumin

C'est une parfaite entrée en matière, très rassasiante du fait de l'association des protéines du fromage et des fibres des jeunes pousses. Complétez avec un filet de poisson accompagné d'une portion de légumes et d'une petite portion de féculents, et clôturez avec un fruit frais ou une compote sans sucres ajoutés.

PRÉPARATION 5 minutes

INGRÉDIENTS POUR 1 PERSONNE
30 g de gouda
150 g de mélange de jeunes pousses
Quelques graines de cumin
Sel, poivre du moulin

1 Coupez le gouda en petits dés.

2 Dans une assiette, déposez les jeunes pousses, puis recouvrez de gouda.

3 Saupoudrez de graines de cumin, salez et poivrez.

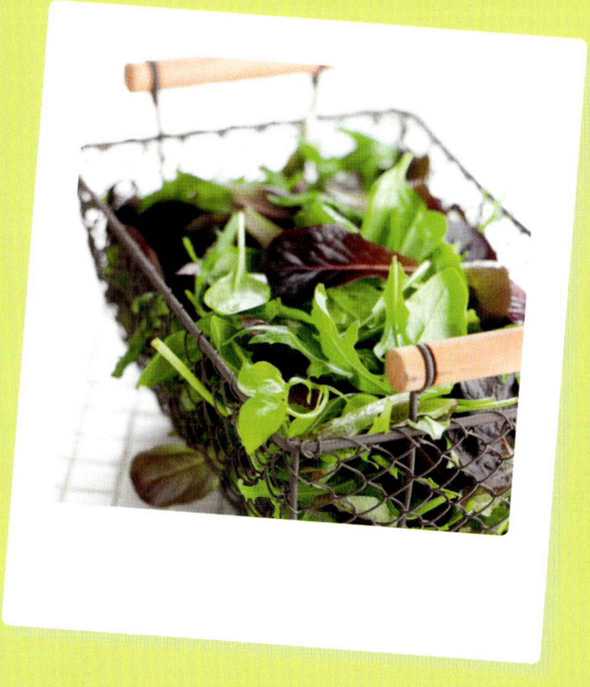

Salade fraîche aux crevettes

Avec seulement 103 kcal/100 g, les crevettes sont particulièrement maigres, riches en protéines et en minéraux (calcium, fer). L'absorption du fer sera boostée par la présence de poivron et de jus de citron, riches en vitamine C. Évitez de resaler ce plat, car les crevettes sont déjà très salées (1 595 mg de sodium/100 g).

PRÉPARATION 15 minutes | **CUISSON** 5 minutes

INGRÉDIENTS POUR 1 PERSONNE

50 g de courgette
50 g de pois gourmands frais ou surgelés
50 g de poivron rouge
25 g de feta
150 g de petites crevettes roses cuites
½ citron
½ c. à c. d'huile d'olive
Quelques feuilles de basilic
Sel, poivre

1 Coupez la courgette en petits dés, précuisez-les avec les pois gourmands quelques minutes au four à micro-ondes dans un petit peu d'eau.
Coupez le poivron rouge en petits dés également.
Détaillez la feta en petits cubes.

2 Mélangez les légumes, le fromage et les crevettes décortiquées.

3 Préparez une vinaigrette avec le jus de citron et l'huile d'olive.
Enrobez la salade avec.

4 Salez, poivrez et parsemez de basilic ciselé.

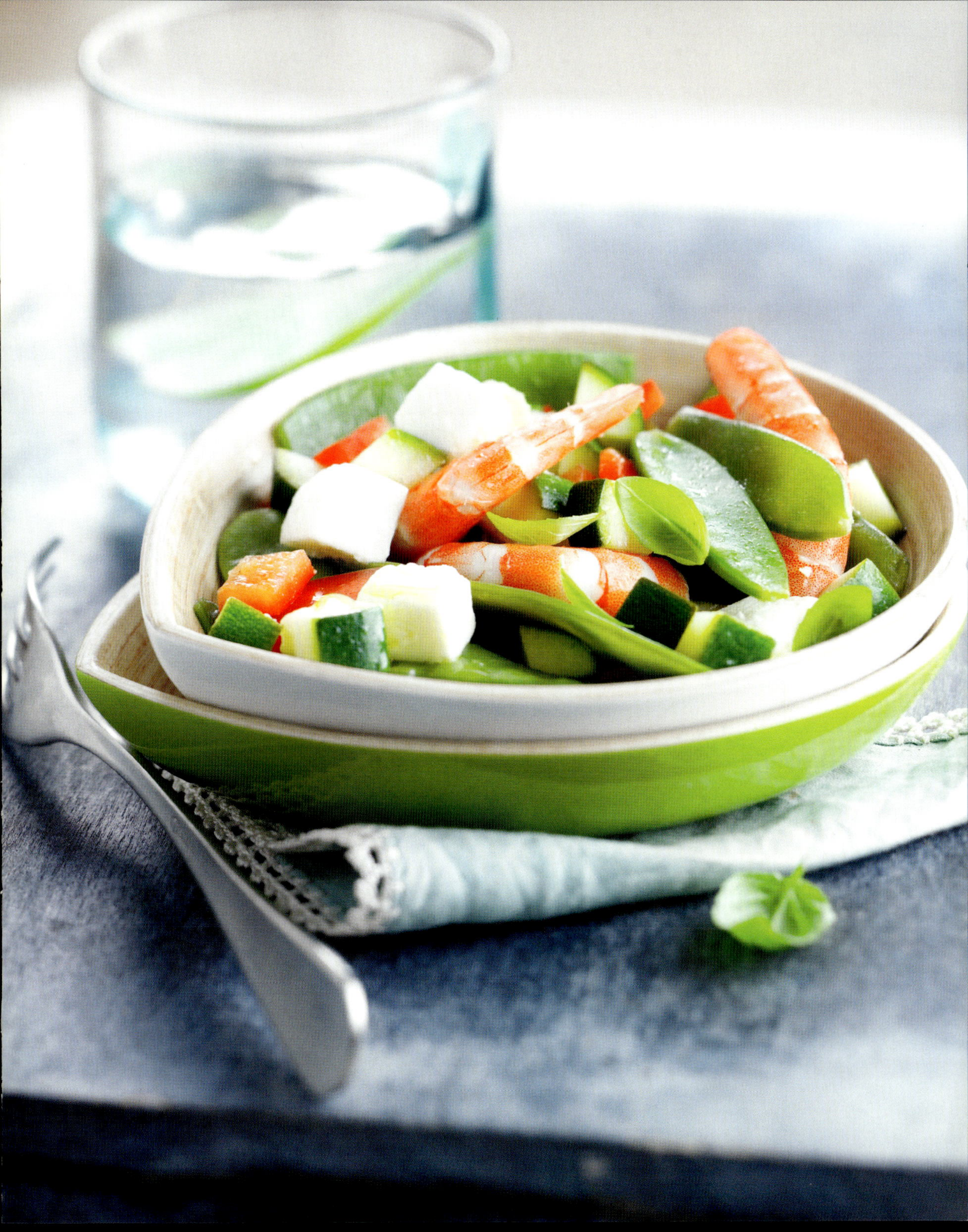

Salade grecque

Une portion de 30 g de fromage par jour s'intègre parfaitement à un programme minceur. Le tout est de sélectionner un fromage à moins de 45 % de MG sur extrait sec (ou moins de 28 % de MG sur poids total). Avec 23 % de lipides, la feta, fromage au lait de brebis particulièrement savoureux, est un excellent choix !

PRÉPARATION 10 minutes | **RÉFRIGÉRATION** 30 minutes

INGRÉDIENTS POUR 1 PERSONNE

½ oignon
50 g de concombre
50 g de tomate
50 g de poivron vert
30 g de feta nature
2 olives noires
½ citron
3 pincées d'origan
Sel, poivre

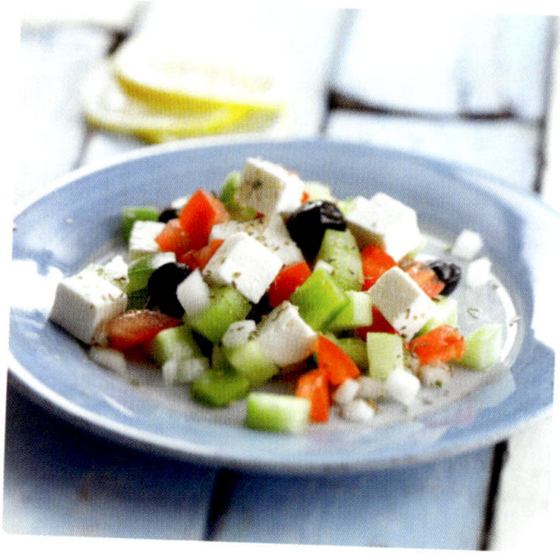

1 Épluchez et émincez l'oignon.

2 Coupez le concombre, la tomate, le poivron et la feta en petits dés.

3 Détaillez les olives en fines rondelles.

4 Mélangez tous les ingrédients, arrosez de jus de citron. Salez, poivrez et saupoudrez d'origan.

5 Réservez au frais.

Taboulé de chou-fleur aux fruits de mer

En remplaçant la traditionnelle semoule de blé par du chou-fleur râpé, vous effectuez une belle économie sur les calories, sans modifier l'aspect et la texture de la recette. Avec les fruits de mer, vous faites en plus le plein d'iode, oligo-élément qui assure notamment le bon fonctionnement de la glande thyroïde.

PRÉPARATION 15 minutes | **CUISSON** 5 minutes

INGRÉDIENTS POUR 1 PERSONNE
100 g de chou-fleur
½ échalote
50 g de moules surgelées
50 g de petites crevettes cuites décortiquées surgelées
25 g de chair de crabe
50 g de poivron rouge
¼ de botte de menthe
½ citron
1 c. à c. d'huile d'olive
Sel, poivre

1 Lavez le chou-fleur et râpez les fleurettes pour obtenir de la « semoule ». Faites chauffer une casserole d'eau, blanchissez le chou-fleur à l'eau frémissante pendant 1 minute.

2 Ciselez finement l'échalote, faites-la revenir à sec dans une poêle à revêtement antiadhésif jusqu'à ce qu'elle soit translucide. Ajoutez les moules et les crevettes jusqu'à complète décongélation. Laissez refroidir, puis mélangez l'ensemble avec la chair de crabe écrasée.

3 Lavez le poivron et émincez-le en petits dés. Hachez la menthe.

4 Mélangez tous les ingrédients. Assaisonnez de sel, de poivre, de jus de citron et d'huile d'olive.

5 Réservez au frais jusqu'au service.

Salade de carottes râpées et poulet aux pruneaux

Avec cette recette, profitez de la richesse des carottes en provitamine A. Antioxydant puissant, cette vitamine bloque ce qu'on appelle les « radicaux libres », aide à lutter contre le vieillissement de la peau et à résister aux agressions.

PRÉPARATION 15 minutes | **CUISSON** 5 minutes

INGRÉDIENTS POUR 1 PERSONNE
50 g de blanc de poulet
125 g de carottes
30 g de pruneaux
½ citron
Sel, poivre

1 Faites dorer le poulet coupé en dés dans une poêle à revêtement antiadhésif sans matière grasse. Laissez refroidir.

2 Lavez, épluchez et râpez les carottes.

3 Dénoyautez et coupez les pruneaux en petits morceaux.

4 Dans une assiette, disposez les carottes, le poulet et les pruneaux. Arrosez de jus de citron, salez, poivrez.

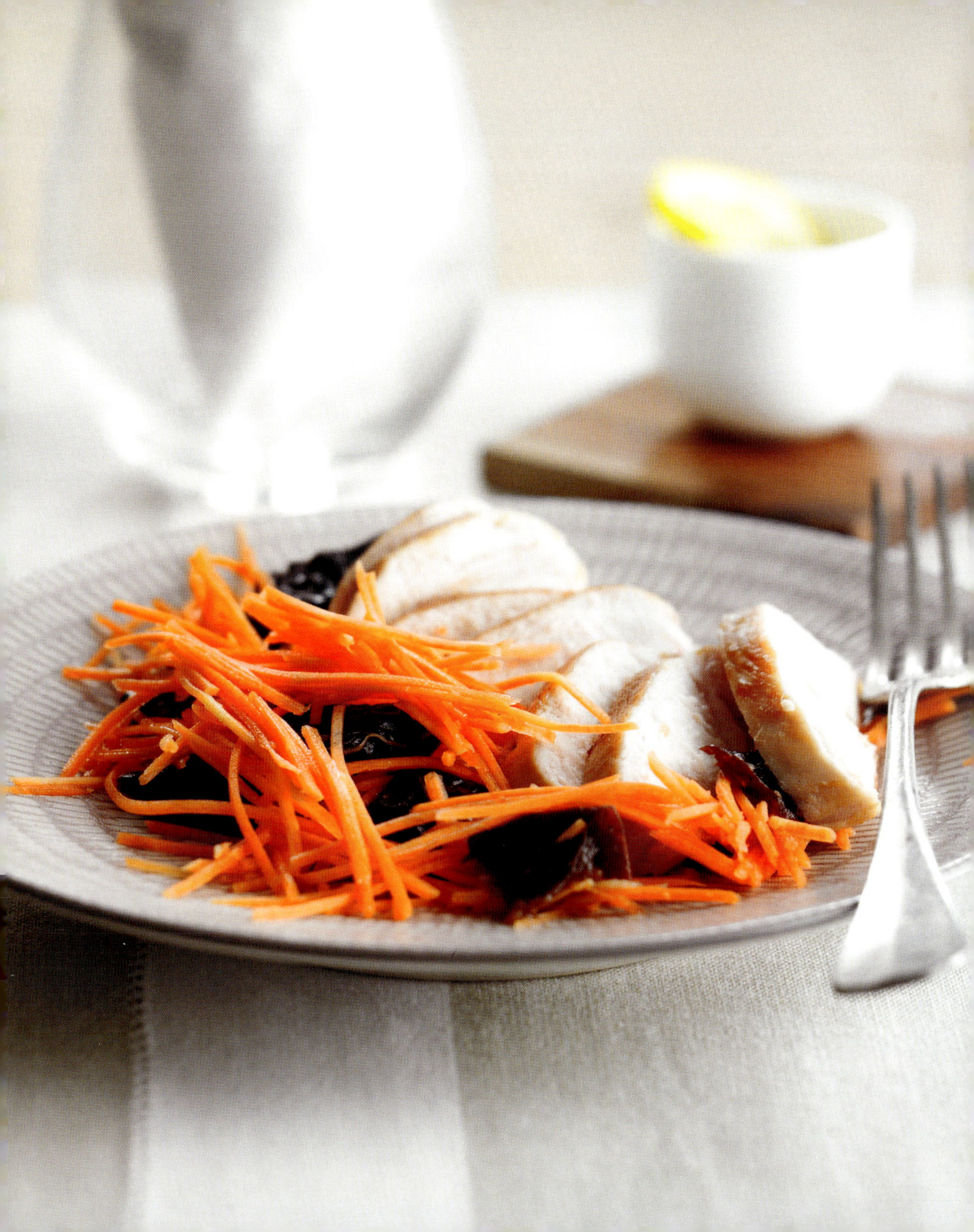

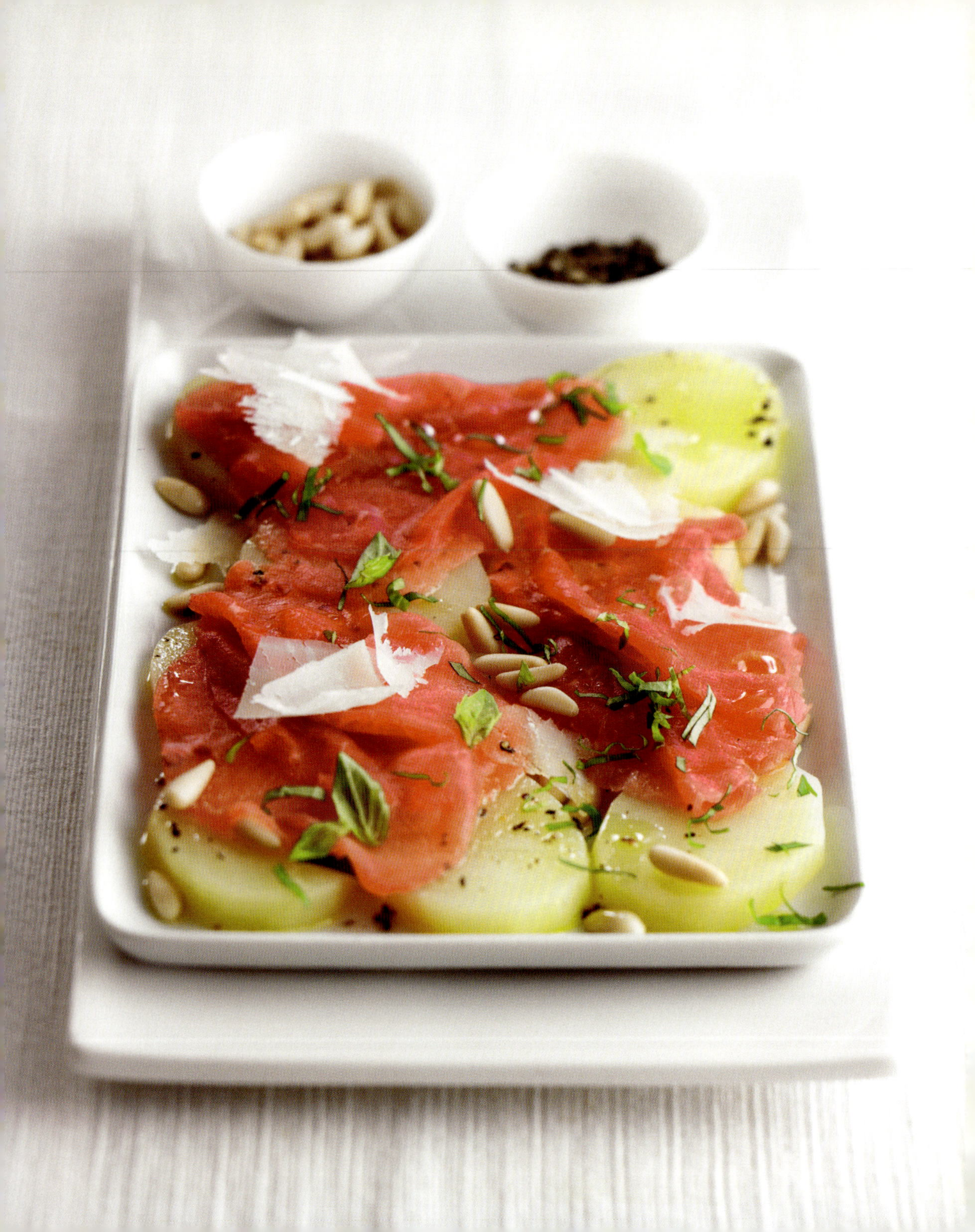

Salade de pomme de terre et carpaccio de bœuf

Prenez les mêmes ingrédients que le réputé « steak frites », mais transformez-les en un plat bien moins calorique. Les atouts de cette entrée presque complète (viande, féculent, fromage et matières grasses) sont son originalité, sa présentation et sa préparation saine et diététique.

PRÉPARATION 20 minutes | **CUISSON** 25 minutes | **RÉFRIGÉRATION** 1 heure

INGRÉDIENTS POUR 1 PERSONNE

125 g de pomme de terre
2 c. à c. d'huile d'olive
30 g de bloc de parmesan
150 g de bœuf tranché en carpaccio
20 g de pignons de pin
6 feuilles de basilic
Fleur de sel, poivre

1 Nettoyez la pomme de terre, puis plongez-la dans une casserole d'eau froide salée. Laissez cuire pendant environ 25 minutes.

2 Égouttez-la, pelez-la et coupez-la en rondelles de 3 mm d'épaisseur. Mettez-la dans un saladier avec la moitié de l'huile d'olive. Salez, poivrez et réservez 1 heure au frais.

3 À l'aide d'un couteau économe, façonnez des copeaux de parmesan.

4 Versez le reste de l'huile dans une assiette creuse et plongez les tranches de viande l'une après l'autre. Réservez.

5 Répartissez les rondelles de pomme de terre sur une assiette, disposez sur le dessus la viande, ajoutez les copeaux de parmesan, les pignons et le basilic ciselé. Ajoutez une pincée de fleur de sel et poivrez.

6 Dégustez sans attendre.

Salade lyonnaise

Cette spécialité lyonnaise n'est pas particulièrement grasse, mais il est nécessaire au cours d'un programme minceur de savoir alléger chaque plat. Ici, le lard fumé a été remplacé par du filet de bacon, une charcuterie également riche en goût mais nettement plus maigre ! Les croûtons, véritables éponges à huile, sont troqués pour de simples dés de pain grillé.

PRÉPARATION 20 minutes | **CUISSON** 10 minutes

INGRÉDIENTS POUR 4 PERSONNES
400 g de feuilles de pissenlit
200 g de filet de bacon fumé
4 tranches de pain grillées (60 g)
4 œufs entiers
Ciboulette fraîche

POUR LA VINAIGRETTE
4 c. à c. d'huile de colza
2 c. à c. de vinaigre
1 c. à c. de moutarde à l'ancienne
Sel, poivre

1 Triez et lavez bien les pissenlits à l'eau vinaigrée.

2 Détaillez le filet de bacon en fines lamelles et le pain en dés. Faites rissoler le bacon dans une poêle à revêtement antiadhésif, puis faites revenir les croûtons à sec dans la même poêle.

3 Pendant ce temps, faites pocher les œufs : portez à ébullition une casserole d'eau additionnée de vinaigre. Cassez un œuf dans une tasse, utilisez la tasse pour le transvaser dans l'eau bouillante sans le disperser. Au bout de 1 minute à 1 minute 30, l'œuf est « mollet », sortez-le délicatement de l'eau et mettez-le à égoutter dans un bol. Faites de même pour les autres œufs.

4 Réalisez la vinaigrette. Servez les pissenlits assaisonnés avec la vinaigrette, répartissez dessus le bacon et les croûtons chauds, couronnez le tout d'un œuf poché encore tiède et décorez de ciboulette ciselée. Servez immédiatement.

Salade landaise

Spécialités landaises riment souvent avec canard confit, foie gras et bombes caloriques. Même s'il s'agit d'une salade, la célèbre salade landaise est parfois assommante. Découvrez cette délicieuse recette qui marie gésiers confits, pousses d'épinards et un assaisonnement dosé et goûteux à base d'huile de noix. Un allègement qui ne privera en rien vos papilles de fin gourmet.

PRÉPARATION 20 minutes | **CUISSON** 10 minutes

INGRÉDIENTS POUR 4 PERSONNES
300 g de pousses d'épinard
300 g de pourpier
300 g de gésiers de canard confits
1 c. à s. de vinaigre de vin
2 c. à s. d'huile de noix
1 bouquet de cerfeuil
Sel, poivre

1. Lavez et épluchez les pousses d'épinard et le pourpier. Essorez-les.
2. Passez sous un filet d'eau chaude les gésiers de canard pour éliminer la graisse qui les enrobe. Essuyez-les avec un papier absorbant. Dans une poêle à sec, faites-les rissoler à feu doux quelques minutes.
3. Dans un saladier, préparez l'assaisonnement en mélangeant le sel, le poivre, le vinaigre, puis l'huile de noix.
4. Versez dans le saladier les pousses d'épinard, le pourpier et les pluches de cerfeuil, puis mélangez intimement avec la vinaigrette. Disposez sur le dessus les gésiers encore tièdes avant de servir.

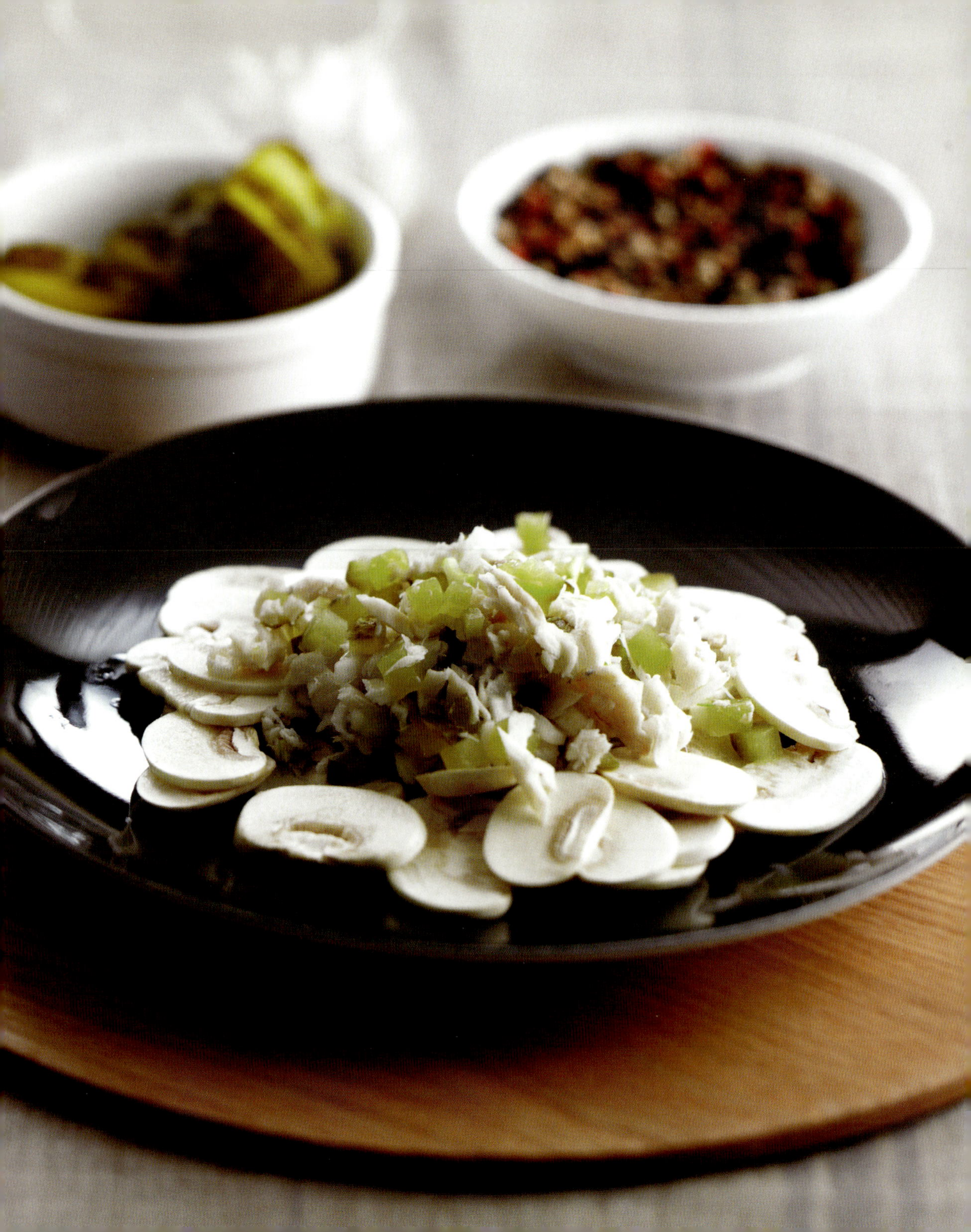

Salade de champignons à la russe

Avec seulement 15 kcal/100 g, les champignons sont un aliment minceur par excellence ! Préparés ici sans matière grasse et avec du poisson maigre, ils s'intègrent parfaitement à un régime. De plus, ils apportent une quantité non négligeable de sélénium, un complément en vitamine D, ainsi que des fibres tendres pour favoriser le transit.

PRÉPARATION 20 minutes | **CUISSON** 10 minutes

INGRÉDIENTS POUR 1 PERSONNE
50 g de filet de colin
125 g de champignons de Paris
1 petit oignon blanc
1 gros cornichon à la russe

1 Faites cuire le poisson au court-bouillon pendant 10 minutes, puis laissez refroidir.

2 Lavez et émincez les champignons. Coupez-les en fines lamelles.

3 Émincez finement l'oignon et le cornichon et mélangez avec le poisson émietté.

4 Dans une assiette, disposez les champignons et recouvrez avec la préparation au poisson.

Carottes râpées à l'orientale

Avec l'ajout de sauce nuoc-mâm, de jus de citron et de raisins secs, vos carottes râpées sont parfumées et savoureuses sans ajout de matière grasse. Débarrassés d'une partie de leur eau, les fruits secs sont plus caloriques que les fruits frais, mais également plus concentrés en vitamines, minéraux et fibres favorables au transit.

PRÉPARATION 20 minutes

INGRÉDIENTS POUR 1 PERSONNE
20 g de raisins secs
150 g de carottes
1 c. à s. de jus de citron
1 c. à s. de sauce nuoc-mâm
1 c. à c. de sucre en poudre
1 c. à s. de persil haché
Sel, poivre

1 Faites tremper les raisins secs dans un peu d'eau (facultatif).

2 Épluchez et râpez les carottes.

3 Mélangez dans un bol 1 cuillerée à soupe d'eau, le jus de citron, le nuoc-mâm et le sucre.

4 Dans un saladier, mélangez les carottes, les raisins secs, la sauce et le persil haché.

5 Dégustez.

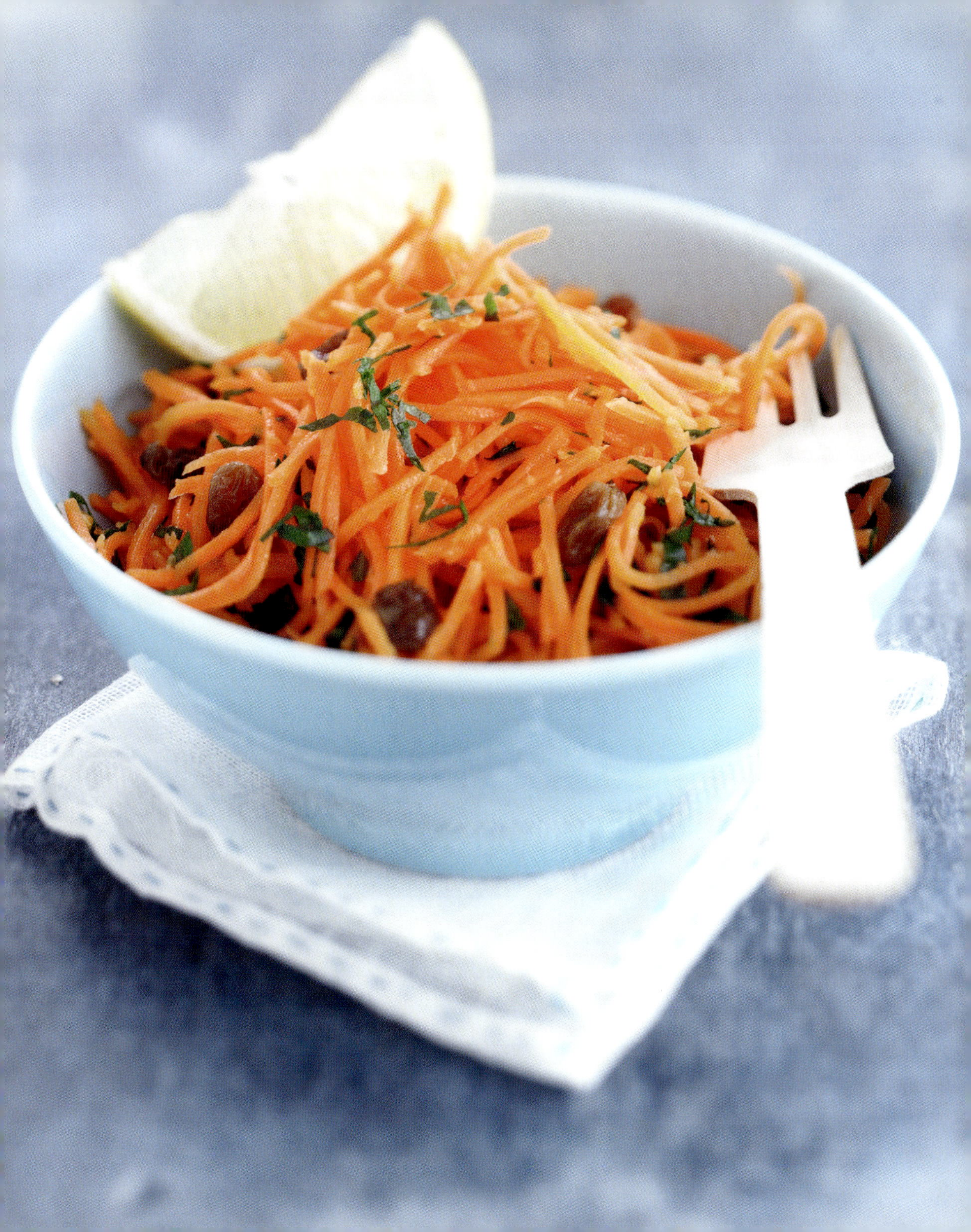

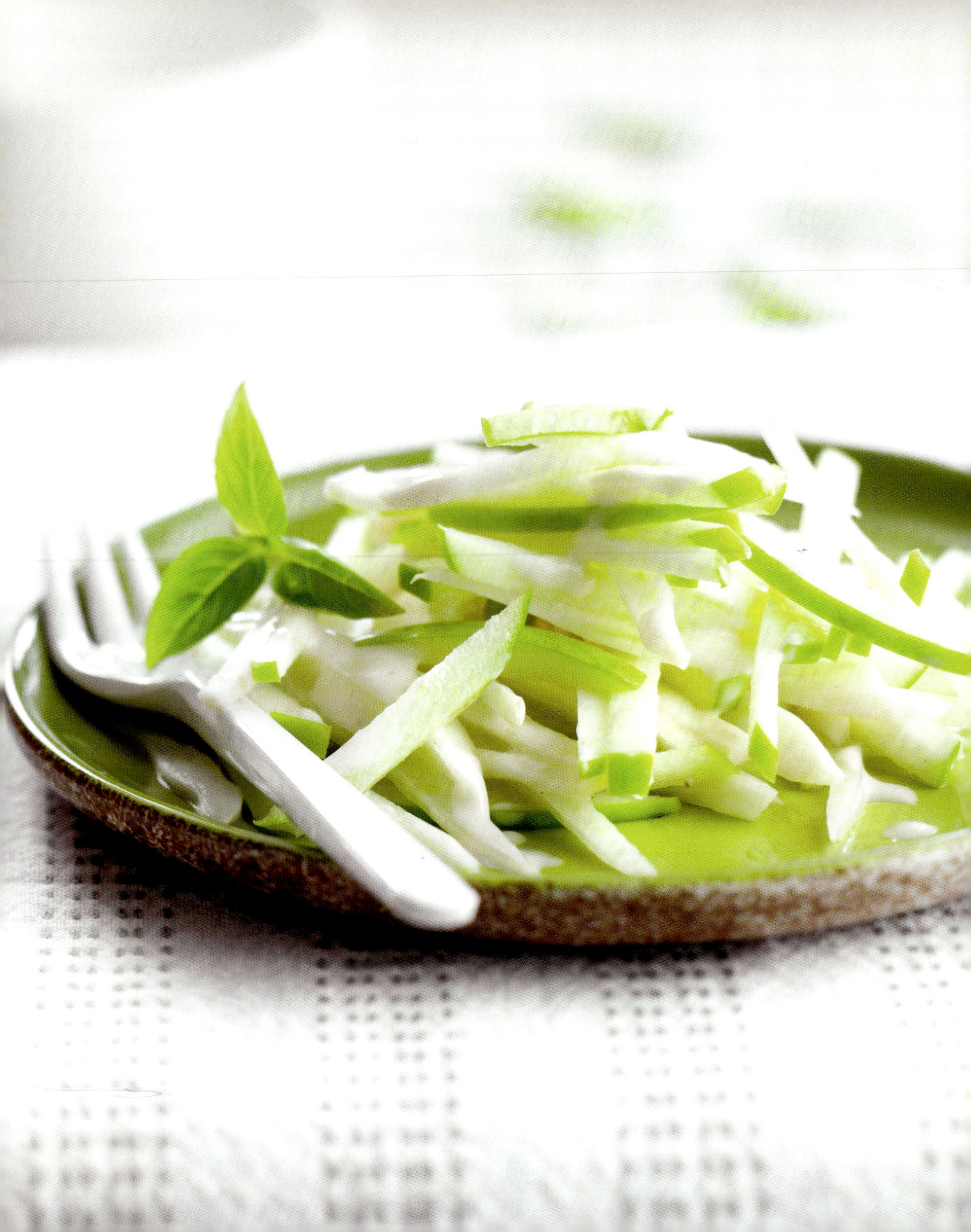

Julienne crue de légumes

Pour couvrir vos besoins en vitamines et minéraux, il est important de consommer une crudité par repas, certaines vitamines et minéraux étant fortement altérés par la cuisson. Avec cette julienne crue qui associe un fruit et deux légumes riches en vitamine C, vous faites le choix d'une entrée santé.

PRÉPARATION 15 minutes | **RÉFRIGÉRATION** 10 minutes

INGRÉDIENTS POUR 1 PERSONNE
½ pot de fromage blanc à 0 % de MG
2 brins de ciboulette
2 c. à c. de vinaigre balsamique
1 petit bulbe de fenouil
1 petite pomme type granny-smith
50 g de céleri-rave
Sel, poivre

1 Préparez la sauce en mélangeant le fromage blanc, la ciboulette ciselée et le vinaigre. Salez, poivrez et réservez-la au frais.

2 Lavez le bulbe de fenouil et la pomme, puis râpez-les en julienne.

3 Mélangez-les avec le céleri-rave râpé.

4 Ajoutez la sauce et servez immédiatement.

Salade chaude de surimi à l'armoricaine

De la chair de poisson, de l'eau, du blanc d'œuf en poudre déshydraté, de la fécule de pomme de terre, de l'huile de colza et de l'amidon de blé, voilà ce qui compose le surimi. Contrairement aux rumeurs, c'est un aliment maigre et sain. Il est rehaussé ici d'un cocktail d'antioxydants contenus dans les épices, les herbes aromatiques et le lycopène du concentré de tomate.

PRÉPARATION 15 minutes | **CUISSON** 15 minutes

INGRÉDIENTS POUR 1 PERSONNE

125 g de surimi
½ échalote
1 c. à s. de concentré de tomate
125 ml de lait écrémé
Quelques gouttes de tabasco
Quelques brins de persil
Sel, poivre

1 Émiettez le surimi dans le sens de la longueur.

2 Ciselez l'échalote et faites-la revenir à sec dans une poêle à revêtement antiadhésif. Ajoutez le surimi émietté.

3 Diluez le concentré de tomate dans le lait, ajoutez le tabasco et versez ce mélange dans la poêle. Couvrez, baissez le feu et laissez mijoter 5 minutes.

4 Assaisonnez et parsemez de persil haché. Servez tiède.

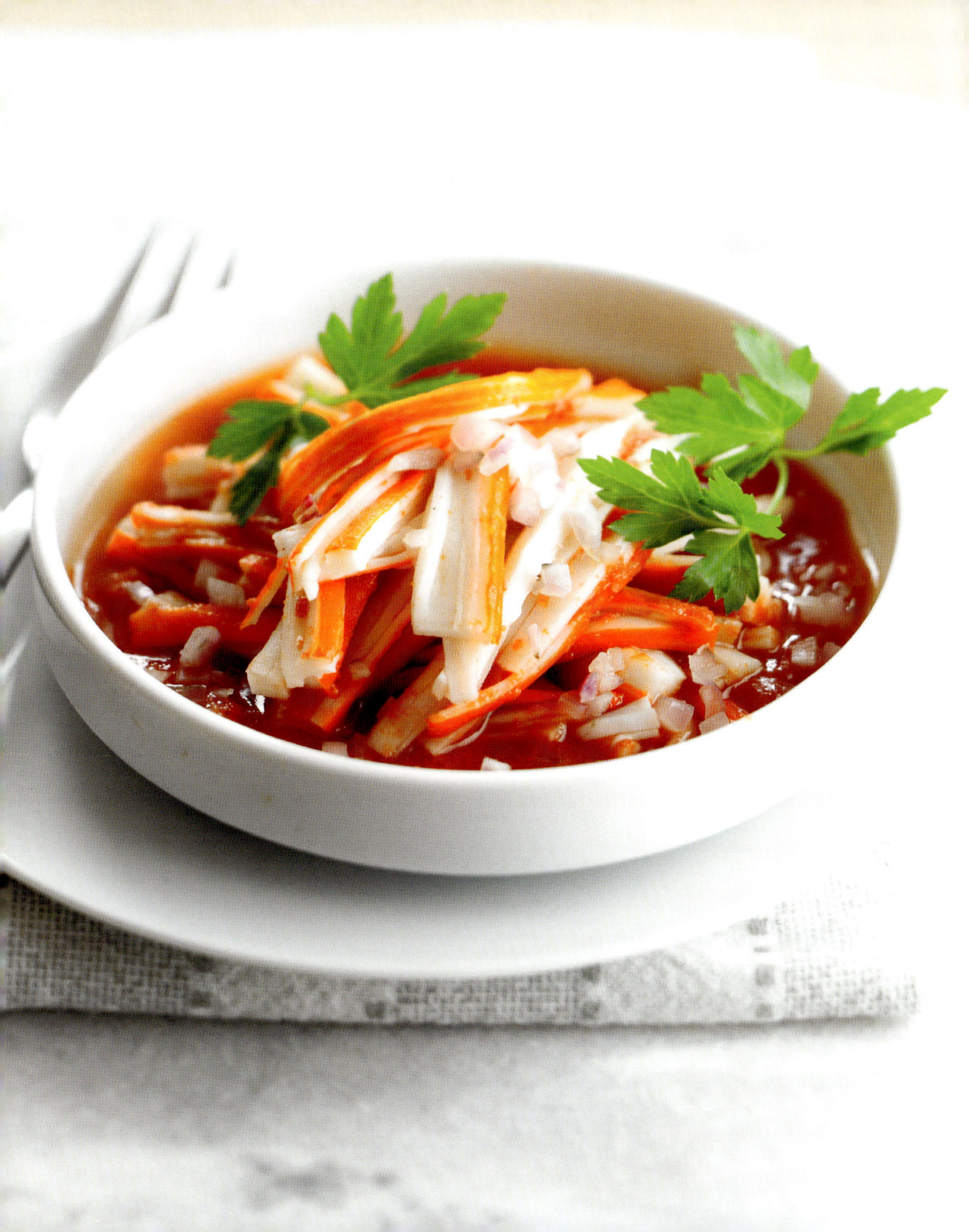

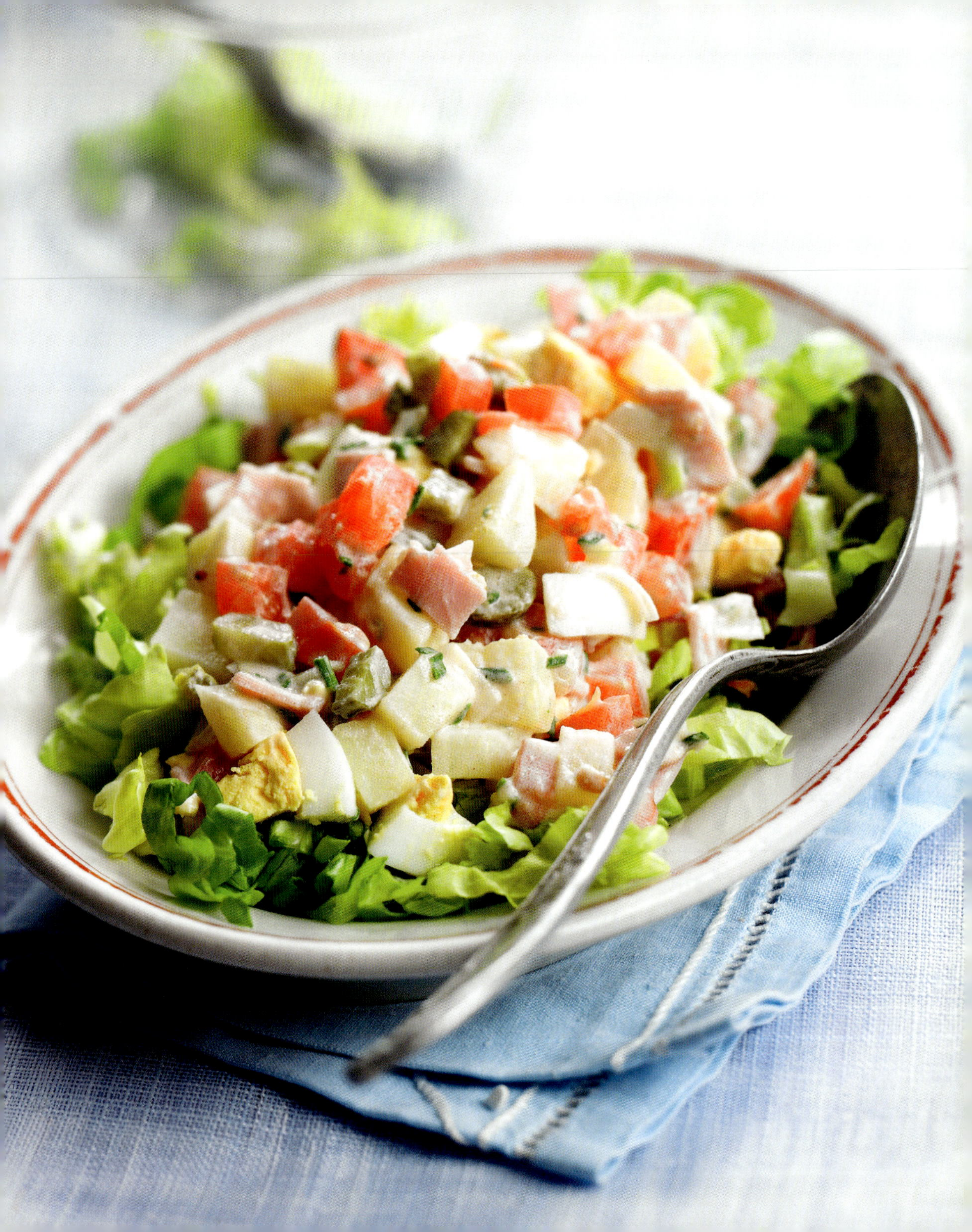

Salade fraîche à la piémontaise

Pommes de terre, jambon, œufs durs, mayonnaise… la célèbre piémontaise n'a souvent plus sa place quand on surveille sa ligne. Or cette préparation maison utilisant les justes proportions et une sauce fraîche à base de fromage blanc à 0 % de matières grasses vous permettra de remettre cette recette traditionnelle à l'honneur de vos buffets et pique-niques sans complexes !

PRÉPARATION 25 minutes | **CUISSON** 15 minutes | **RÉFRIGÉRATION** 25 minutes

INGRÉDIENTS POUR 4 PERSONNES

400 g de pommes de terre à chair ferme type « Charlotte »
2 œufs entiers
2 petits oignons blancs
8 brins de ciboulette
200 g de fromage blanc nature à 0 % de MG
1 c. à c. bombée de moutarde
1 c. à s. de jus de citron
400 g de tomates
8 cornichons au vinaigre
200 g de jambon blanc découenné dégraissé
200 g de laitue
Sel, poivre

1 Une heure à l'avance, lavez, pelez et faites cuire les pommes de terre à la vapeur. Faites durcir les œufs. Laissez refroidir.

2 Pelez et émincez finement les oignons blancs. Rincez et ciselez la ciboulette. Dans un bol, mélangez le fromage blanc avec la moutarde, le jus de citron, la ciboulette et l'oignon. Salez, poivrez et réservez au frais.

3 Dans un saladier, mélangez les pommes de terre, les tomates, les œufs durs et les cornichons coupés en petits dés homogènes. Ajoutez le jambon taillé en fines allumettes et la sauce au fromage blanc. Mélangez bien.

4 Lavez et ciselez la salade, répartissez sur 4 petites assiettes. Dressez la salade piémontaise sur lit de salade et servez bien frais.

Taboulé

Incontournable en pique-nique ou pour accompagner une viande grillée au barbecue l'été, le taboulé est proposé ici dans une version riche en légumes et surtout pauvre en matières grasses. Prêt rapidement, il remporte le concours haut la main face aux préparations du commerce à base de semoule, d'une sauce riche en graisse et pauvres en légumes.

PRÉPARATION 25 minutes | **CUISSON** 15 minutes | **RÉFRIGÉRATION** 1 h 05

INGRÉDIENTS POUR 4 PERSONNES
200 g de concombre
30 g de semoule crue type moyen
20 cl de jus de citron
4 c. à c. de menthe
4 tomates pelées
1 oignon
4 c. à c. d'huile d'olive
4 pincées de basilic ou d'origan
Sel, poivre

1 Lavez, épluchez et coupez le concombre en petits dés. Dans un grand saladier, mettez la semoule, ajoutez 20 cl d'eau, le jus de citron, les dés de concombre et la moitié de la menthe hachée. Laissez reposer pendant 35 minutes au réfrigérateur.

2 Pendant ce temps, coupez les tomates en dés, mettez-les dans une casserole puis ajoutez l'oignon émincé, l'huile d'olive et le reste des herbes hachées. Laissez réduire à feu doux durant environ 15 minutes, jusqu'à ce qu'il n'y ait plus de morceaux de tomates. Salez et poivrez.

3 Ajoutez la sauce tomate à la semoule et mélangez bien. Réservez au frais encore 30 minutes avant de servir.

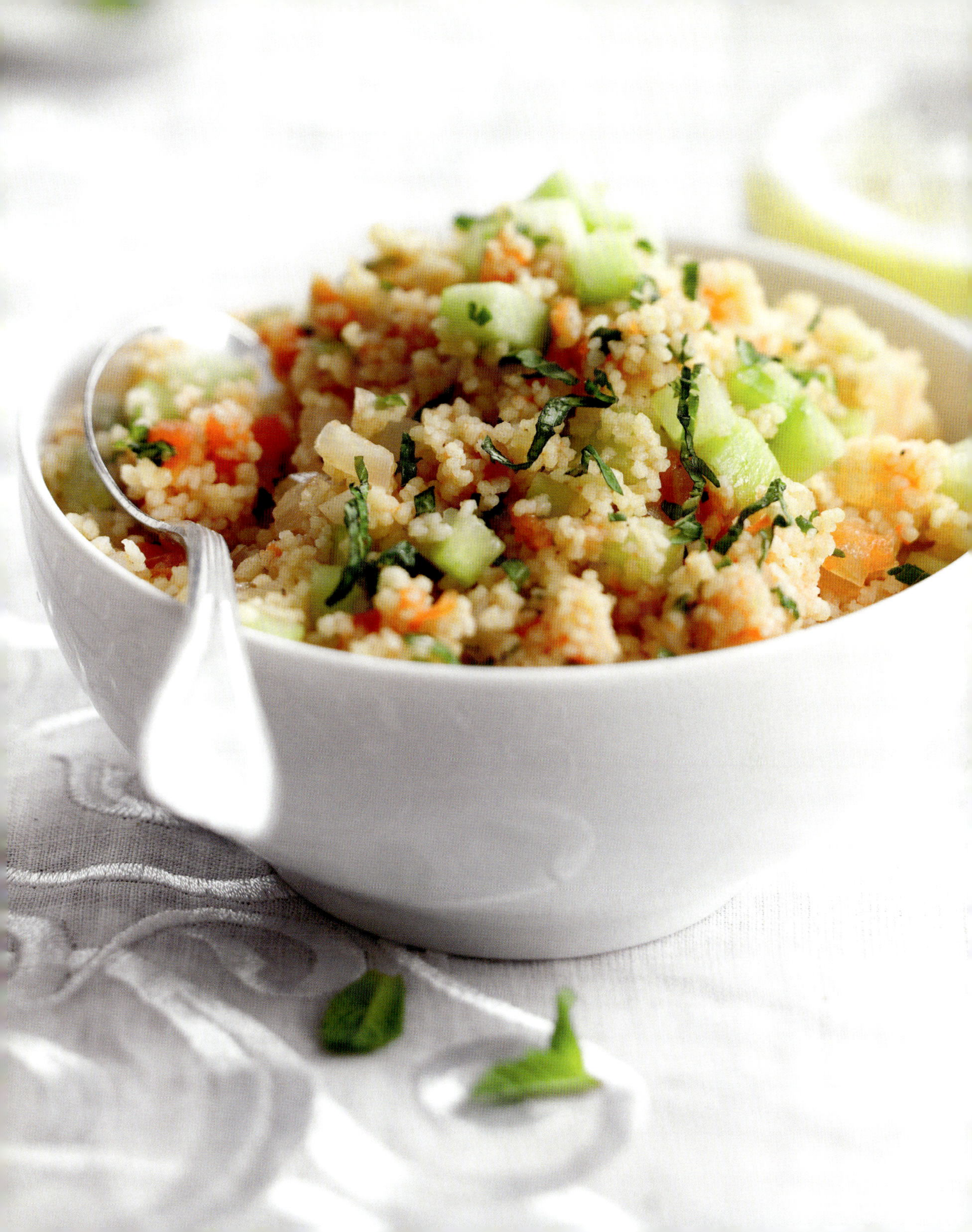

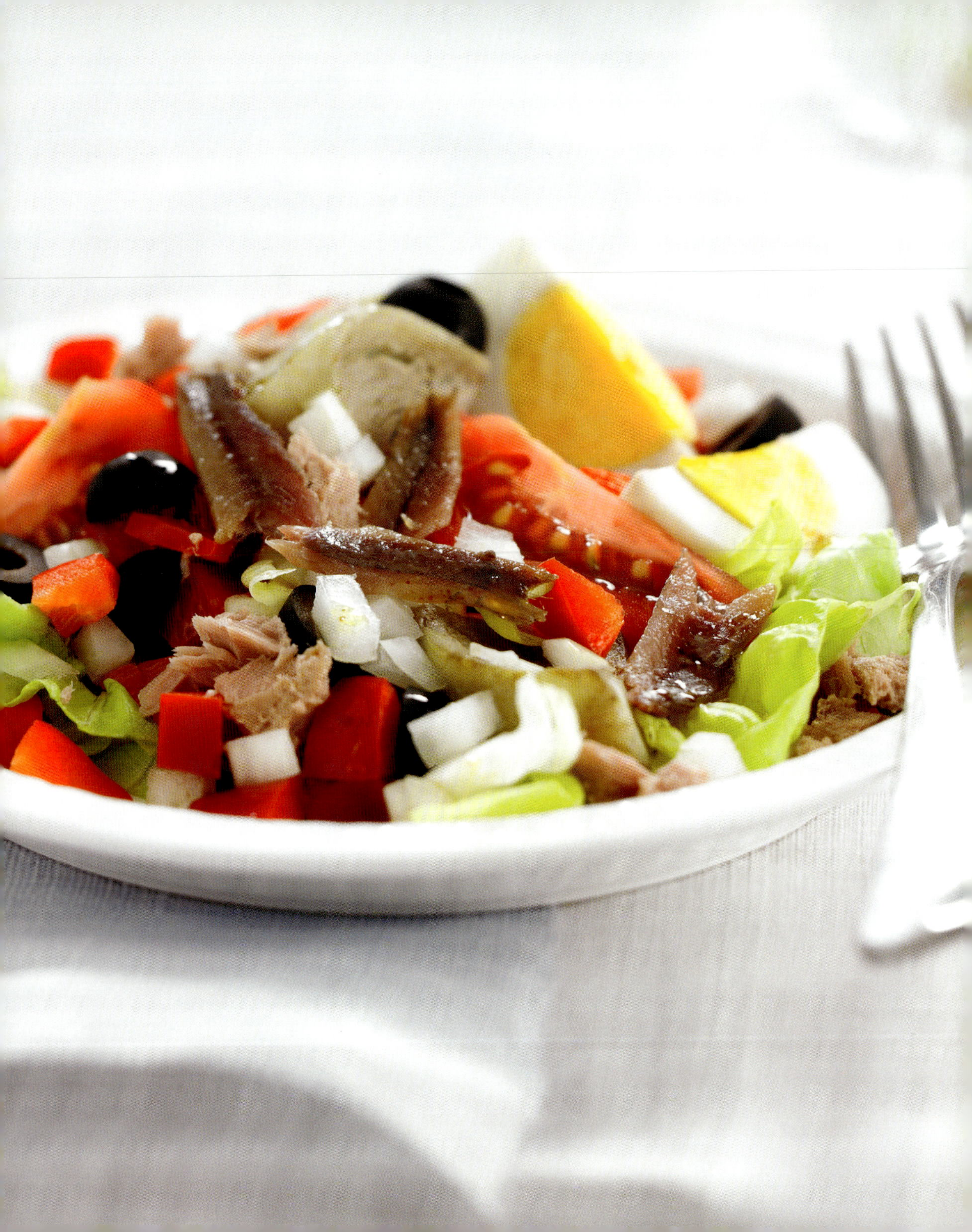

Salade niçoise

La salade niçoise est souvent servie dans les restaurants avec une base de riz. Pourtant, la recette traditionnelle est un mélange de légumes. Redécouvrez sans attendre la véritable recette de cette savoureuse salade.

PRÉPARATION 25 minutes

INGRÉDIENTS POUR 4 PERSONNES
200 g de laitue
280 g de tomates
280 g de poivrons rouges
280 g de fonds d'artichaut en conserve au naturel
2 œufs durs
12 olives noires
8 filets d'anchois dessalés
1 oignon
320 g de thon au naturel, égoutté
2 c. à s. d'huile d'olive
4 c. à s. de vinaigre balsamique
Herbes de Provence
Sel, poivre

1 Lavez les légumes et égouttez les fonds d'artichaut. Émincez la laitue, coupez les tomates, les œufs durs et les fonds d'artichaut en quartiers.

2 Coupez les poivrons en petits dés, les olives en rondelles, les anchois en petits morceaux et ciselez l'oignon finement.

3 Disposez harmonieusement les légumes sur une assiette, répartissez dessus le thon émietté, les quartiers d'œuf dur et les morceaux d'anchois. Décorez avec les rondelles d'olives noires et l'oignon émincé. Salez, poivrez, ajoutez l'huile, le vinaigre et les herbes de Provence.

Concombre farci au chèvre

Le concombre est LE légume le moins calorique par excellence, car très riche en eau (96 %). Associé à un fromage de chèvre frais, riche en eau et donc de valeur énergétique plus faible que les autres fromages affinés, il rend cette entrée particulièrement diététique. Le chèvre frais apporte des protéines, du calcium, des oligo-éléments et moins de 3 g de lipides.

PRÉPARATION 10 minutes | **RÉFRIGÉRATION** 15 minutes

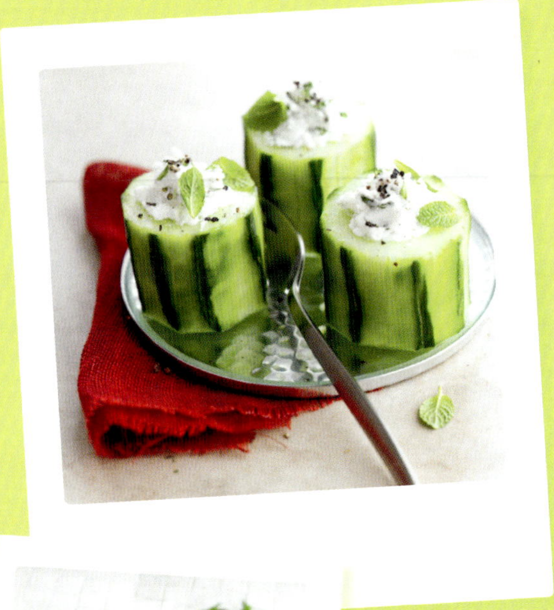

INGRÉDIENTS POUR 1 PERSONNE
125 g de concombre
25 g de fromage de chèvre frais
Quelques feuilles de menthe fraîche
Sel, poivre

1. Coupez le concombre en petits tronçons. Posez-les à la verticale (comme un tronc d'arbre), évidez le centre à l'aide d'un vide-pomme.
2. Travaillez le fromage de chèvre avec le sel, le poivre et la menthe fraîche hachée.
3. Farcissez les tronçons de ce mélange et réservez au réfrigérateur pendant 15 minutes au moins.
4. Servez bien frais !

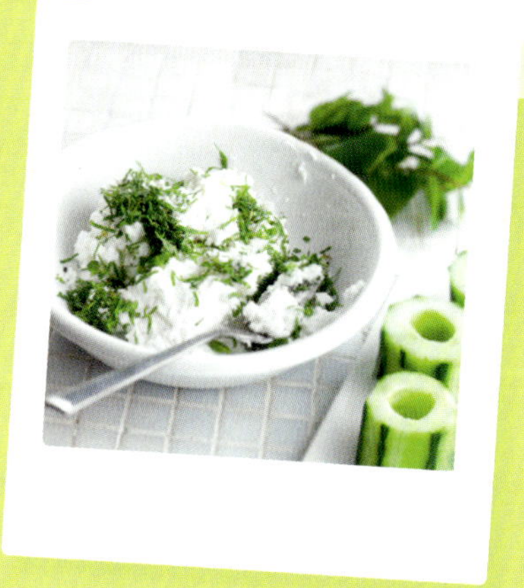

Salade d'aubergine

Cette salade s'apparente à un caviar d'aubergine, en moins calorique. L'aubergine est conservée en morceaux, pour plus de texture en bouche, et avec la peau, source d'anthocyane, qui est un excellent antioxydant.

PRÉPARATION 15 minutes | **CUISSON** 20 minutes | **RÉFRIGÉRATION** 2 heures

INGRÉDIENTS POUR 1 PERSONNE

125 g d'aubergine
1 c. à c. d'huile d'olive
¼ de gousse d'ail
Quelques graines de cumin
1 filet de vinaigre balsamique
Sel, poivre

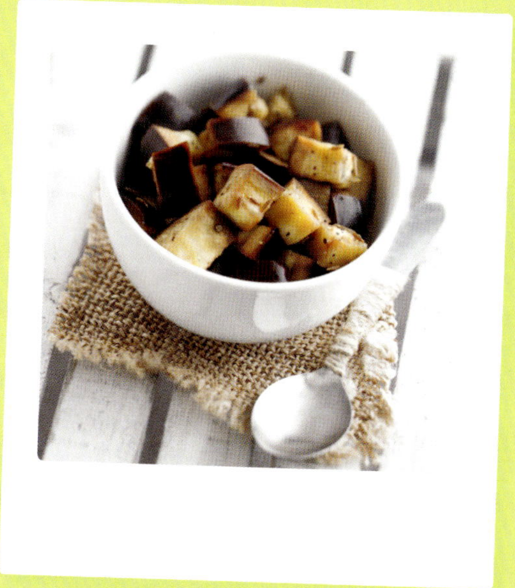

1 Lavez l'aubergine, coupez-la en dés, puis mettez-la dans un récipient adapté au four à micro-ondes avec l'huile d'olive, le sel et le poivre.
Faites cuire à puissance moyenne pendant 15 à 20 minutes environ.
Vous pouvez aussi la cuire à la vapeur et l'assaisonner ensuite.

2 Pressez la gousse d'ail, incorporez-la à l'aubergine cuite.
Salez, poivrez, ajoutez les graines de cumin et versez un filet de vinaigre balsamique.

3 Laissez reposer au frais 2 heures, puis dégustez.

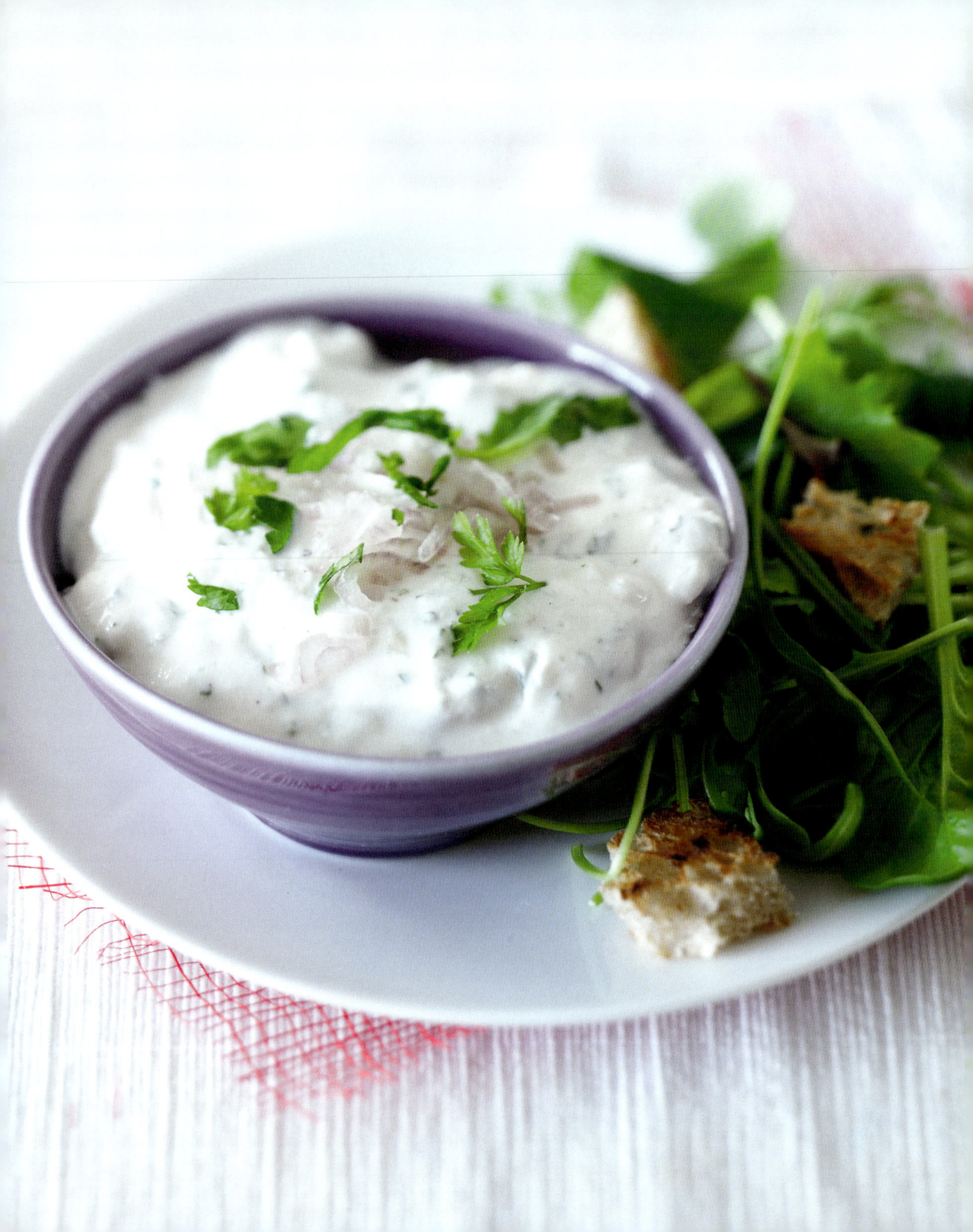

Cervelle de canut légère

Ne vous méprenez pas, la cervelle de canut, spécialité des « bouchons » lyonnais, fait référence aux ouvriers lyonnais de la soie (canuts), qui par autodérision ont donné ce nom à cette salade de fromage blanc frais. Recette allégée grâce à l'utilisation de fromage blanc à 0 % de matières grasses, elle conserve tout de même son aspect aéré en remplaçant la chantilly salée par un blanc d'œuf en neige.

PRÉPARATION 20 minutes | **RÉFRIGÉRATION** 1 heure

INGRÉDIENTS POUR 4 PERSONNES
1 échalote
4 brins de persil plat
4 brins de cerfeuil
400 g de fromage blanc nature à 0 % de MG
2 c. à s. de crème épaisse à 3 % de MG
1 c. à c. d'huile d'olive
1 c. à c. de vinaigre de vin
1 c. à s. de vin blanc sec
1 blanc d'œuf
Sel, poivre

1. Épluchez l'échalote et hachez-la très finement. Lavez, égouttez et ciselez les fines herbes.
2. Dans un saladier, mettez le fromage blanc et battez-le vigoureusement au fouet. Ajoutez la crème et mélangez. Incorporez l'échalote émincée, les herbes, puis l'huile, le vinaigre, le vin, du sel et du poivre. La préparation doit être bien relevée.
3. Battez en neige le blanc d'œuf avec une pincée de sel. Incorporez-le délicatement au mélange précédent. Réservez au frais pendant 1 heure.
4. Servez très froid sur un lit de jeunes pousses et avec quelques croûtons maison de pain de campagne grillé.

Soupe froide de concombre aux pétales de saumon fumé

La richesse en eau du concombre fait de cette soupe froide une entrée particulièrement rafraîchissante et dynamisante. Le fromage blanc nature à 0 % apporte de l'onctuosité, des protéines et du calcium. Le saumon fumé fournit astucieusement de bons acides gras essentiels (oméga-3) et de la vitamine D qui facilitera l'assimilation du calcium.

PRÉPARATION 15 minutes | **RÉFRIGÉRATION** 15 minutes

INGRÉDIENTS POUR 1 PERSONNE
200 g de concombre
1 pot de fromage blanc nature à 0 % de MG
½ citron
1 pincée de gingembre râpé
Quelques feuilles de menthe
50 g de saumon fumé
Sel, poivre

1 Pelez puis épépinez le concombre.

2 Mixez la chair avec le fromage blanc, le jus de citron, un peu de gingembre râpé, du sel, du poivre et quelques feuilles de menthe. Versez dans un bol et réservez au frais 15 minutes.

3 Avant le service, coupez le saumon fumé en petits pétales. Répartissez-les harmonieusement sur le dessus de la soupe.

4 Décorez avec des feuilles de menthe.

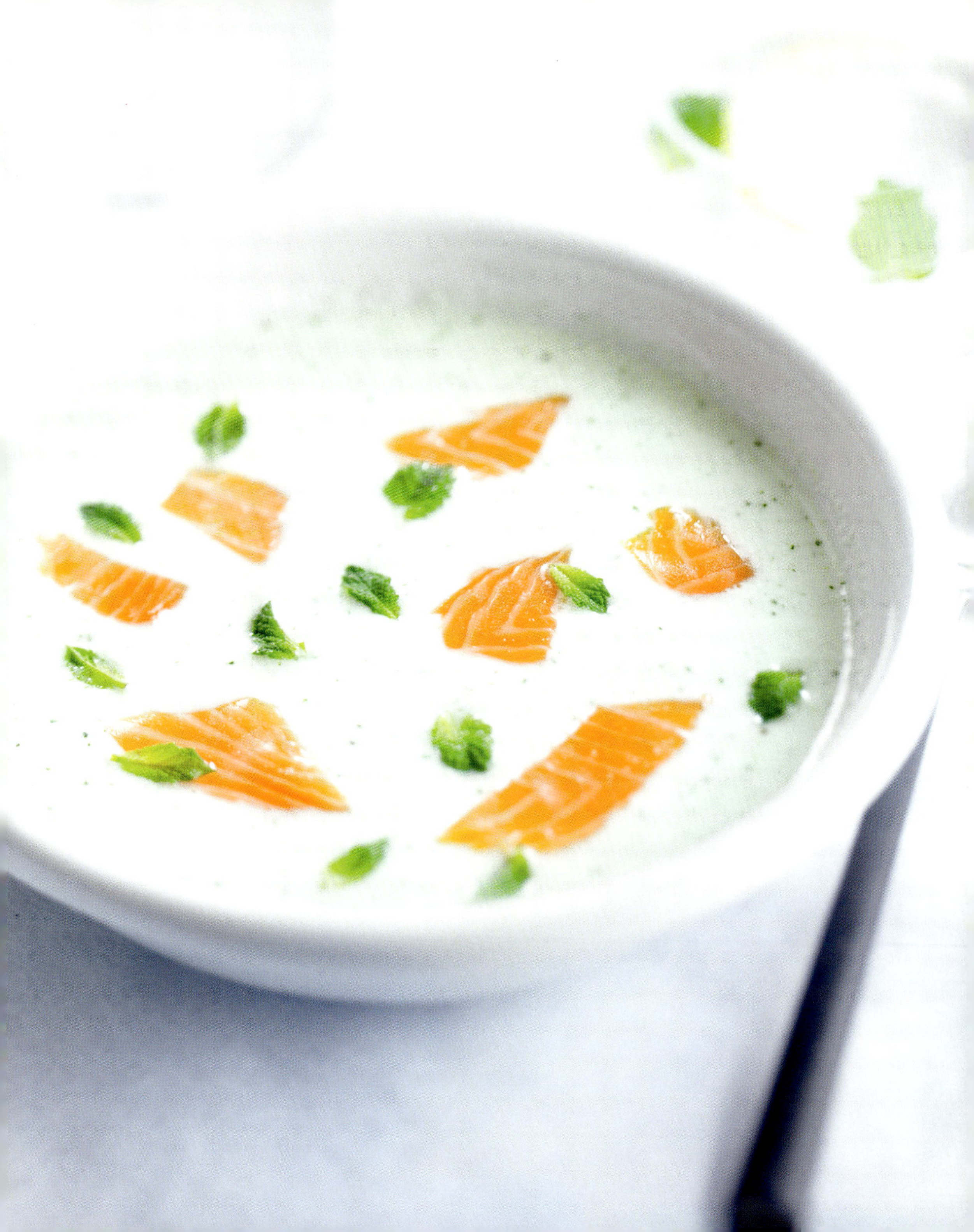

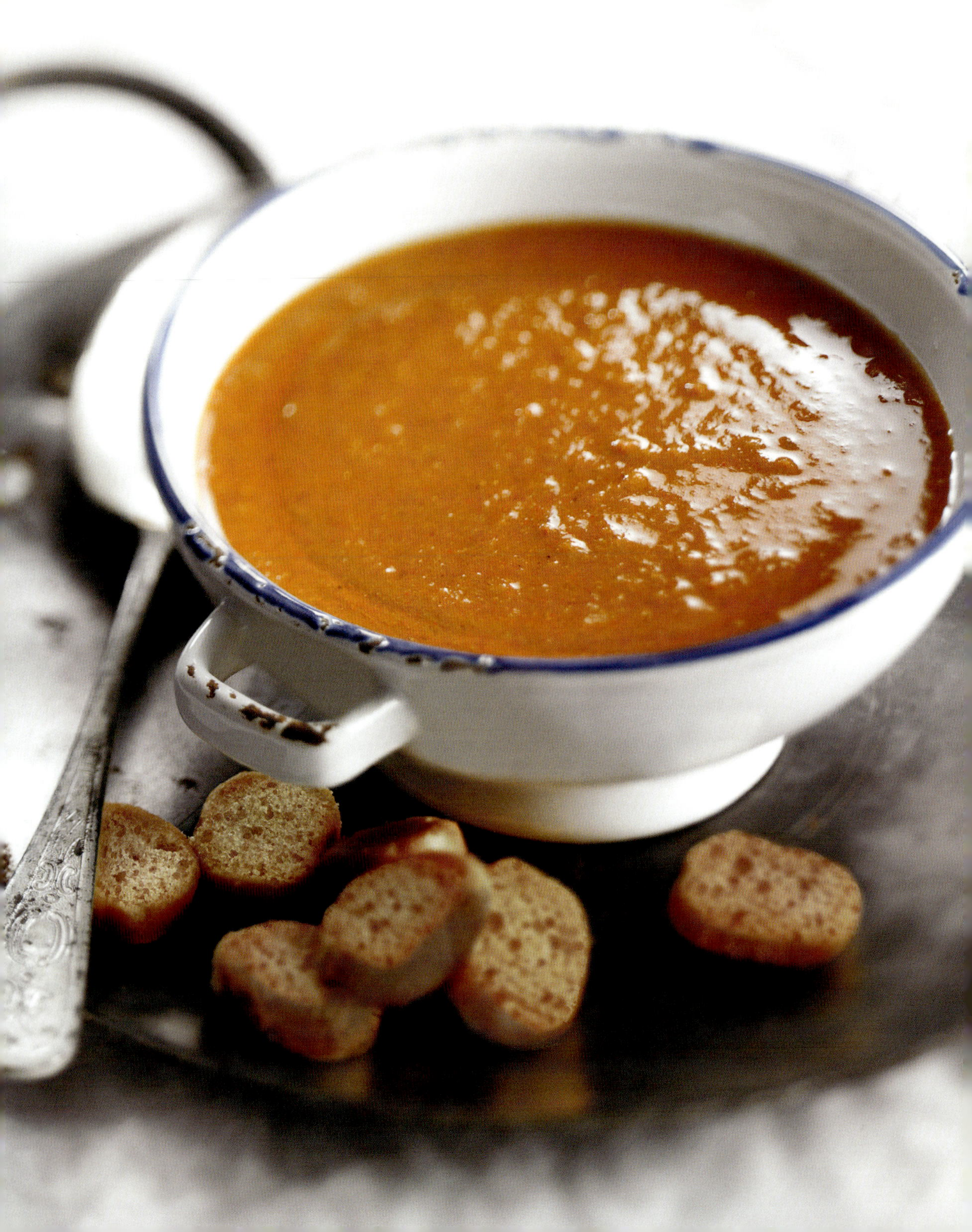

Soupe de poisson

Recette phare du terroir français, la soupe de poisson est bien souvent cuite avec une quantité d'huile non négligeable et peu de parties nobles du poisson donc peu de protéines. Nous vous proposons ici une soupe légère, riche en saveurs, en protéines et oméga 3 !

PRÉPARATION 35 minutes | **CUISSON** 1 h 15

INGRÉDIENTS POUR 4 PERSONNES

2 oignons
3 gousses d'ail
3 échalotes
500 g d'arêtes de poisson bien fraîches
8 filets de rouget-barbet
2 boîtes de sardines sans huile, au citron et basilic
2 c. à s. de concentré de tomate
3 beaux merlans frais
1 rascasse moyenne
3 rougets-grondins
1 bouquet garni
4 tomates
4 pistils de safran
1 sachet de fumet de poisson
50 g de riz rond

1 Dans une grande cocotte, faites suer les oignons, l'ail et les échalotes taillés finement avec les arêtes de poisson. Farinez les filets de rougets, détaillez-les en dés, faites-les revenir dans une poêle à revêtement antiadhésif et ajoutez-les. Intégrez également les sardines et le concentré de tomate. Incorporez les tronçons de merlan, de rascasse et de rougets-grondins (sans les têtes ni les nageoires) et le bouquet garni.

2 Coupez les tomates en morceaux, ajoutez-les dans la cocotte ainsi que le safran et le fumet de poisson dilué dans environ 2 litres d'eau. Versez en pluie le riz rond et mélangez bien pour qu'il ne colle pas dans le fond de la cocotte. Faites cuire à feu très doux.

3 Après une heure de cuisson frémissante, vérifiez l'aspect. Remuez régulièrement pour éviter que le poisson n'attache dans le fond de la cocotte. Les arêtes sont alors fondues ou très friables.

4 Mixez le tout finement. Passez au chinois (passoire très fine) en pressant avec une petite louche pour extraire un maximum de soupe (environ 2 litres).

Soupe à l'oignon gratinée des Halles

Délice de la gastronomie française, la soupe à l'oignon peut passer du simple au double en termes de calories selon que vous ayez la main plus ou moins lourde ! Nous vous proposons de profiter de ce délice préparé ici avec une quantité de matières grasses limitée et raisonnablement dosé en pain et en fromage gratiné… plus aucune raison d'y résister.

PRÉPARATION 20 minutes | **CUISSON** 40 minutes

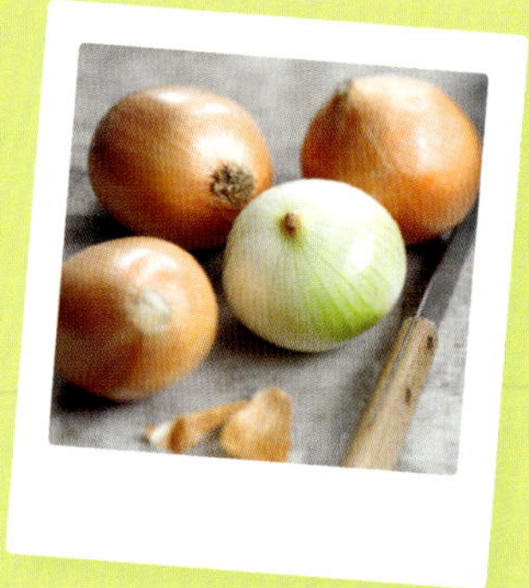

INGRÉDIENTS POUR 4 PERSONNES
200 g d'oignons
1 c. à c. d'huile de tournesol
1,5 litre de bouillon de volaille
150 ml de vin blanc sec
8 tranches de baguette grillées (120 g)
80 g d'emmental râpé
Poivre

1 Épluchez les oignons et émincez-les. Faites chauffer un faitout à revêtement antiadhésif avec la cuillerée d'huile et mettez à suer les oignons pendant 8 minutes sur feu moyen en les remuant souvent pour qu'ils ne brûlent pas. Lorsque les oignons sont tendres et dorés, versez le bouillon de volaille et le vin blanc, mélangez bien, poivrez et laissez cuire à feu doux 20 minutes.

2 Faites chauffer le gril du four au maximum.

3 Disposez la moitié des tranches de baguette grillées dans le fond d'un plat à soufflé et recouvrez avec la moitié de l'emmental râpé. Versez le bouillon aux oignons par-dessus, en prenant soin de ne remplir le plat qu'à mi-hauteur. Disposez le restant des tranches de baguette grillées et parsemez-les du reste d'emmental râpé. Enfournez et laissez gratiner pendant 10 à 15 minutes. Attention : le gratinage doit se faire rapidement pour que le pain n'ait pas le temps de se déliter dans la soupe.

4 Servez brûlant immédiatement.

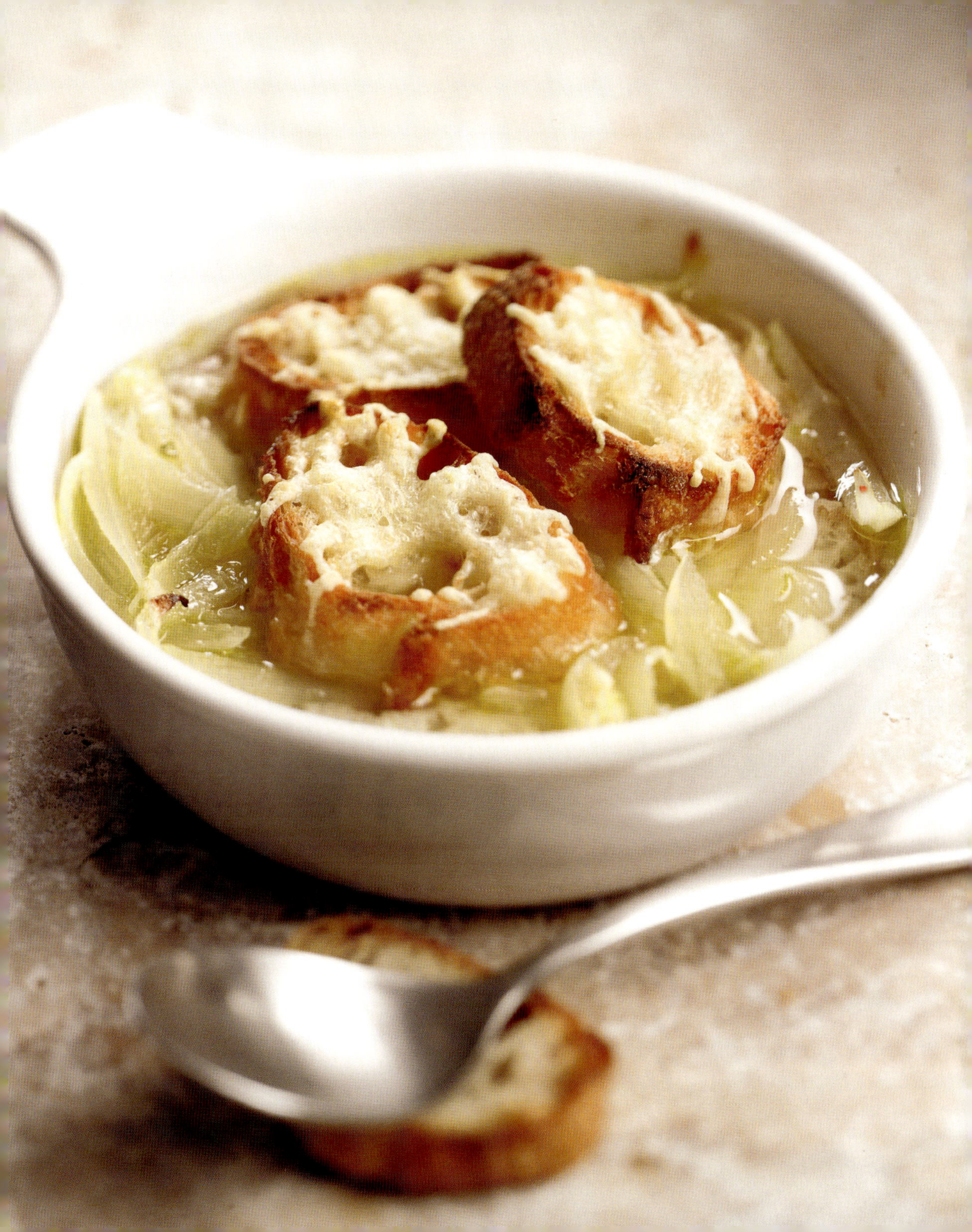

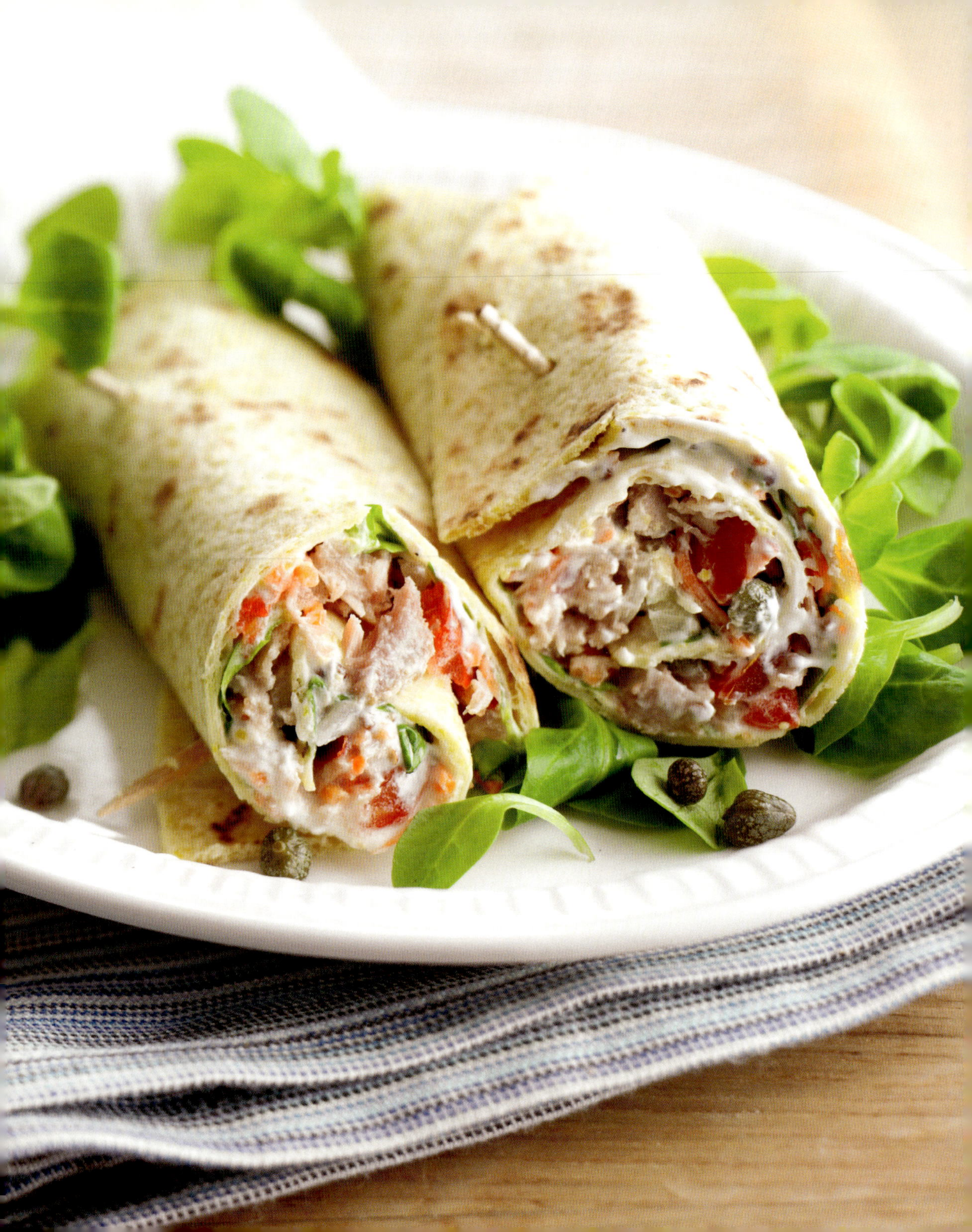

Tortilla au thon et petits légumes

Avec la juste dose de féculents, de protéines et une bonne quantité de légumes, c'est un repas à emporter idéal. Exit les sauces grasses avec cette sauce légère à base de fromage blanc à 0 % moutardée. Le thon au naturel est particulièrement riche en oméga-3, famille d'acides gras essentiels ayant un rôle protecteur sur le système cardio-vasculaire.

PRÉPARATION 15 minutes

INGRÉDIENTS POUR 1 PERSONNE

2 c. à s. de fromage blanc nature à 0 % de MG
1 c. à c. de moutarde à l'ancienne
1 tortilla de maïs
50 g de carotte
¼ d'oignon
50 g de poivron vert
1 tomate
1 poignée de mâche (25 g)
125 g de thon au naturel égoutté
1 c. à s. de câpres
Sel, poivre

1 Mélangez le fromage blanc et la moutarde à l'ancienne. Salez, poivrez. Badigeonnez la tortilla de cette préparation.

2 Râpez la carotte, émincez finement l'oignon et coupez en petits dés le poivron et la tomate.

3 Répartissez dessus un peu de mâche, la carotte râpée, l'oignon émincé, les dés de poivron et de tomate. Terminez par le thon au naturel et les câpres. Salez légèrement, poivrez.

4 Roulez la tortilla sur elle-même, comme pour une crêpe. Coupez-la en deux en biseau. Enfilez des piques en bois pour faire tenir les rouleaux.

5 Disposez ces deux moitiés dans l'assiette, et accompagnez par exemple d'une salade de courgettes râpées.

Blinis de légumes au coulis de tomate froid

Cette entrée complète et colorée fournit une portion de légumes, sources de vitamines, minéraux et fibres ; une portion de protéines de bonne qualité : les œufs, sources de vitamines A, D, B2, B5, B12. Le coulis de tomate est riche en antioxydants, puisque le lycopène est le caroténoïde le plus puissant pour l'élimination des radicaux libres.

PRÉPARATION 10 minutes | **CUISSON** 15 minutes

INGRÉDIENTS POUR 1 PERSONNE
150 g de julienne de légumes surgelée
Un peu de noix de muscade
2 œufs
1 c. à s. d'huile d'olive
1 brique de coulis de tomate nature
Sel, poivre

1 Faites revenir sur feu doux la julienne de légumes dans une poêle à revêtement antiadhésif à sec. Salez et saupoudrez de noix de muscade. Réservez.

2 Battez les œufs en omelette, assaisonnez.

3 Dans la même poêle, faites chauffer l'huile, et déposez l'équivalent de 2 cuillerées à soupe de julienne. Recouvrez d'œuf battu, laissez cuire jusqu'à ce que l'œuf prenne. Renouvelez jusqu'à épuisement des ingrédients.

4 Servez les blinis de julienne dans une grande assiette avec le coulis de tomate froid.

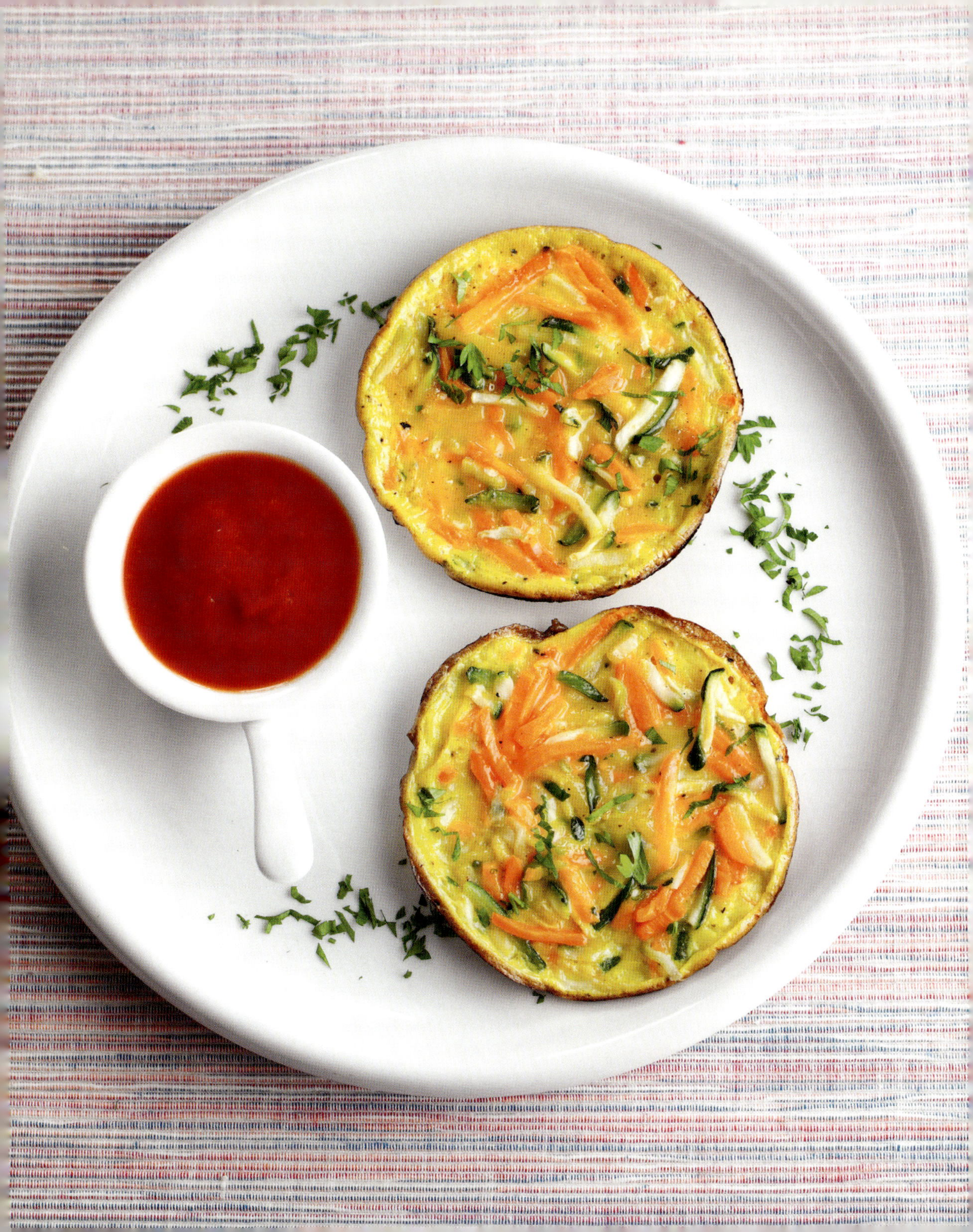

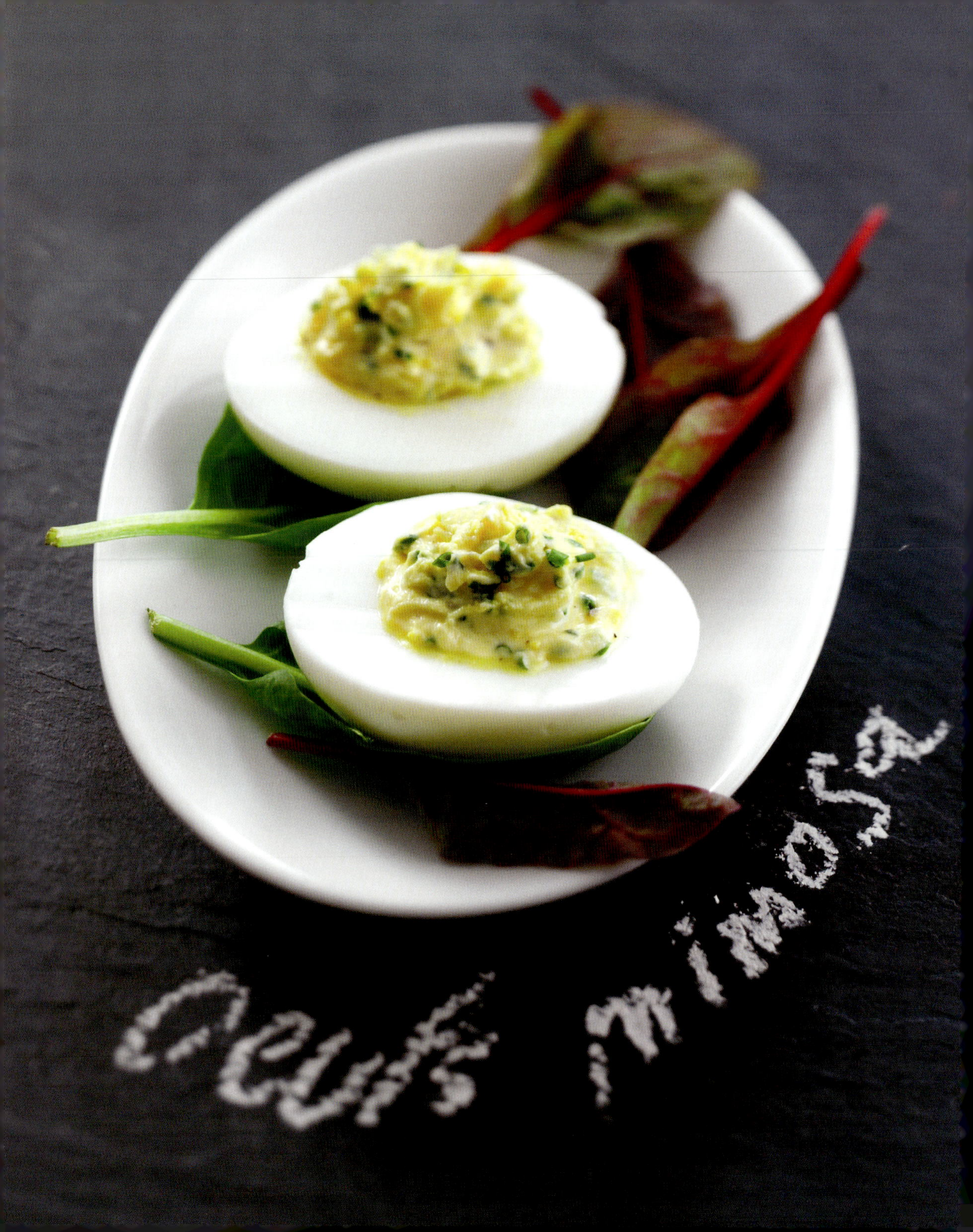
œufs mimosa

Œufs mimosa diététiques

Comment échapper aux traditionnels œufs mimosa préparés à base de mayonnaise et de ce fait particulièrement riches en lipides ? En remplaçant la mayonnaise par une sauce fraîche et légère à base de petit-suisse à 0 % au citron et aux fines herbes.

PRÉPARATION 5 minutes | **CUISSON** 12 minutes

INGRÉDIENTS POUR 1 PERSONNE
2 œufs de calibre moyen
¼ d'oignon
4 brins de ciboulette
1 petit-suisse nature à 0 % de MG
2 gouttes de jus de citron
Sel, poivre

1 Faites cuire les œufs dans de l'eau frémissante pendant 10 à 12 minutes environ (départ en eau froide pour éviter l'éclatement de la coquille), afin d'obtenir des œufs durs.

2 Pendant ce temps, émincez finement l'oignon, ciselez la ciboulette, puis mélangez-les au petit-suisse. Salez, poivrez, ajoutez le jus de citron.

3 Refroidissez les œufs sous un jet d'eau froide, puis écalez-les. Coupez-les en deux dans le sens de la longueur, enlevez les jaunes, écrasez-les à la fourchette dans le mélange au petit-suisse.

4 Farcissez chaque demi-blanc d'œuf dur avec cette préparation.

5 Servez bien frais !

Œufs en meurette

Découvrez ce classique bourguignon à base d'œufs, mais également de beurre, de vin et souvent de lardons… revisité ici en une version allégée – notamment en matières grasses – qui s'intègre ainsi parfaitement dans votre alimentation et ce sans excès !

PRÉPARATION 35 minutes | **CUISSON** 35 minutes

INGRÉDIENTS POUR 4 PERSONNES
2 oignons
2 carottes
1 blanc de poireau
4 gousses d'ail
500 ml de vin rouge de Bourgogne
1 bouquet garni
1/2 c. à c. de sucre
15 g de beurre allégé à 41 % de MG
10 g de fécule de maïs
1 c. à s. de vinaigre d'alcool blanc
4 œufs extra-frais
4 tranches de baguette (60 g)
1 c. à s. de ciboulette ciselée
Sel, poivre

1. Épluchez les oignons et émincez-les. Pelez les carottes, lavez-les et coupez-les en petits dés. Lavez le blanc de poireau et coupez-le en rondelles. Épluchez l'ail et pilez-le.

2. Versez le vin dans une casserole et ajoutez-y les oignons, les carottes, le blanc de poireau, l'ail, le bouquet garni, le sucre, un peu de sel et de poivre. Portez le tout à ébullition, réduisez le feu et laissez frémir sans couvrir pendant 15 minutes.

3. Filtrez et remettez le vin à réduire dans la casserole pour en obtenir environ 50 à 60 centilitres. Il doit commencer à avoir une consistance sirupeuse. Flambez pour évaporer tout l'alcool.

4. Mélangez intimement le beurre ramolli et la fécule de maïs pour réaliser un beurre manié. Ajoutez ce mélange dans la casserole de vin par petites quantités sans cesser de remuer, jusqu'à ce que la sauce bouillonne et épaississe. Laissez frémir 2 minutes et vérifiez l'assaisonnement : salez et poivrez si nécessaire.

5 Pendant ce temps, faites bouillir de l'eau dans une sauteuse à mi-hauteur. Ajoutez le vinaigre et laissez frémir. Cassez un œuf dans une tasse et versez-le d'un seul coup dans l'eau bouillante, là où l'eau bout le plus. Ramenez le blanc d'œuf autour du jaune à l'aide d'une écumoire. Faites de même avec les autres œufs et baissez le feu à petits frémissements. Laissez les œufs pocher pendant 3 minutes et vérifiez la bonne cuisson en prélevant un œuf à l'aide de l'écumoire : au toucher, le blanc doit être bien coagulé et l'œuf encore souple au centre pour que le jaune reste crémeux. Réservez les œufs pochés dans une autre casserole d'eau tiède.

6 Faites griller les tranches de baguette sous le gril du four ou au grille-pain.

7 Égouttez les œufs pochés sur un torchon et ébarbez-les (coupez au couteau les lambeaux de blancs d'œufs qui pendent de part et d'autre pour obtenir un œuf poché régulier).

8 Dans quatre assiettes creuses, disposez au centre une tranche de baguette grillée, recouvrez d'un œuf poché et nappez de sauce au vin. Décorez de quelques brins de ciboulette ciselée et servez aussitôt.

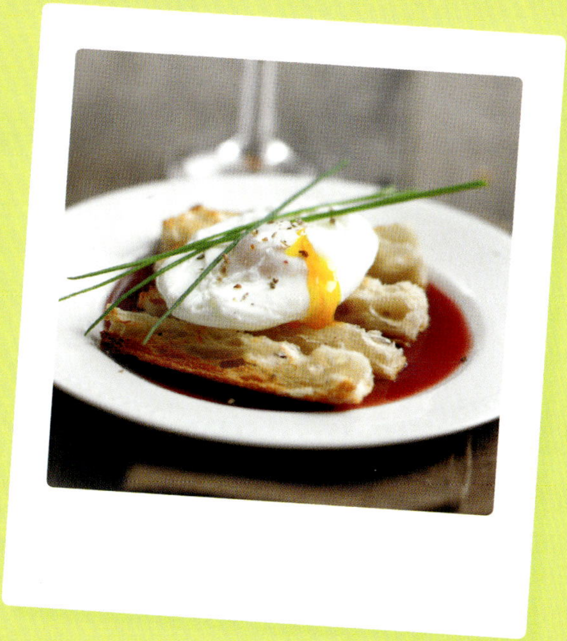

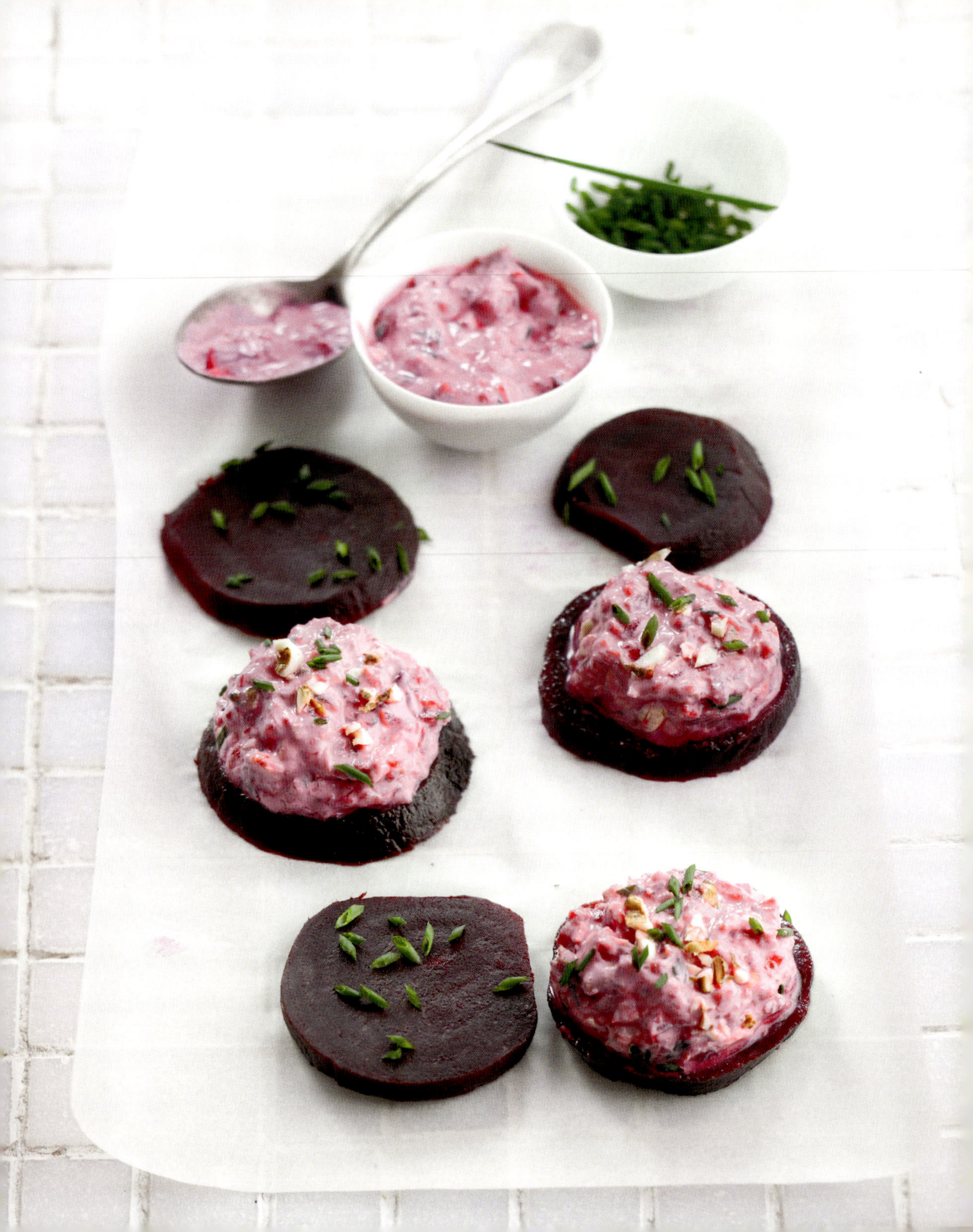

Macaron aux betteraves, faisselle et noix

Variante de la traditionnelle tartine de pain de campagne au fromage frais, ail et fines herbes, ce macaron vous propose de larges rondelles de betteraves à la place du pain. Avec les fibres, les vitamines et les glucides de la betterave, les protéines et le calcium de la faisselle et les lipides de bonne qualité des noix, voici une entrée tout à fait équilibrée et pleine de tonus !

PRÉPARATION 15 minutes | **RÉFRIGÉRATION** 30 minutes

INGRÉDIENTS POUR 1 PERSONNE
100 g de betteraves rouges cuites
1 faisselle nature à 0 % de MG
3 brins de ciboulette
10 g de noix
Sel, poivre

1 Mixez 50 g de betteraves rouges, puis mélangez avec la faisselle, un peu de sel, de poivre et 2 brins de ciboulette ciselée. Ajoutez les noix concassées.

2 Coupez le restant de betteraves en rondelles. Posez dessus un peu de préparation au fromage blanc, couvrez avec une autre rondelle de betterave.

3 Salez, poivrez le dessus et décorez avec de la ciboulette.

4 Réservez au frais jusqu'au service.

Féroce d'avocat

Voilà un véritable cocktail de lipides de bonne qualité ! En effet, un demi-avocat vous apporte plus de 8 g d'oméga-9, dont on connaît aujourd'hui le rôle favorable pour le maintien d'un taux optimal de « bon cholestérol » (le cholestérol HDL) dans le sang et 1,8 g d'oméga-6, un acide gras essentiel qui facilite la baisse du cholestérol sanguin.

PRÉPARATION 15 minutes | **RÉFRIGÉRATION** 30 minutes

INGRÉDIENTS POUR 1 PERSONNE
½ oignon rouge
150 g de morue dessalée
½ avocat
½ citron vert
Quelques gouttes de tabasco (facultatif)
1 c. à s. de persil haché
Poivre

1 Ciselez l'oignon rouge finement.

2 Effeuillez la morue dessalée.

3 Prélevez la chair de l'avocat, écrasez-le et arrosez-le avec le jus du demi-citron vert pressé.

4 Mélangez tous les ingrédients et écrasez à l'aide d'une fourchette pour obtenir une « purée » grossière.

5 Réservez au frais jusqu'au service.

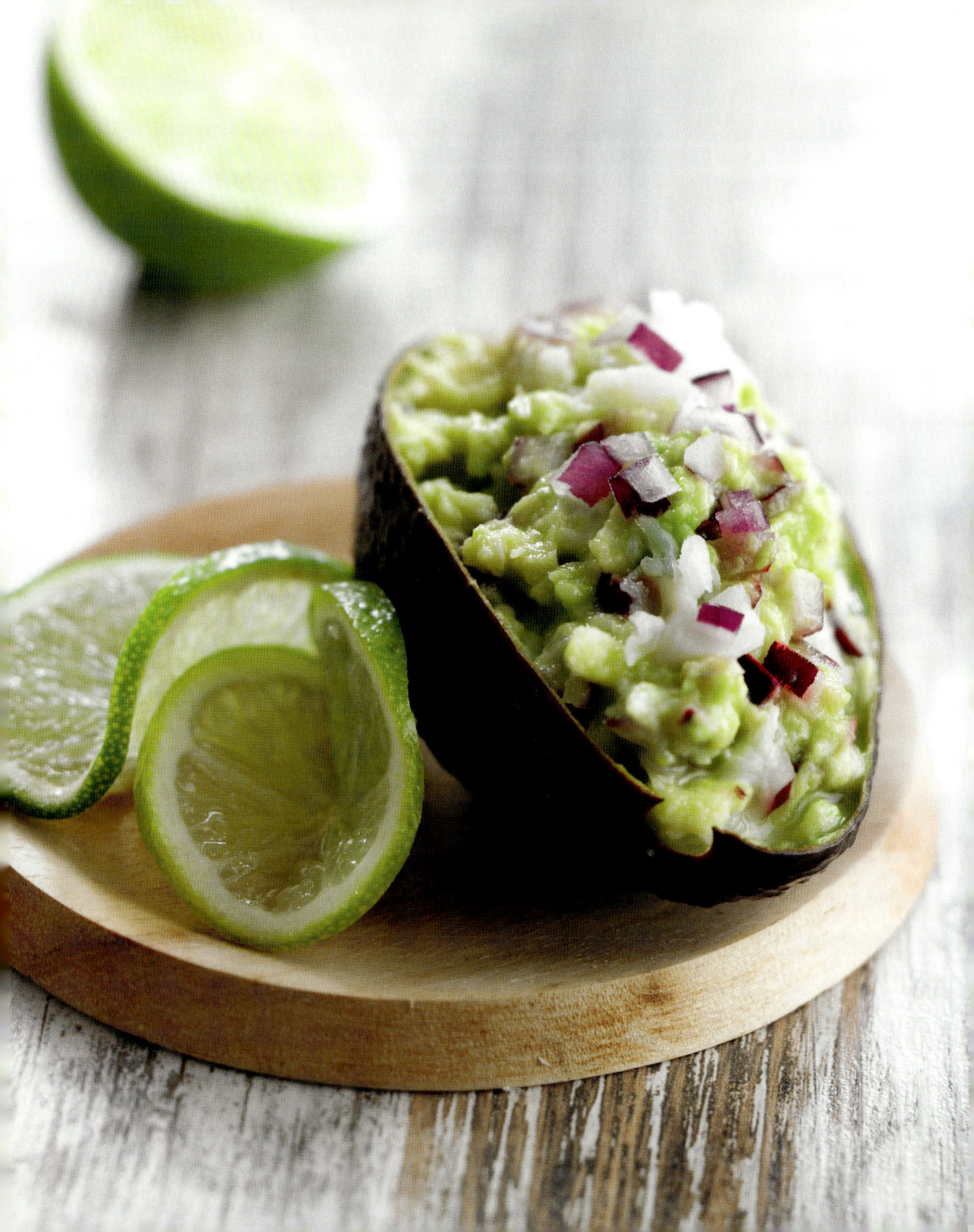

Toasts chèvre-artichaut

Les amateurs de fromage sont souvent friands de ce délicieux chèvre coulant sur un toast. Quand on surveille sa ligne, le fromage n'est pas à bannir, à condition de savoir en modérer sa consommation. Dans cette recette, vous réalisez une belle économie calorique et une association originale en remplaçant la tranche de pain grillée par un fond d'artichaut.

PRÉPARATION 10 minutes | **CUISSON** 20 minutes

INGRÉDIENTS POUR 4 PERSONNES
4 fonds d'artichaut surgelés
4 cabécous (petits fromages de chèvre)
Herbes de Provence
Poivre du moulin

1. Faites cuire les fonds d'artichaut à la vapeur.
2. Préchauffez le four sur gril.
3. Dans un plat allant au four et recouvert d'une feuille de papier sulfurisé, disposez les fonds d'artichaut. Poivrez, déposez un cabécou sur chaque fond d'artichaut, saupoudrez d'herbes de Provence et enfournez pour faire fondre le fromage légèrement.
4. Servez sur un lit de salade.

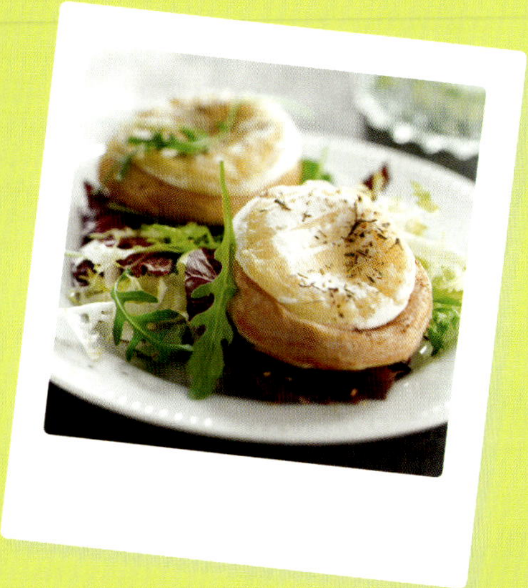

Tomates antiboises

Exit le beurre, l'œuf et le thon à l'huile qui entrent habituellement dans la composition de cette recette. On choisit ici du thon au naturel et une sauce à base de fromage blanc à 0 % de matières grasses. On peut ainsi savourer sans complexes cette entrée légère et profiter de la richesse en acides gras oméga 3 du thon.

PRÉPARATION 20 minutes | **RÉFRIGÉRATION** 15 minutes

INGRÉDIENTS POUR 4 PERSONNES

4 tomates (environ 400 g)
120 g de thon en conserve au naturel
80 g de fromage blanc nature à 0 % de MG
4 c. à c. de moutarde
4 c. à c. de ciboulette ciselée
Sel, poivre

1 Lavez les tomates, découpez le haut pour obtenir un chapeau, puis videz-les de leur chair. Mélangez le thon émietté et la chair de tomate. Ajoutez le fromage blanc, la moutarde et la ciboulette. Salez et poivrez selon votre goût.

2 Garnissez les tomates de cette préparation, recouvrez-les de leur chapeau et réservez au frais.

3 Avant de servir, décorez avec quelques brins de ciboulette.

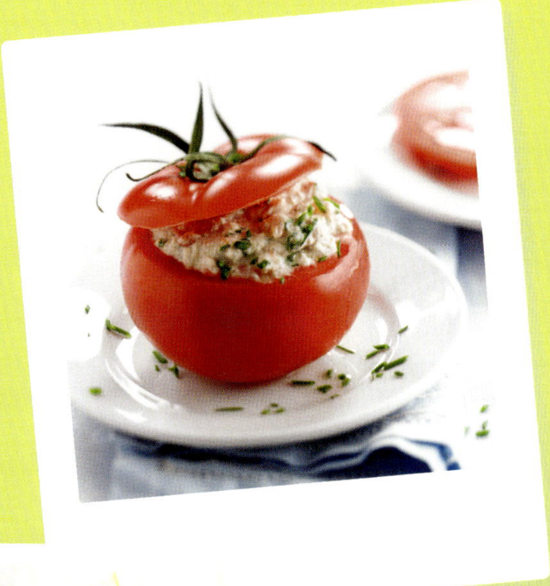

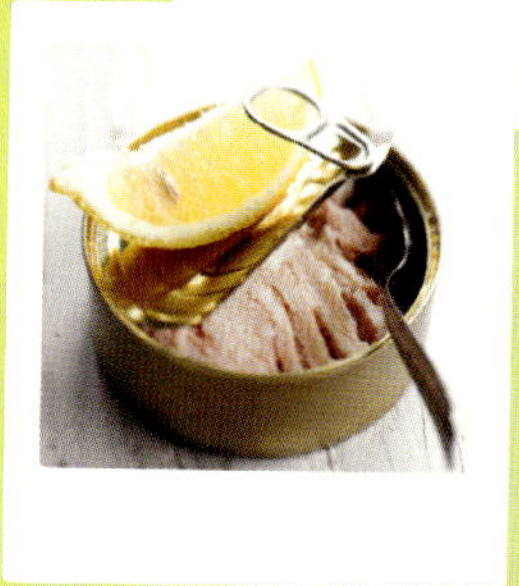

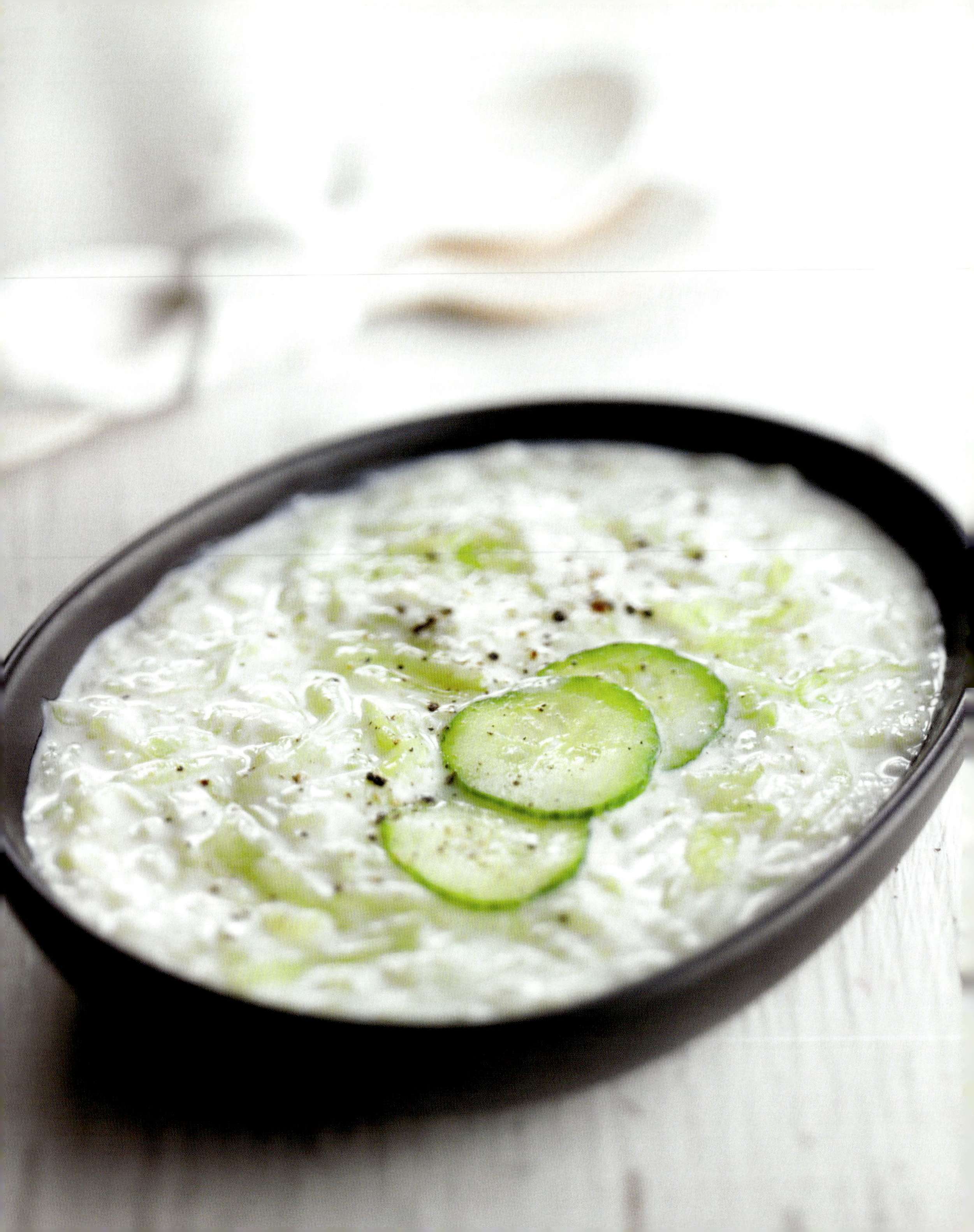

Concombre au yaourt à l'indienne

Cette entrée crue à base de concombre, de pomme, de raisins secs, de yaourt, de jus de citron et de curry a l'avantage d'être reminéralisante et digeste. Elle fournit potassium, calcium, vitamine C, vitamine B, fibres et antioxydants.

PRÉPARATION 45 minutes | **RÉFRIGÉRATION** 30 minutes

INGRÉDIENTS POUR 1 PERSONNE

150 g de concombre
½ pomme
½ yaourt brassé à 0 % de MG
½ gousse d'ail hachée
1 filet de jus de citron
1 pincée de curry en poudre
15 g de raisins secs
Sel, poivre

1 Épluchez le concombre, coupez-le en deux dans le sens de la longueur. Saupoudrez de sel et laissez dégorger au moins 30 minutes.

2 Lavez, épluchez et râpez finement la demi-pomme.

3 Quand le concombre a perdu son eau, râpez-le grossièrement et versez-le dans un saladier. Ajoutez la pomme râpée puis le yaourt et mélangez bien. Mettez ensuite l'ail haché, le jus de citron, le sel, le poivre, le curry et les raisins secs.

4 Mélangez à nouveau et placez au réfrigérateur jusqu'au moment de servir.

Verrine de céleri au bacon grillé

Avec un apport énergétique de seulement 18 kcal/100 g, le céleri-rave fait partie des légumes frais les moins énergétiques, à condition d'abandonner la sauce rémoulade à base de mayonnaise. En le cuisant dans le lait, on assure une meilleure digestibilité. Le filet de bacon remplace admirablement les lardons, tout en conservant un délicieux goût fumé.

PRÉPARATION 20 minutes | **CUISSON** 15 minutes | **RÉFRIGÉRATION** 30 minutes

INGRÉDIENTS POUR 1 PERSONNE
150 g de céleri-rave
200 ml de lait écrémé
50 g de filet de bacon
1 c. à s. de crème légère à 15 % de MG
1 c. à c. de persil
Sel, poivre

1 Épluchez le céleri, puis coupez-le en gros morceaux. Dans une petite casserole, faites-le cuire dans le lait à feu doux, jusqu'à ce qu'il soit bien tendre.

2 Pendant ce temps, coupez le filet de bacon en fines lanières et faites-les griller dans une poêle à revêtement antiadhésif sans ajout de matière grasse. Réservez 2 lanières pour la décoration.

3 Mixez le céleri égoutté, le filet de bacon grillé, la crème allégée et le persil haché jusqu'à l'obtention d'une préparation homogène. Assaisonnez.

4 Versez la préparation dans une verrine, décorez de lanières de bacon et réservez au frais jusqu'au service.

Lassi carotte-orange-gingembre

De l'orange pour la vitamine C, de la carotte pour la vitamine A et du gingembre pour un effet « coup de fouet », voici une délicieuse boisson colorée et pleine de peps ! À déguster sans complexe dès le matin.

PRÉPARATION 10 minutes

INGRÉDIENTS POUR 1 PERSONNE
Glaçons
1 orange
125 ml de jus de carotte
1 fromage blanc nature à 0 % de MG
1 cm de gingembre frais

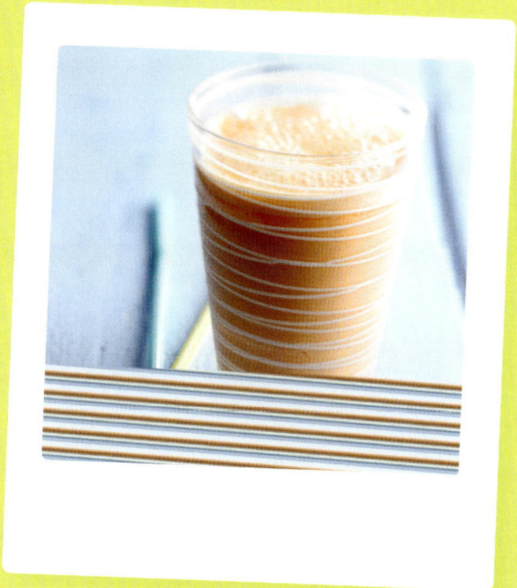

1. Mettez les glaçons dans un blender pour les pulvériser en fins cristaux.
2. Pressez l'orange et mixez ensuite tous les ingrédients ensemble.
3. Râpez par-dessus un peu de gingembre.
4. Servez frais !

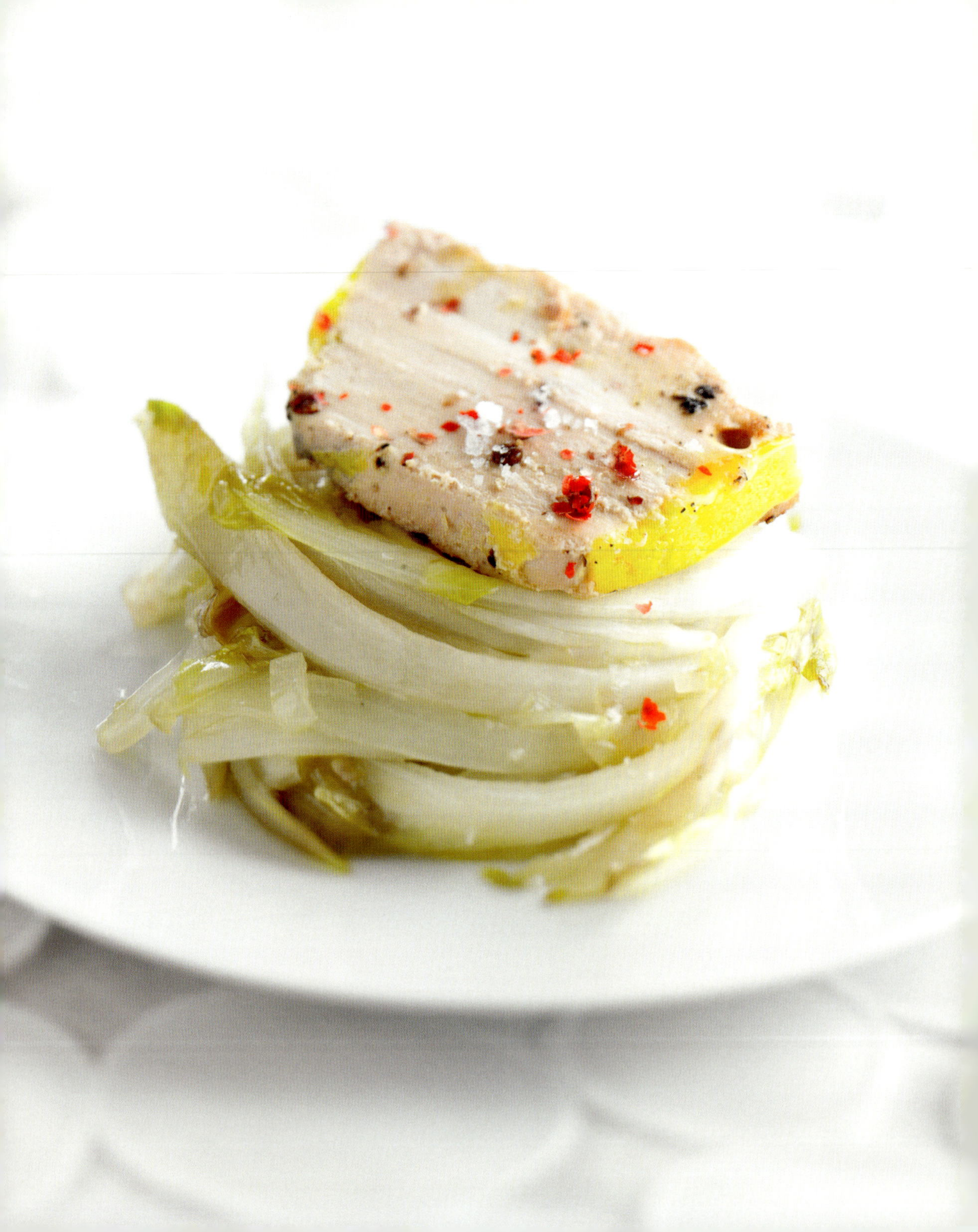

Tatin d'endives au foie gras

Le foie gras est particulièrement riche en lipides (44 %) et en cholestérol (380 mg/100 g). Toutefois, d'après sa richesse en graisses insaturées protectrices du système cardio-vasculaire, il semblerait qu'une consommation occasionnelle ne soit pas néfaste. L'endive, très peu calorique, permet d'éviter la tranche de pain briochée !

PRÉPARATION 20 minutes | **CUISSON** 25 minutes | **CONGÉLATION** 5 minutes

INGRÉDIENTS POUR 1 PERSONNE

1 échalote
150 g d'endives
1 tranche de foie gras de canard (30 g)
Quelques baies roses
1 Kub Or
Fleur de sel, poivre du moulin

1 Épluchez et émincez finement l'échalote.

2 Lavez et coupez les endives en deux dans le sens de la longueur, puis chaque moitié en fines lanières.

3 Quinze minutes avant de servir, mettez la tranche de foie gras assaisonnée de poivre et de baies roses 5 minutes au congélateur.

4 Dans une poêle à revêtement antiadhésif, faites blondir l'échalote, puis ajoutez les lanières d'endives. Prolongez la cuisson jusqu'à ce qu'elles soient bien dorées. Baissez le feu, ajoutez 1 verre d'eau, le cube de bouillon et laissez fondre.

5 Dans une poêle à revêtement antiadhésif, faites saisir à sec la tranche de foie gras de chaque côté, et réservez sur une feuille de papier absorbant.

6 Dans l'assiette, dressez les endives en petit dôme, puis déposez la tranche de foie gras.

7 Décorez de fleur de sel, ajoutez un tour de moulin à poivre, quelques baies roses et servez aussitôt.

Soupe chinoise

La soupe est une entrée minceur parfaite. En plus de compléter l'apport en eau de votre journée, ce savoureux bouillon aux épices douces vous apportera fibres, vitamines et minéraux. Contrairement aux potages pour lesquels les aliments sont mixés, les légumes en morceaux vous assurent une mastication et donc un meilleur rassasiement.

PRÉPARATION 40 minutes | **CUISSON** 35 minutes

INGRÉDIENTS POUR 4 PERSONNES

30 g de champignons noirs séchés
50 g de laitue
50 g de tomates
50 g de carottes
1 bouillon cube
Quelques feuilles de coriandre
1 c. à c. de sauce soja
Poivre de Sichuan

1 Faites tremper les champignons noirs 30 minutes dans l'eau tiède, puis rincez-les et coupez-les en fines lamelles.

2 Lavez et égouttez la laitue. Coupez-la en fines lanières.

3 Pelez et épépinez les tomates. Coupez-les en petits dés.

4 Lavez, pelez et coupez les carottes en fins bâtonnets.

5 Dans une casserole, versez 250 ml d'eau et le bouillon cube. Dès que l'eau frémit, ajoutez les légumes, la coriandre ciselée, la sauce soja et du poivre. Laissez mijoter 30 à 35 minutes.

6 Servez bien chaud.

Noix de saint-jacques rôties aux noisettes, fondue d'échalote

Les noix de saint-jacques sont un produit de fête raffiné, délicat et peu calorique, avec seulement 74 kcal et 0,19 g de lipides pour 100 g. Peu salées par rapport aux autres fruits de mer, il n'y a pas de raison de s'en priver… sauf si elles sont noyées dans une sauce à la crème. Cette recette parfumée et originale est une entrée idéale pour les fêtes de fin d'année.

PRÉPARATION 10 minutes | **CUISSON** 15 minutes

INGRÉDIENTS POUR 1 PERSONNE

1 échalote
3 noix de saint-jacques
10 g de noisettes en poudre
1 c. à c. de persil haché
1 c. à c. de vinaigre de vin
Sel, poivre

1 Ciselez l'échalote.

2 Passez les deux faces de chaque noix de saint-jacques dans la poudre de noisette pour bien les enrober. Poêlez quelques minutes de chaque côté. Salez, poivrez et saupoudrez de persil haché. Réservez.

3 Dans la même poêle, faites revenir l'échalote ciselée à sec, jusqu'à ce qu'elle soit translucide. Ajoutez le vinaigre. Salez, poivrez.

4 Servez la fondue d'échalote entourée des noix de saint-jacques poêlées.

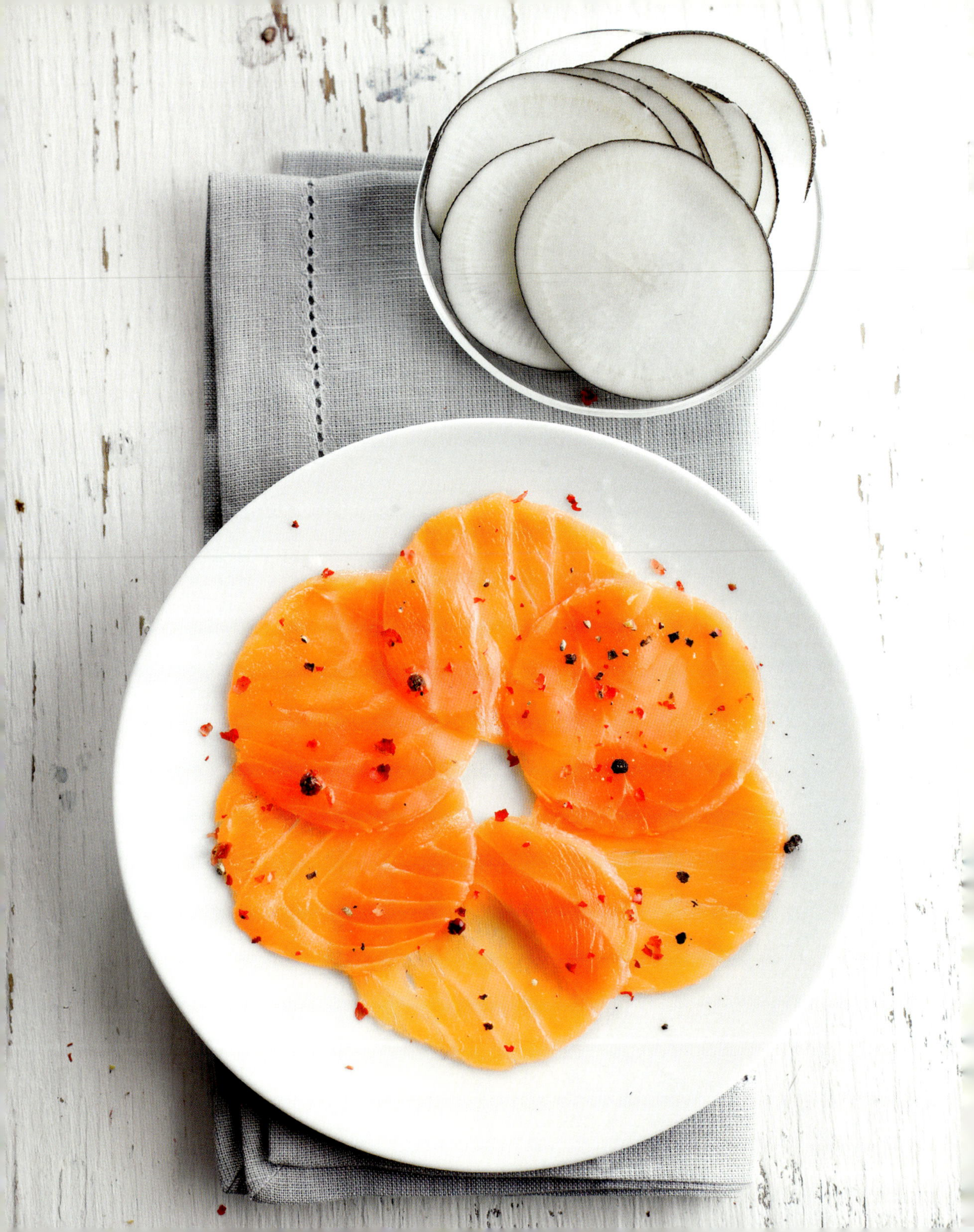

Carpaccio de saumon fumé au radis noir

Aucune raison de se priver de carpaccio quand on sait doser l'assaisonnement… Ici, tout est dans la marinade à base de jus de citron, de gingembre, d'aneth et de baies roses. N'hésitez pas à décliner cette recette avec différentes viandes et poissons, en variant les herbes et épices utilisées.

PRÉPARATION 20 minutes

INGRÉDIENTS POUR 1 PERSONNE

1 tranche de saumon fumé
50 g de radis noir
¼ de citron vert
3 baies roses
1 c. à c. d'aneth
1 cm de gingembre frais
Poivre

1 Coupez la tranche de saumon en petits disques réguliers. Disposez-les sur une petite assiette.

2 Lavez, épluchez et râpez finement le radis noir à la mandoline, puis saupoudrez-en le saumon.

3 Arrosez de jus de citron vert. Saupoudrez de baies roses concassées, de poivre, puis répartissez l'aneth et une pointe de gingembre râpé.

4 Réservez au frais jusqu'au service.

Petits soufflés légers au fromage

Une béchamel diététique au lait écrémé et sans beurre, une juste quantité de fromage, de la crème allégée et seulement un jaune d'œuf… on ne peut alors plus reprocher au classique soufflé au fromage d'être trop riche en lipides !

PRÉPARATION 25 minutes | **CUISSON** 30 minutes

INGRÉDIENTS POUR 4 PERSONNES
2 c. à s. de fécule de maïs
160 ml de crème liquide à 15 % de MG
50 ml de lait écrémé
2 portions de fromage à tartiner allégé à l'emmental
1 œuf entier + 3 blancs
100 g d'emmental râpé
1/2 c. à c. de noix de muscade râpée
Sel, poivre

1 Préchauffez votre four à 200 °C (th. 6-7).

2 Chemisez les ramequins individuels de papier sulfurisé ou utilisez des moules individuels en silicone.

3 Délayez la fécule de maïs dans la crème liquide et le lait.
Portez à ébullition en remuant continuellement jusqu'à ce que la préparation épaississe.
Hors du feu, ajoutez les fromages allégés, mélangez bien et laissez tiédir.

4 Séparez les blancs des jaunes d'œufs. Ajoutez le jaune d'œuf à la préparation précédente, puis l'emmental râpé, la noix de muscade, le sel et le poivre. Mélangez bien.

5 Battez les blancs en neige bien ferme et ajoutez-les à la préparation précédente. Mélangez délicatement afin de ne pas les casser. Versez dans les ramequins et faites cuire au four 20 minutes sans ouvrir la porte en cours de cuisson.

6 Les soufflés sont prêts lorsqu'ils sont gonflés et bien dorés. Servez aussitôt.

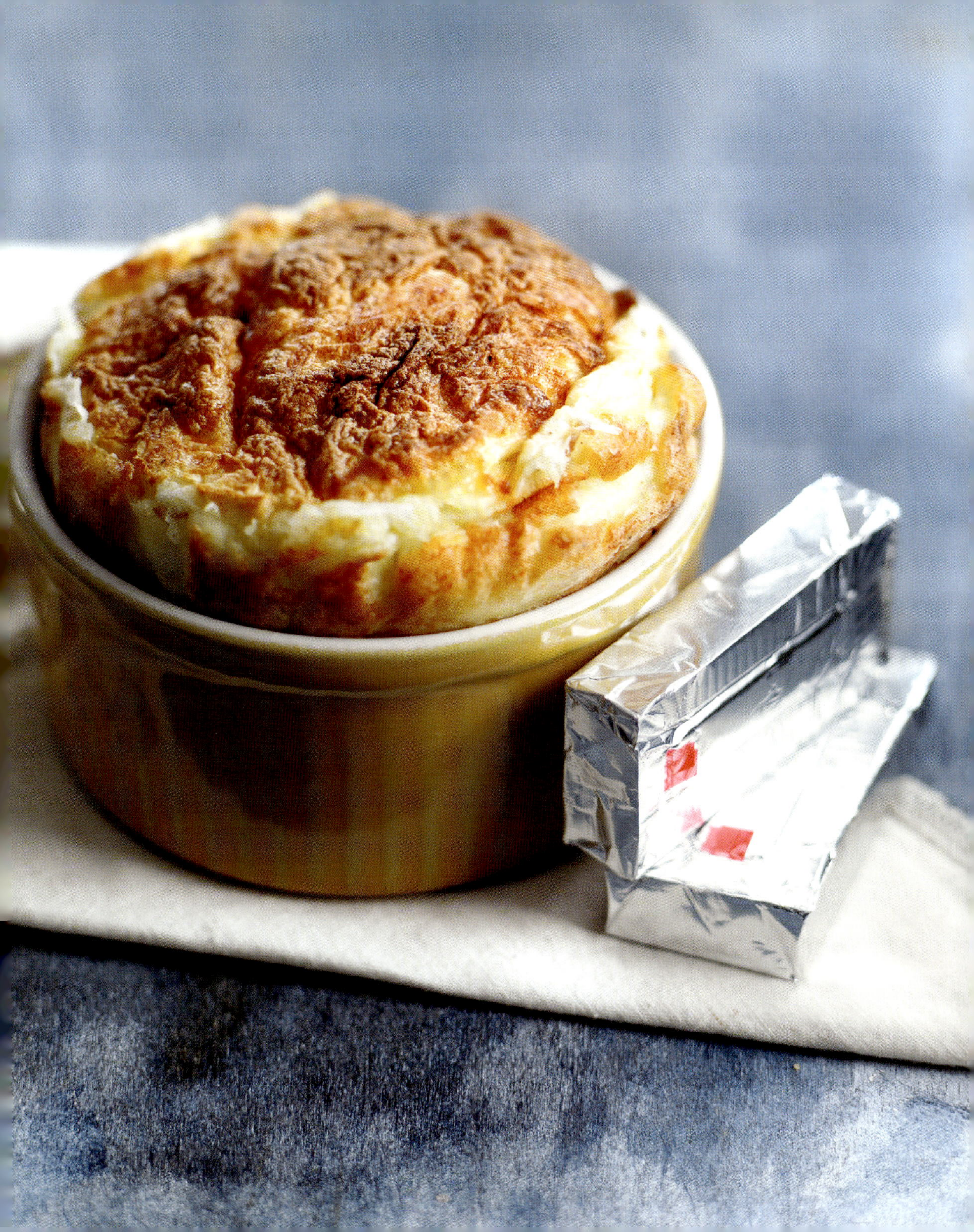

Beignets de fleurs de courgette

On reproche aux beignets leur richesse en lipides due à leur mode de cuisson par immersion dans un bain d'huile. Découvrez cette recette oubliée, pourtant délicieuse et croquante à souhait, dans une version légère qui privilégie une cuisson au four.

PRÉPARATION 15 minutes | **CUISSON** 15 minutes

INGRÉDIENTS POUR 4 PERSONNES
2 douzaines de fleurs de courgette
1 œuf
80 g de fécule de maïs
1 c. à c. d'huile d'olive
150 ml de lait écrémé
1 bouquet de persil
Sel, poivre

1 Nettoyez les fleurs de courgette, débarrassez-les de leurs tiges et de leurs pistils qui se trouvent en leur centre. Réservez-les dans un plat, fleurs dirigées vers le bas.

2 Préchauffez le four à 180 °C (th. 6).

3 Séparez le blanc du jaune d'œuf. Dans une terrine, versez la fécule de maïs, faites une fontaine et placez au centre le jaune d'œuf, une pincée de sel et l'huile d'olive. À l'aide d'un fouet, mélangez bien puis ajoutez le lait petit à petit.

4 Battez le blanc en neige et incorporez-le à la pâte. Hachez le persil, ajoutez-le, salez et poivrez.

5 Trempez les fleurs de courgette dans cette préparation, disposez-les dans un plat tapissé de papier sulfurisé. Enfournez pendant 15 minutes. Les beignets de courgette se consomment encore tièdes.

Timbales croquantes aux fruits de mer sur lit de jeunes pousses

Pâte feuilletée, béchamel… les bouchées à la reine traditionnelles sont riches en beurre ! Découvrez cette timbale croustillante préparée avec une feuille de brick pour une présentation qui laissera vos invités bouche bée et une sauce légère aux fruits de mer qui ravira tous les palais.

PRÉPARATION 40 minutes | **CUISSON** 1 heure

INGRÉDIENTS POUR 4 PERSONNES
4 feuilles de brick
2 échalotes
400 g de champignons de Paris
1 branche d'estragon
2 c. à c. de poudre à court-bouillon
500 g de mélange de fruits de mer surgelés
25 g de fécule de maïs
200 ml de lait écrémé
1/2 c. à c. de noix de muscade râpée
400 g de mélange de jeunes pousses
Sel, poivre

1 Faites chauffer le four à 180 °C (th. 6). Faites cuire les feuilles de brick sur des bols retournés jusqu'à ce qu'elles soient bien dorées et prennent la forme d'une timbale. Sortez-les du four et laissez refroidir sur les bols.

2 Pelez et émincez les échalotes. Faites-les revenir dans une poêle à revêtement antiadhésif à sec, jusqu'à ce qu'elles deviennent translucides. Coupez les pieds des champignons, rincez-les et émincez-les. Faites cuire 15 minutes avec les échalotes en remuant, ajoutez l'estragon ciselé et réservez.

3 Dans une grande casserole, délayez la poudre à court-bouillon dans 200 ml d'eau et portez à ébullition. Baissez le feu, plongez les fruits de mer dans le bouillon et laissez cuire 10 minutes à frémissement. Égouttez les fruits de mer et conservez 200 ml de bouillon de cuisson.

4 Dans une casserole, délayez la fécule de maïs dans le lait froid, puis mélangez avec le bouillon de cuisson. Ajoutez la muscade, salez, poivrez et chauffez jusqu'à épaississement. Versez les fruits de mer bien égouttés et les champignons, mélangez bien et chauffez 5 minutes en remuant.

5 Dans quatre petites assiettes, répartissez la salade, déposez les timbales de feuilles de brick et garnissez-les de la préparation aux fruits de mer. Servez aussitôt.

Saumon fumé, blinis légers au sarrasin et sauce fraîche

Le saumon fumé est souvent accompagné de blinis et de crème fraîche sur les tables de fête. Même si ce poisson s'intègre parfaitement dans un programme minceur, les blinis et la crème doivent être réellement limités. Découvrez cette recette qui vous permet de profiter de ce mariage tout en faisant une belle économie sur les calories grâce à une pâte à blinis allégée et une sauce fraîche à base de fromage blanc à 0 % de matières grasses.

PRÉPARATION 20 minutes | **REPOS** 30 minutes | **CUISSON** 40 minutes

INGRÉDIENTS POUR 4 PERSONNES

400 g de fromage blanc à 0 % de MG
1/2 citron
8 brins de ciboulette fraîche
4 tranches de saumon fumé
Sel, poivre

POUR LES 12 BLINIS

65 g de farine de sarrasin
65 g de fécule de maïs
10 g de levure chimique
2 œufs
80 ml de crème fraîche liquide à 8 % de MG
200 ml de lait écrémé
1 pincée de sel

1 Dans un saladier, mélangez la farine de sarrasin, la fécule de maïs, le sel et la levure. Faites un puits. Cassez-y les œufs et mélangez doucement jusqu'à l'obtention d'une pâte homogène, puis incorporez la crème. Ajoutez le lait petit à petit. La pâte obtenue doit être bien lisse. Recouvrez le saladier d'un torchon propre et laissez reposer 30 minutes à température ambiante.

2 Pendant ce temps, mélangez le fromage blanc avec le jus de citron, la ciboulette ciselée (réservez-en un peu pour la décoration), le sel et le poivre. Réservez au frais.

3 Faites chauffer une petite poêle à blinis à revêtement antiadhésif, caressée éventuellement d'un essuie-tout huilé. Versez une cuillerée à soupe de pâte, faites cuire 1 minute à 1 minute 30 de chaque côté. Réalisez ainsi les 12 blinis.

4 Juste avant de servir, disposez 3 blinis dans chaque assiette. Déposez sur chaque une cuillerée de sauce. Au centre, placez une tranche de saumon fumé et décorez avec un brin de ciboulette.

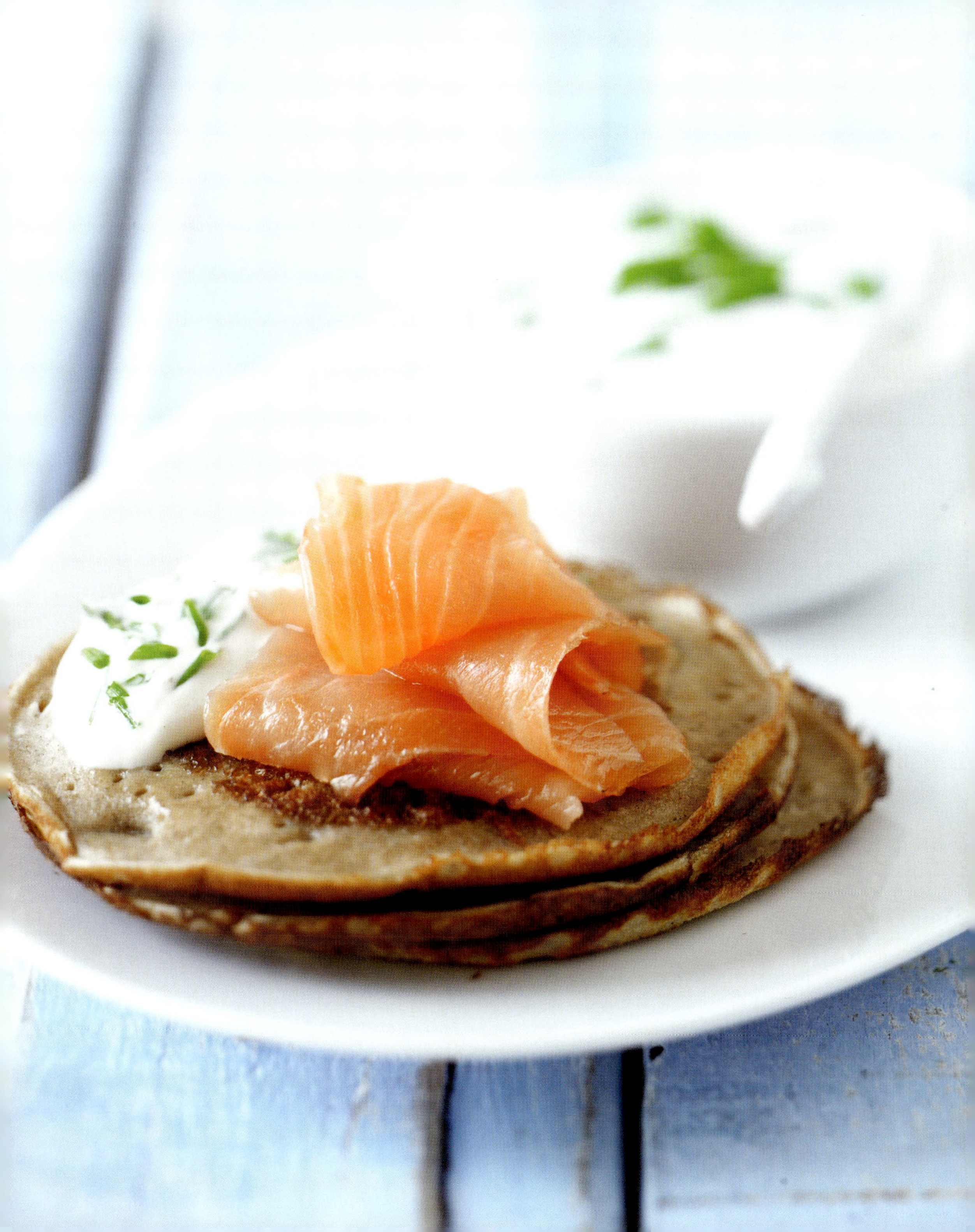

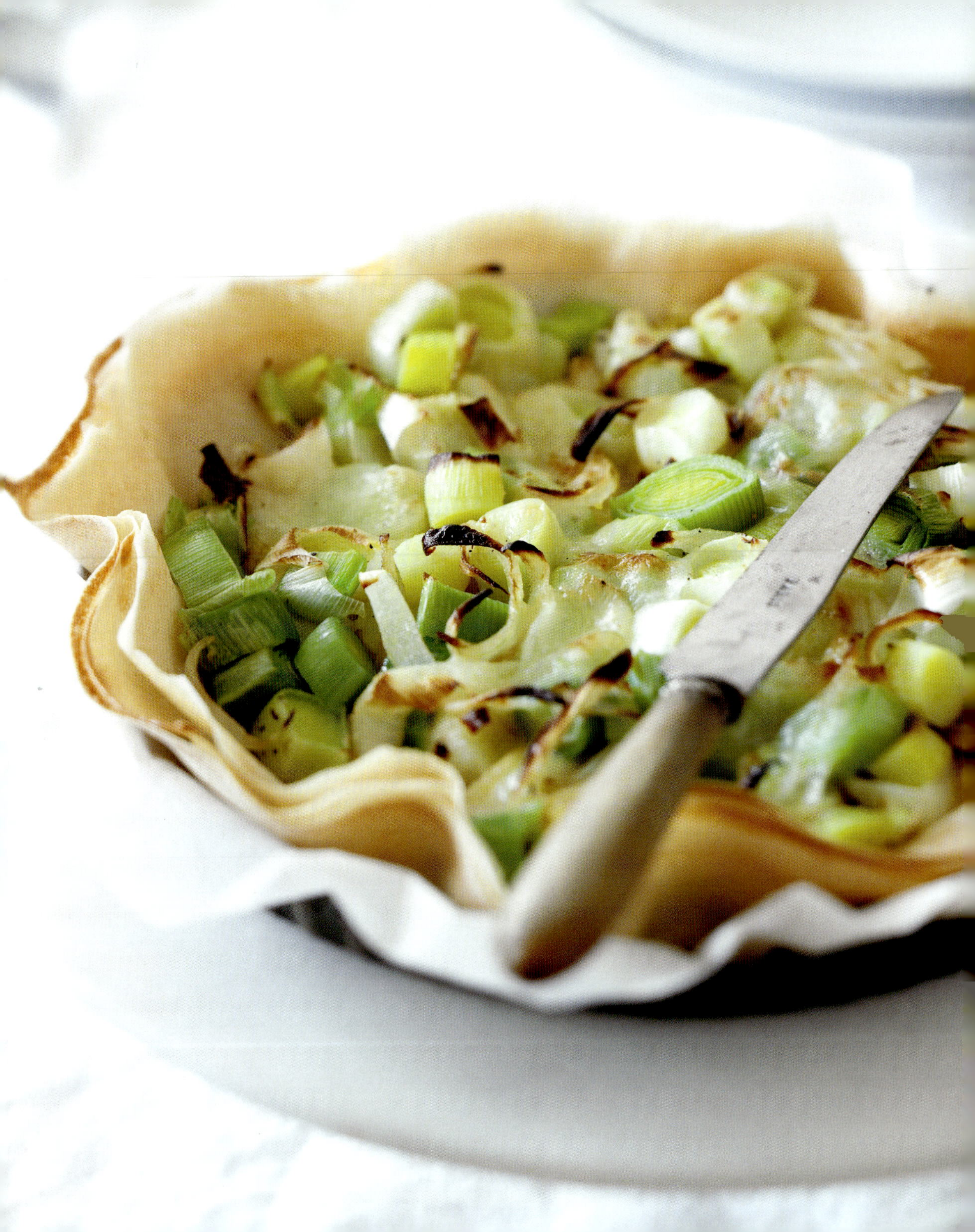

Tarte fine poireaux-maroilles

Spécialité du Nord, la flamiche combine une pâte feuilletée que l'on sait riche en beurre et une quantité importante du si célèbre maroilles. Notre recette, qui allie des poireaux fondants gratinés au maroilles sur un fond de tarte très léger à base de feuilles de brick, saura régaler votre palais et vous permettra de profiter de ces saveurs traditionnelles en toute légèreté.

PRÉPARATION 30 minutes | **CUISSON** 40 minutes

INGRÉDIENTS POUR 4 PERSONNES
400 g de poireaux (sans les déchets)
1 oignon
3 feuilles de brick
1 œuf
4 c. à s. de crème fraîche liquide à 8 % de MG
100 g de maroilles
Sel, poivre

1 Préchauffez votre four à 180 °C (th. 6).

2 Lavez les poireaux, éliminez le haut des feuilles. Coupez le blanc et le vert tendre en fins tronçons et faites cuire 15 minutes à la vapeur.

3 Pendant ce temps, pelez et émincez l'oignon. Faites-le revenir dans une poêle à revêtement antiadhésif sans ajout de matières grasses, jusqu'à ce qu'il soit bien doré. Mélangez les poireaux cuits à l'oignon.

4 Chemisez un petit moule à tarte avec une feuille de papier sulfurisé, puis les 3 feuilles de brick les unes sur les autres et faites précuire 10 minutes au four.

5 Dans un bol, préparez un appareil avec l'œuf battu et la crème. Salez, poivrez. Garnissez la tarte de la préparation poireaux-oignon, puis recouvrez de l'appareil œuf-crème. Terminez par le maroilles coupé en fines tranches et poursuivez la cuisson à mi-hauteur pendant 15 minutes, jusqu'à ce que le maroilles soit bien gratiné.

Pissaladière niçoise

Vous pensiez qu'il était préférable de bannir cette délicieuse spécialité aux saveurs méditerranéennes. En réalité, la valeur calorique de ce mets va surtout dépendre de la quantité d'huile d'olive intégrée. Avec 90 kcal pour 10 g d'huile, on comprend que l'addition puisse rapidement s'enflammer ! Avec cette recette légère et des ingrédients savamment dosés, régalez-vous sans complexes.

PRÉPARATION 35 minutes | **REPOS** 2 h 15 | **CUISSON** 45 minutes

INGRÉDIENTS POUR 4 PERSONNES
500 g d'oignons
1 c. à c. d'huile d'olive
1 c. à c. d'herbes de Provence
12 filets d'anchois nature dessalés
4 olives noires
Sel, poivre

POUR LA PÂTE À PAIN
1 sachet de levure boulangère déshydratée (8 g)
100 ml + 2 c. à s. d'eau tiède
200 g de farine de blé type 55
1 c. à c. rase de sel

1 Préparez la pâte à pain. Diluez la levure dans 2 cuillerées à soupe d'eau tiède (35 °C), puis ajoutez 100 ml d'eau tiède. Laissez reposer 15 minutes.

2 Versez la farine tamisée et le sel dans un saladier et creusez un puits. Ajoutez au centre la levure diluée et mélangez en incorporant la farine peu à peu. Pétrissez jusqu'à ce que la pâte soit lisse et élastique pour former une boule. Recouvrez d'un torchon propre humide et laissez reposer 2 heures dans un endroit tiède à l'abri des courants d'air.

3 Pétrissez à nouveau la pâte et divisez-la en 4 pâtons. Étalez chaque pâton en galette et roulez légèrement les bords de façon à former un rebord. Piquez le centre de chaque galette avec les dents d'une fourchette. Faites chauffer le four à 170 °C (th. 5-6).

4 Épluchez les oignons et émincez-les finement. Faites chauffer l'huile d'olive dans une poêle et faites-les revenir pendant 10 minutes jusqu'à ce qu'ils soient tendres, mais peu colorés. Salez très légèrement, poivrez et parsemez d'herbes de Provence. Mélangez et retirez la poêle du feu.

5 Garnissez chaque galette d'oignons et déposez 3 filets d'anchois et 1 olive noire entière. Enfournez et laissez cuire environ 30 minutes. Servez aussitôt.

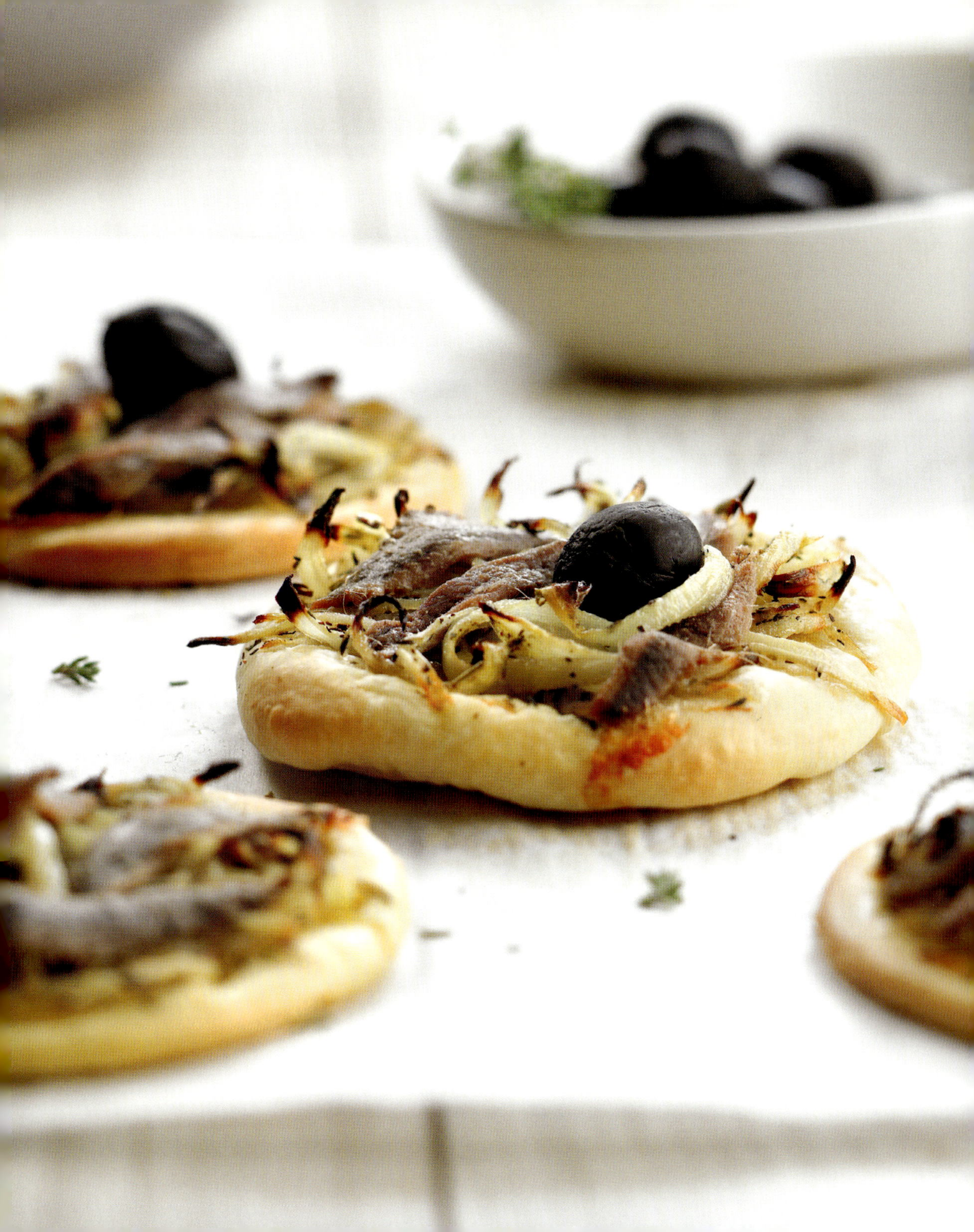

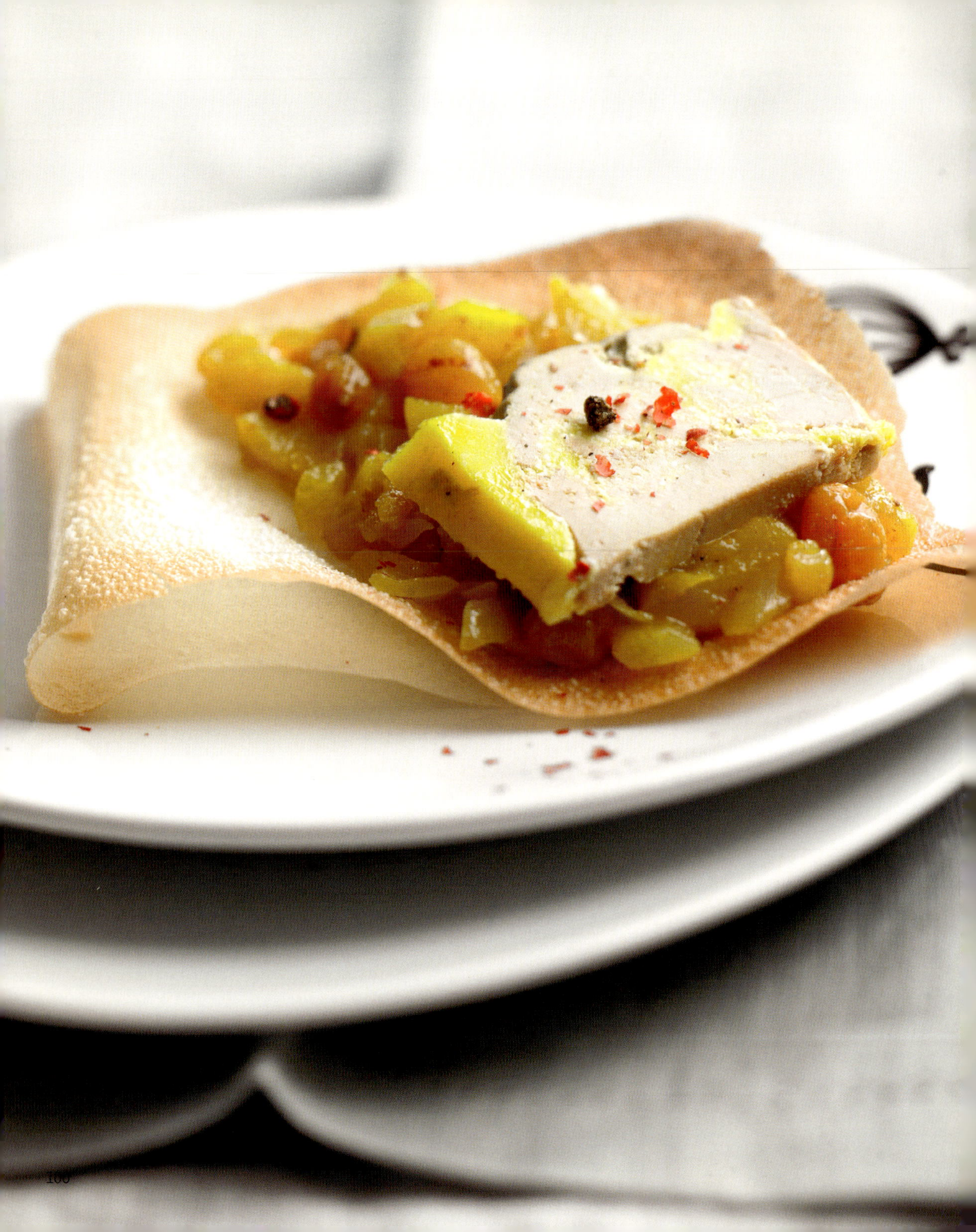

Tartelettes de foie gras au chutney de pommes

Aucune fête ne se conçoit sans sa présence à notre table ! Oui, le foie gras conserve indéniablement toutes ses lettres de noblesse sur le sol français. Très simplement servi en tranches pour préserver toute sa subtilité, il s'accompagne généralement de plusieurs toasts briochés et d'une petite cuillerée de divers confits de légumes ou de fruits. Ici, les proportions sont revisitées, avec une simple feuille de brick pour l'apport du croustillant, et une belle cuillerée de chutney de pommes naturellement sucré avec des raisins secs, pour ne pas camoufler la rondeur du foie gras.

PRÉPARATION 20 minutes | **CUISSON** 1 h 15

INGRÉDIENTS POUR 4 PERSONNES

2 oignons
4 pommes type golden
30 g de raisins secs
1/2 c. à c. de gingembre en poudre
1/2 c. à c. de curry en poudre
4 c. à c. d'édulcorant en poudre spécial cuisson
100 ml de vinaigre de cidre
2 feuilles de brick
160 g de foie gras entier (4 tranches)
Sel, poivre du moulin

1 Épluchez les oignons, émincez-les et faites-les revenir dans une poêle à revêtement antiadhésif sans matière grasse. Lavez, pelez et épépinez les pommes. Coupez-les en morceaux. Une fois que les oignons sont bien dorés, ajoutez les pommes et faites dorer quelques minutes. Baissez le feu, ajoutez les raisins, les épices, l'édulcorant et 1 pincée de sel. Mélangez bien et mouillez au vinaigre. Laissez cuire à feu doux à couvert pendant 1 heure et ajustez avec de l'eau si nécessaire en cours de cuisson afin que la préparation ne sèche pas. Laissez refroidir.

2 Allumez le four sur position gril. Coupez les feuilles de brick en deux et pliez-les afin d'obtenir un support environ de la taille d'une tranche de foie gras. Faites dorer les feuilles de brick de chaque côté, puis laissez-les refroidir à l'air libre.

3 Juste avant de servir, dressez dans 4 petites assiettes une feuille de brick, recouvrez de chutney de pommes et terminez par la tranche de foie gras. Décorez avec un tour de moulin à poivre et servez aussitôt.

Tarte à la tomate

Version française de la pizza, la tarte à la tomate rencontre un tel succès qu'elle a toujours « un goût de trop peu ». Pour ne pas vous priver de ce régal, adoptez vite sa version diététique avec une pâte feuilletée spéciale aux petits-suisses à 0 % de matières grasses... Un vrai gain de calories pour un plaisir authentique.

PRÉPARATION 20 minutes | **REPOS** 30 minutes | **CUISSON** 55 minutes

INGRÉDIENTS POUR 4 PERSONNES

1/2 pot de moutarde forte de 280 g
4 tomates
1 c. à s. d'herbes de Provence
Sel, poivre

POUR LA PÂTE FEUILLETÉE

75 g de farine + un peu pour le plan de travail
75 g de fécule de maïs
1 pincée de sucre
120 g de beurre allégé à 41 % de MG
4 petits-suisses nature à 0 % de MG

1 Dans un saladier, versez la farine, la fécule de maïs, le sucre et creusez un puits au centre. Ajoutez le beurre froid en morceaux et les petits-suisses égouttés. Mélangez l'ensemble du bout des doigts, jusqu'à ce que la préparation soit homogène. Formez une boule, mettez-la dans un bol, puis recouvrez d'un torchon propre. Laissez reposer au moins 30 minutes.

2 Préchauffez le four à 230 °C (th. 7-8).

3 Avant d'étaler la pâte, saupoudrez la boule de farine et travaillez-la au rouleau à pâtisserie. Cette pâte est plus aqueuse qu'une pâte feuilletée ordinaire. Répartissez-la dans un moule à tarte préalablement recouvert de papier sulfurisé et faites cuire à blanc pendant 10 à 15 minutes.

4 Étalez sur la pâte une bonne quantité de moutarde (plus ou moins selon votre goût), puis recouvrez avec les rondelles de tomate. Saupoudrez de sel, de poivre et d'herbes de Provence. Faites cuire au four 40 minutes en couvrant d'une feuille de papier aluminium à mi-cuisson.

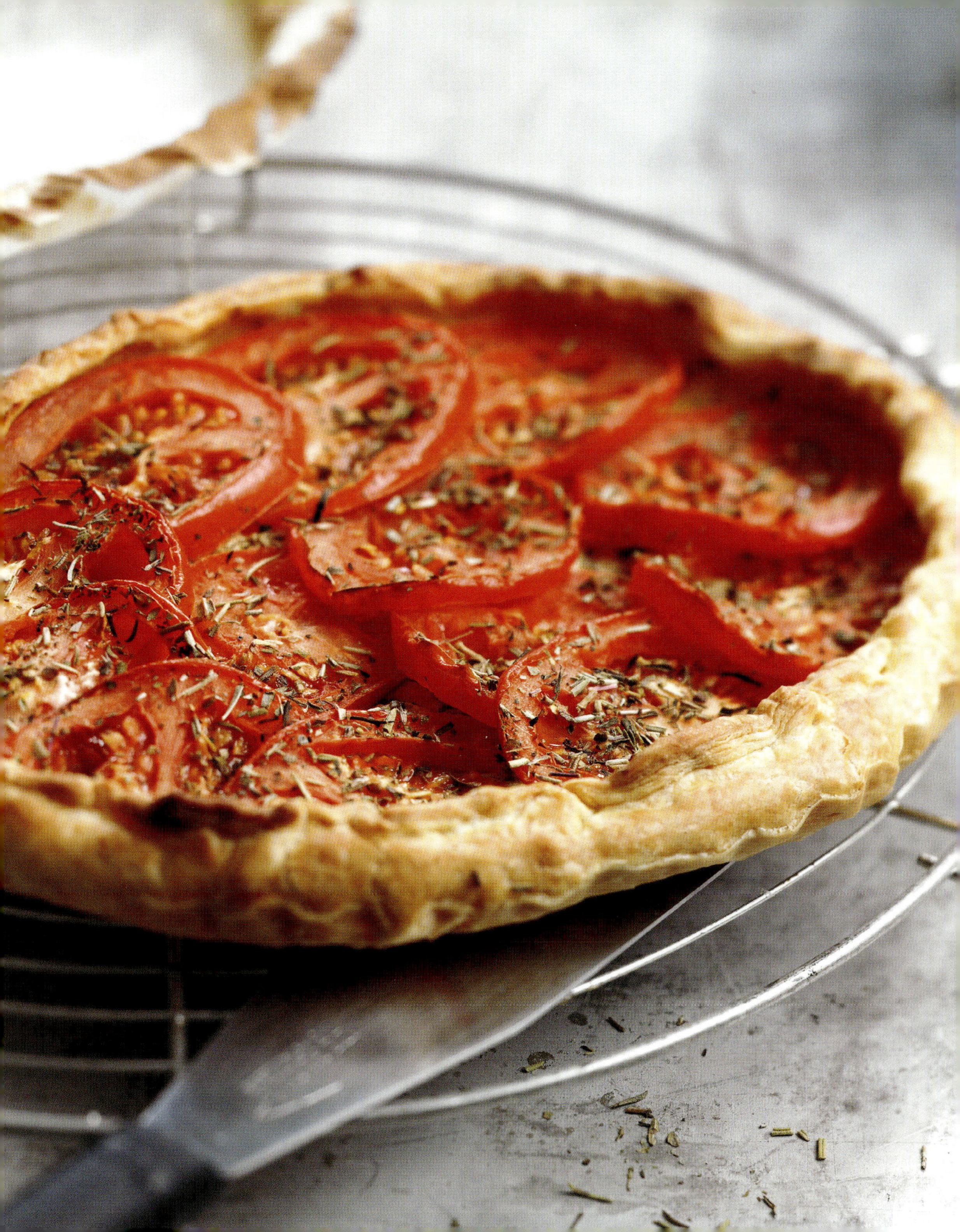

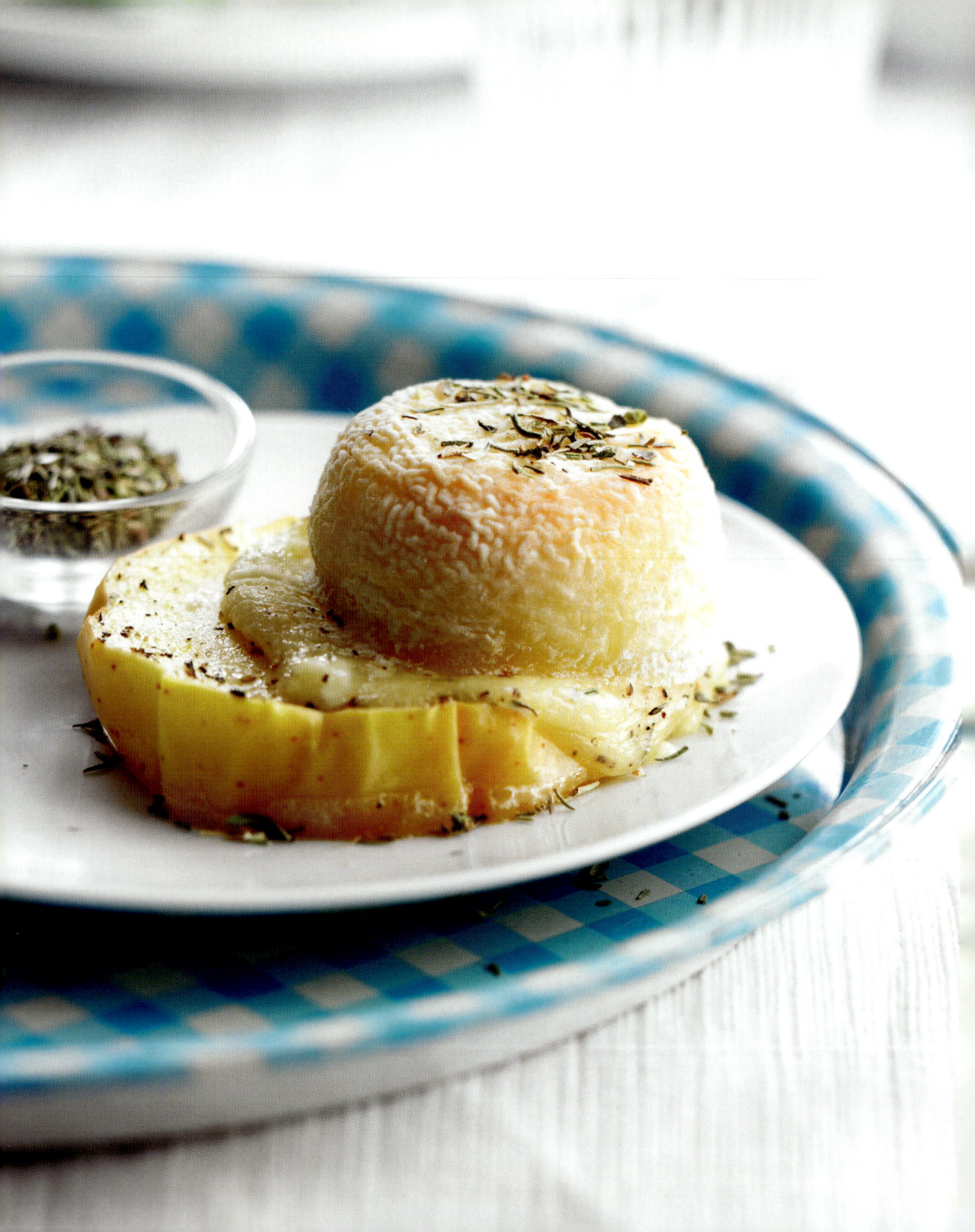

Toast de chèvre chaud sur pomme

Pour profiter pleinement de votre régime sans frustration, laissez-vous tenter par une salade de chèvre chaud. La tranche de pomme en guise de pain limite les calories et l'alliance de la pomme (aux pouvoirs anticholestérolémiants reconnus) et du chèvre (source d'oméga-3) vous offre ses bienfaits pour lutter contre le mauvais cholestérol.

PRÉPARATION 15 minutes | **CUISSON** 10 minutes

INGRÉDIENTS POUR 1 PERSONNE
1 pomme type golden
25 g de crottin de chèvre
1 c. à c. d'herbes de Provence
Poivre

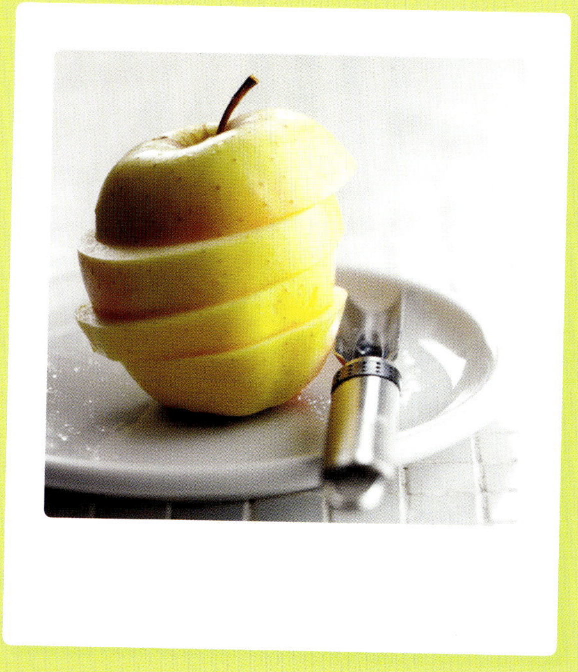

1 Préchauffez le four à 180 °C (th. 6).

2 Coupez une tranche de pomme bien large dans le milieu d'environ 1 à 1,5 cm d'épaisseur. Épépinez et poivrez.

3 Déposez le crottin de chèvre, saupoudrez d'herbes de Provence et enfournez jusqu'à ce que le fromage soit moelleux, voire fondant.

Pâté de foie de volaille

Le pâté de foie apporte 36 % de lipides, pourtant le foie est au naturel un abat pauvre en lipides. Une bonne raison de préférer cette recette maison à base de foies de volaille et de petits-suisses à 0 % de matières grasses et donc particulièrement maigre.

PRÉPARATION 15 minutes | **CUISSON** 10 minutes | **RÉFRIGÉRATION** 8 heures

INGRÉDIENTS POUR 4 PERSONNES
500 g de foies de volaille déveinés et nettoyés
2 échalotes
4 c. à c. de cognac (facultatif)
1 petit bouquet de persil
8 petits-suisses nature à 0 % de MG
1/2 c. à c. de noix de muscade râpée
Sel, poivre

1 Faites revenir les foies de volaille et les échalotes ciselées dans une poêle à revêtement antiadhésif. Flambez éventuellement avec le cognac.

2 Mixez ensemble les foies de volaille, les échalotes, le persil, les petits-suisses, la muscade et l'assaisonnement.

3 Tassez bien dans une petite terrine et disposez au réfrigérateur toute une nuit.

Huîtres gratinées

Les huîtres sont idéales pendant un régime puisque naturellement maigres avec seulement 1,2 % de lipides. Cependant, quand on veut changer du traditionnel jus de citron ou vinaigre d'échalotes, on trouve souvent des préparations qui alourdissent largement la note. Nous vous proposons de découvrir cette recette d'huîtres gratinées très savoureuse tout en restant raisonnable. Ne résistez pas à ce plaisir !

PRÉPARATION 35 minutes | **CUISSON** 20 minutes

INGRÉDIENTS POUR 4 PERSONNES
24 huîtres
250 ml de muscadet
15 g de beurre allégé à 41 % de MG
10 g de fécule de maïs
2 c. à s. de crème fraîche épaisse à 3 % de MG
1 jaune d'œuf
1 pincée de piment de Cayenne
2 c. à s. de persil
Sel

1. Ouvrez les huîtres, retirez la chair. Conservez les coquilles et réservez l'eau des huîtres dans un récipient à part. Filtrez-la, mesurez-la et ajoutez le vin blanc pour obtenir 300 ml de liquide.
2. Faites chauffer le four à 230 °C (th. 7-8).
3. Déposez la chair des huîtres dans une casserole et recouvrez du mélange au vin blanc. Faites cuire pendant 1 à 2 minutes selon la taille des huîtres en évitant que le liquide ne frémisse. Égouttez les huîtres avec une écumoire.
4. Faites réduire le liquide d'un tiers environ. Travaillez le beurre et la fécule de maïs pour obtenir un beurre manié et ajoutez-le au liquide par petites quantités en remuant vivement et continuellement sur un feu moyen, jusqu'à ce que la sauce soit épaisse et lisse. Incorporez progressivement la crème fraîche. Retirez du feu pour ajouter le jaune d'œuf sans cesser de remuer. Salez et saupoudrez le piment de Cayenne.
5. Choisissez les plus belles coquilles d'huîtres, lavez-les et essuyez-les. Disposez dans chaque coquille une huître et recouvrez d'une cuillerée à soupe de sauce. Enfournez 10 minutes. Parsemez de persil haché et servez immédiatement.

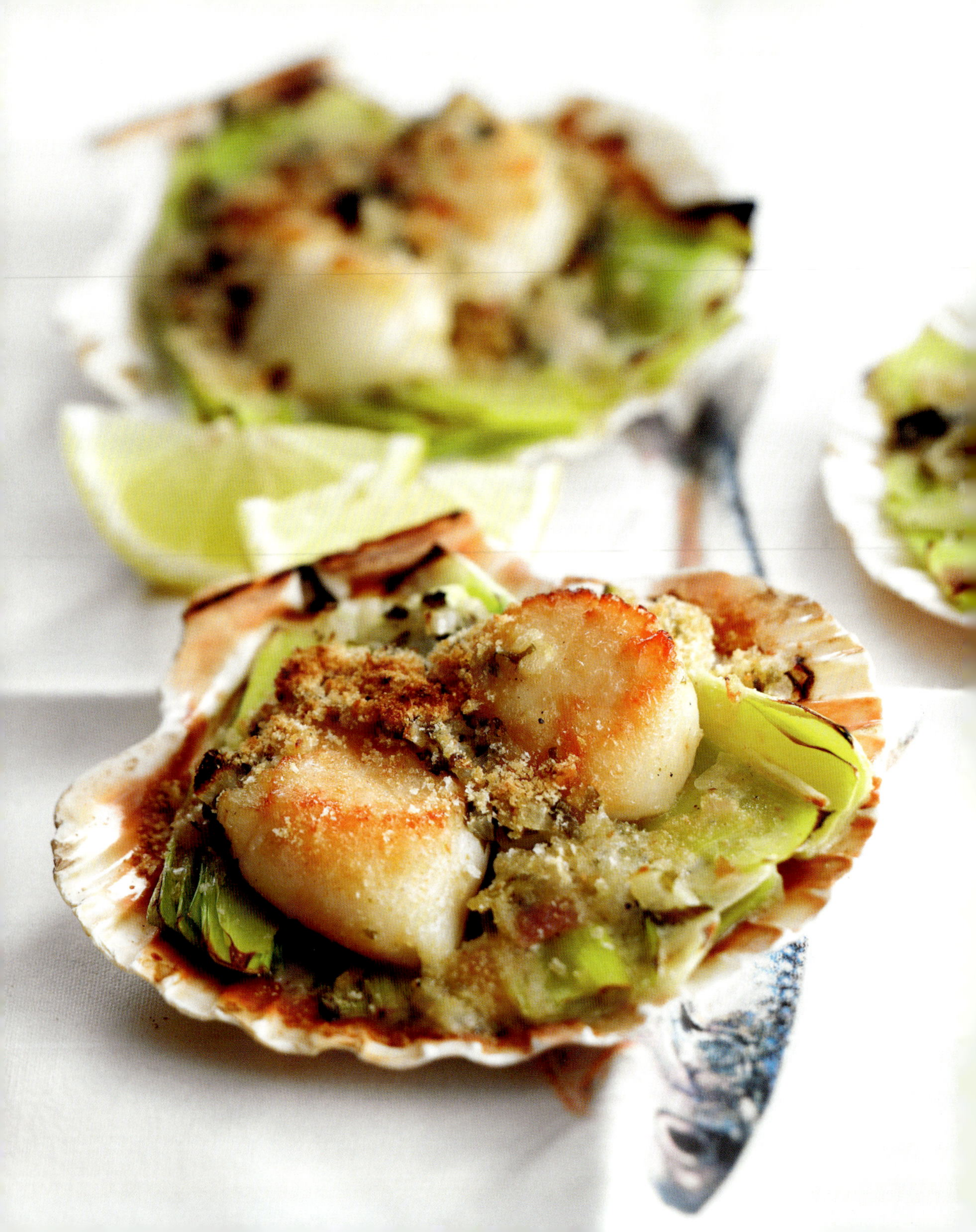

Coquilles Saint-Jacques à la bretonne sur lit de poireaux

La coquille Saint-Jacques est un fruit de mer maigre. Pourtant, elle est souvent cuisinée avec une quantité excessive de beurre et de crème ! Cette recette à base de crème à 3 % de matières grasses reste très légère et s'invitera parfaitement dans vos menus de fête sans que vos invités ne vous soupçonnent de contrôler votre alimentation.

PRÉPARATION 30 minutes | **CUISSON** 1 heure

INGRÉDIENTS POUR 4 PERSONNES

400 g de blancs de poireau
4 échalotes
20 noix de saint-jacques
1/2 botte de persil frais
1 c. à c. de fumet de poisson
125 ml de vin blanc sec
150 g de crème fraîche liquide à 3 % de MG
2 biscottes
Sel, poivre

1 Allumez le four en position gril.

2 Lavez et épluchez les poireaux. Faites-les cuire à la vapeur. Épluchez et hachez finement les échalotes. Faites chauffer une poêle à revêtement antiadhésif caressée d'un essuie-tout huilé. Poêlez les noix de saint-jacques 5 minutes de chaque côté. Dans des coquilles tièdes ou des cassolettes, déposez un fond de blancs de poireau, puis répartissez les noix de saint-jacques. Dans la même poêle, faites revenir les échalotes jusqu'à ce qu'elles soient translucides. Lavez et hachez le persil. Ajoutez-le et poursuivez la cuisson quelques minutes. Baissez le feu.

3 Délayez le fumet de poisson dans le vin blanc et ajoutez-le dans la poêle. Incorporez la crème fraîche et laissez 5 minutes. Poivrez et ajustez la quantité de sel (attention, le fumet de poisson est déjà salé).

4 Nappez les noix de saint-jacques avec cette sauce. Écrasez les biscottes à l'aide d'un mortier et d'un pilon et répartissez sur les coquilles.

5 Passez sous le gril quelques minutes, jusqu'à ce que la chapelure soit bien dorée. Servez aussitôt.

Terrine de lotte sur lit de mâche

La lotte est un produit noble et un poisson maigre. Malheureusement, les terrines de poisson du commerce sont souvent élaborées avec des quantités non négligeables de matières grasses, qui en font de faux amis ! Avec cette recette maison très rapide à préparer, vous pourrez vous régaler tout en légèreté.

PRÉPARATION 35 minutes | **CUISSON** 55 minutes

INGRÉDIENTS POUR 4 PERSONNES
1 sachet de court-bouillon pour poisson
1 citron
800 g de lotte
2 œufs entiers
150 g de crème fraîche épaisse à 15 % de MG
1/2 c. à c. de piment doux
1/2 c. à c. de paprika
1 petite boîte de concentré de tomate
2 tomates
200 g de mâche
Sel, poivre

1 Préchauffez le four à 150 °C (th. 5).

2 Préparez le court-bouillon, ajoutez le jus de citron. Plongez la lotte et faites-la cuire à frémissement environ 15 minutes. Pendant ce temps, battez les œufs en omelette avec la crème, le sel, le poivre, les épices et le concentré de tomate.

3 Égouttez la lotte, retirez l'arête centrale et coupez-la en tronçons. Lavez les tomates et coupez-les en rondelles.

4 Dans une petite terrine tapissée de papier sulfurisé, disposez au fond les rondelles de tomate, ajoutez les morceaux de lotte et recouvrez de la préparation à l'œuf. Faites cuire 40 minutes et servez les tranches de terrine encore tièdes sur un lit de mâche.

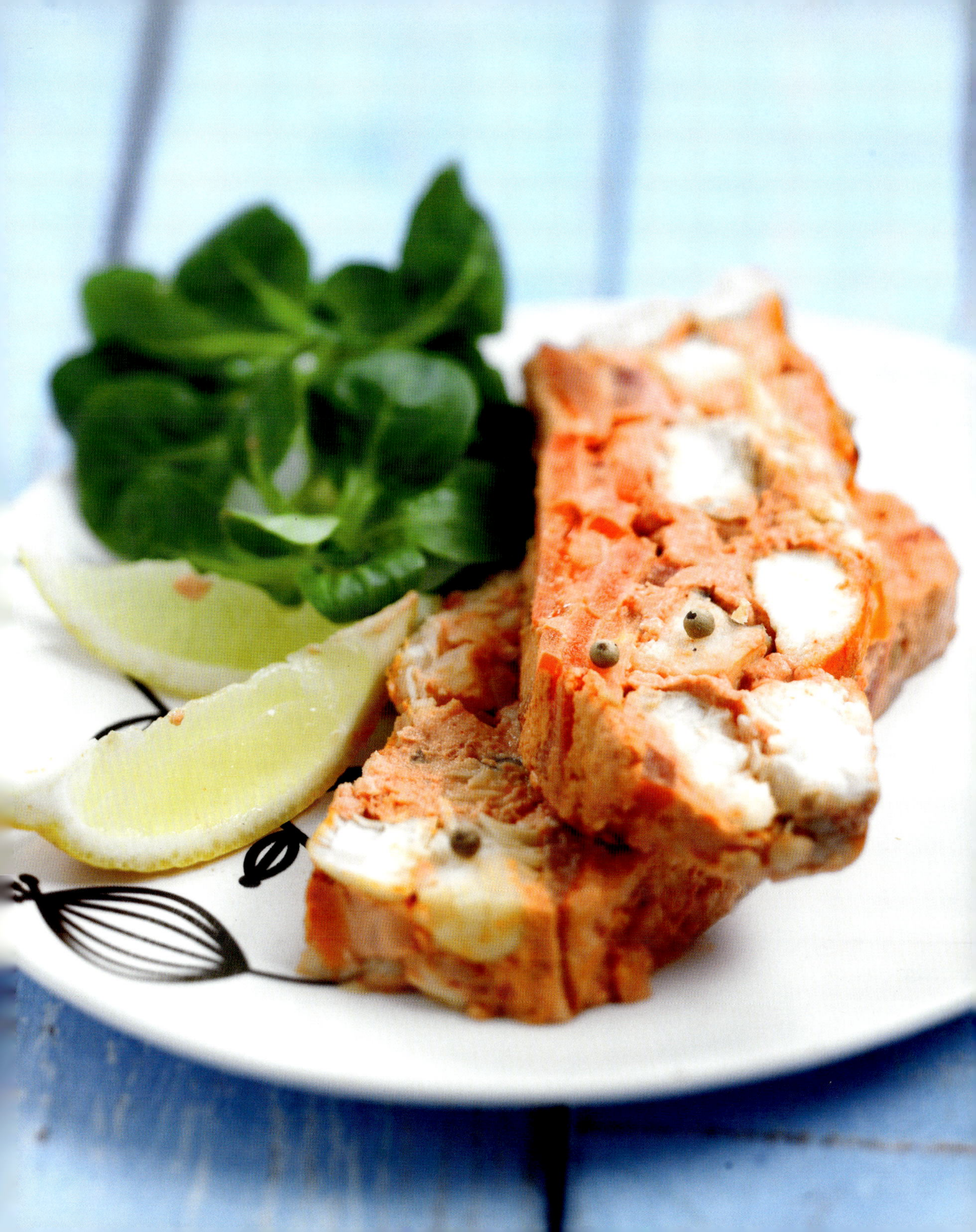

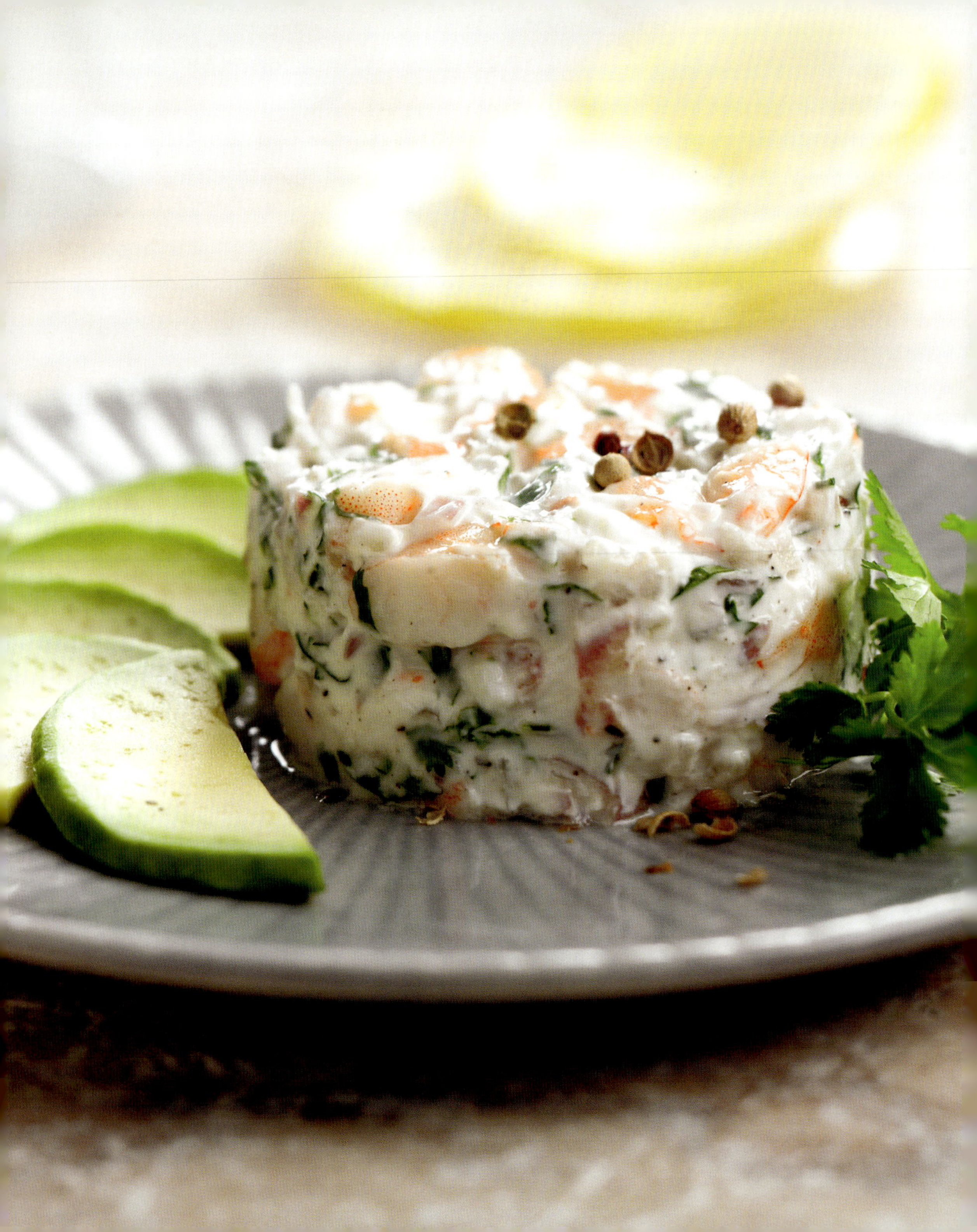

Rosaces d'avocat cœur de crevettes

L'avocat est un fruit riche en lipides (22 g/100 g), mais il s'intègre parfaitement dans un régime minceur à condition d'éviter la terrible mayonnaise et de le consommer avec une sauce maigre pour compenser cette richesse. Découvrez cette version revisitée et légère de l'avocat aux crevettes que vous pensiez banni à jamais.

PRÉPARATION 15 minutes | **RÉFRIGÉRATION** 15 minutes

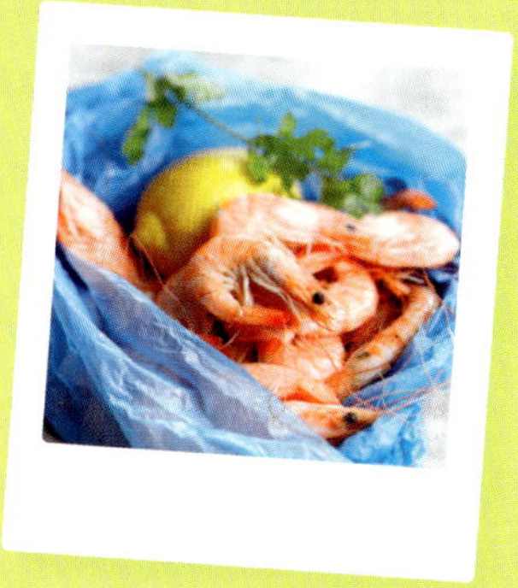

INGRÉDIENTS POUR 4 PERSONNES
400 g de crevettes fraîches décortiquées
2 petits-suisses nature à 0 % de MG
1 citron
1 petit bouquet de coriandre fraîche
1 échalote
2 avocats bien mûrs
Sel, poivre

1 Coupez les crevettes en petits tronçons. Mélangez-les avec les petits-suisses, le jus d'un demi-citron, la coriandre fraîche finement ciselée, l'échalote émincée. Salez, poivrez. Répartissez le mélange dans quatre petits ramequins et réservez au frais.

2 Épluchez les avocats. Coupez-les en deux et retirez le noyau. Émincez finement chaque demi-avocat et disposez-les en rosace dans 4 petites assiettes. Arrosez du reste de jus de citron.

3 Sortez les ramequins du réfrigérateur et retournez-les au centre de chaque rosace.

4 Décorez avec une feuille de coriandre et servez bien frais.

Verrines de saumon à l'aneth

Vous avez certainement en tête l'image des tartares servis au restaurant souvent recouverts d'une épaisse couche d'huile ! Cette recette préparée avec seulement 2 cuillerées à café d'huile et présentée en verrines illuminera votre table tout en restant légère et rafraîchissante.

PRÉPARATION 30 minutes | **RÉFRIGÉRATION** 25 minutes

INGRÉDIENTS POUR 4 PERSONNES
200 g de filets de saumon frais
1 citron vert
2 échalotes
3 tomates
60 g de fromage blanc nature à 0 % de MG
1/2 bouquet d'aneth
2 c. à c. d'huile d'olive
Sel, poivre

1 Découpez le saumon en dés très fins et réservez au frais.

2 Pressez le citron vert, hachez les échalotes finement. Retirez la peau des tomates en les immergeant quelques secondes dans de l'eau bouillante, puis découpez-les en dés.

3 Dans un saladier, mélangez le fromage blanc, le jus de citron vert, l'aneth ciselé, salez et poivrez. Incorporez cette préparation aux petits cubes de saumon.

4 Dans un autre récipient, mettez les dés de tomates, les échalotes, l'huile d'olive, salez et poivrez.

5 Dans 4 verrines, déposez le mélange de dés de tomates et échalotes dans le fond, puis recouvrez avec le mélange fromage blanc/saumon. Réservez au réfrigérateur.

6 Décorez de brins d'aneth avant de servir.

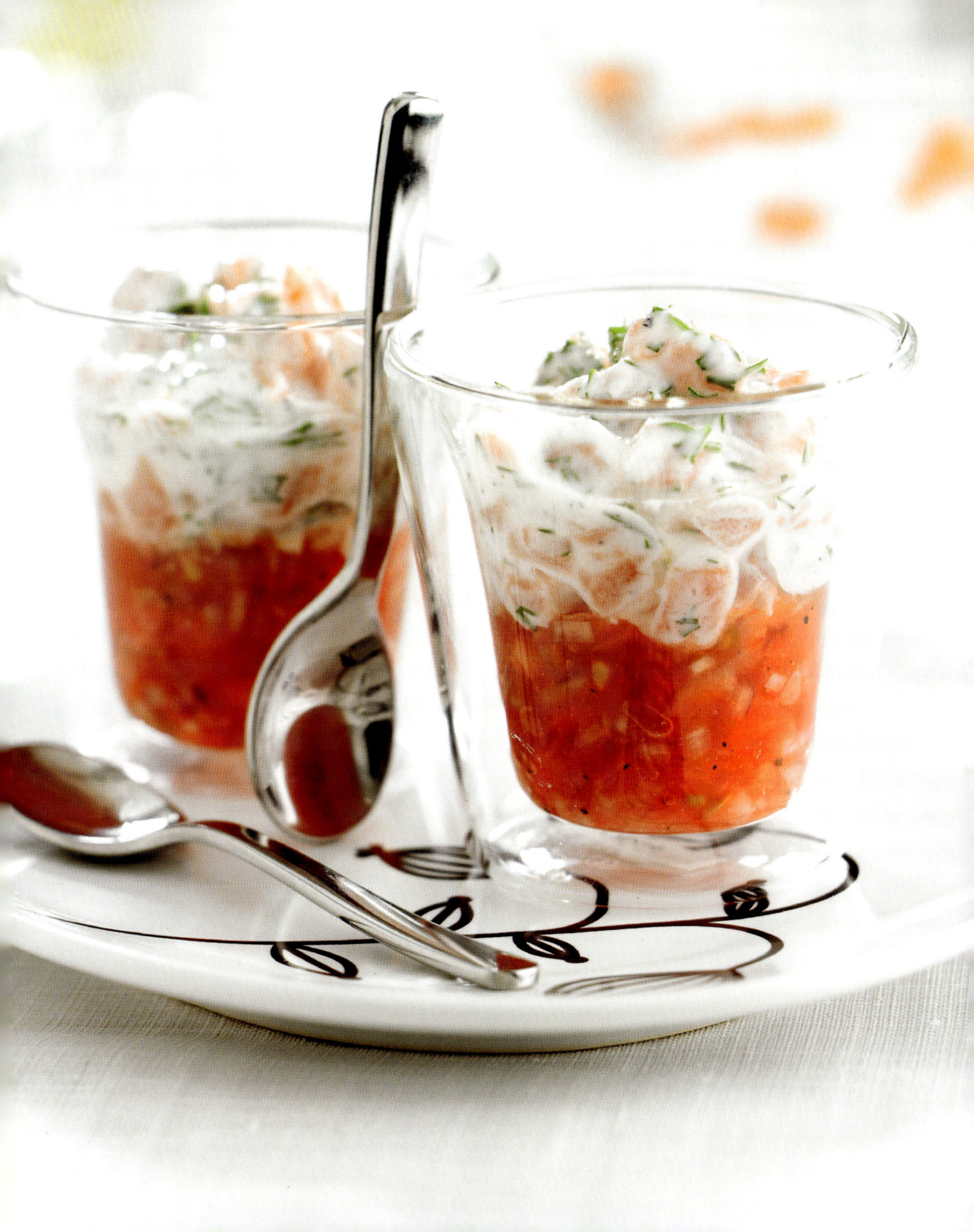

Petites cassolettes d'escargots à la crème d'ail et persil

Vous n'envisagez pas les fêtes sans votre douzaine d'escargots et pourtant vous savez que ce n'est pas raisonnable... En réalité, ce mollusque est très maigre et c'est le traditionnel beurre d'escargot qui en fait à lui seul une bombe calorique ! Découvrez ces petites cassolettes préparées avec une crème à 8 % de matières grasses, contre 82 % de matières grasses pour le beurre, et profitez ainsi de ce plaisir en toute légèreté.

PRÉPARATION 15 minutes | **CUISSON** 30 minutes

INGRÉDIENTS POUR 4 PERSONNES
2 gousses d'ail
400 g d'escargots nature
1/2 botte de persil
4 c. à s. de crème épaisse à 8 % de MG
Sel, poivre

1 Préchauffez le four à 180 °C (th. 6).

2 Pelez et hachez les gousses d'ail. Faites-les revenir dans une poêle à revêtement antiadhésif sans ajout de matières grasses. Une fois qu'elles sont bien dorées, ajoutez les escargots et prolongez la cuisson 10 minutes à feu moyen.

3 Répartissez les escargots dans les cassolettes.

4 Mixez le persil avec la crème. Salez, poivrez. Versez sur les escargots et faites cuire 15 minutes au four.

5 Servez bien chaud.

Terrine de cabillaud au curry

Cette entrée, aussi bonne tiède que froide, peut facilement se préparer à l'avance. C'est une alternative idéale aux cakes de vos buffets et pique-niques. Le cabillaud, poisson blanc maigre, apporte des protéines en quantité suffisante pour un effet rassasiant dès l'entrée. Parfumée au curry, cette terrine est une source d'antioxydants.

PRÉPARATION 20 minutes | **CUISSON** 30 minutes

INGRÉDIENTS POUR 1 PERSONNE

100 g de filet de cabillaud
½ échalote
4 brins de ciboulette
100 g de fromage blanc nature à 0 % de MG
1 œuf
1 pincée de curry
Un peu d'huile d'olive (pour le ramequin)
Sel, poivre

1 Préchauffez le four à 190 °C (th. 6/7).

2 Mixez par petites impulsions le cabillaud, l'échalote préalablement ciselée, la ciboulette, le fromage blanc, l'œuf puis l'assaisonnement (sel, poivre, curry).

3 Huilez l'intérieur d'un ramequin à l'aide d'un papier absorbant imbibé d'huile. Versez l'appareil dans le ramequin, disposez-le dans un bain-marie (plat à gratin rempli d'eau froide jusqu'aux trois quarts du bord supérieur du ramequin), et enfournez 30 minutes (la surface ne doit pas se dessécher).

4 Sortez le ramequin du bain-marie, démoulez la terrine de poisson et servez-la immédiatement, accompagnée par exemple de coulis de tomate.

Plats

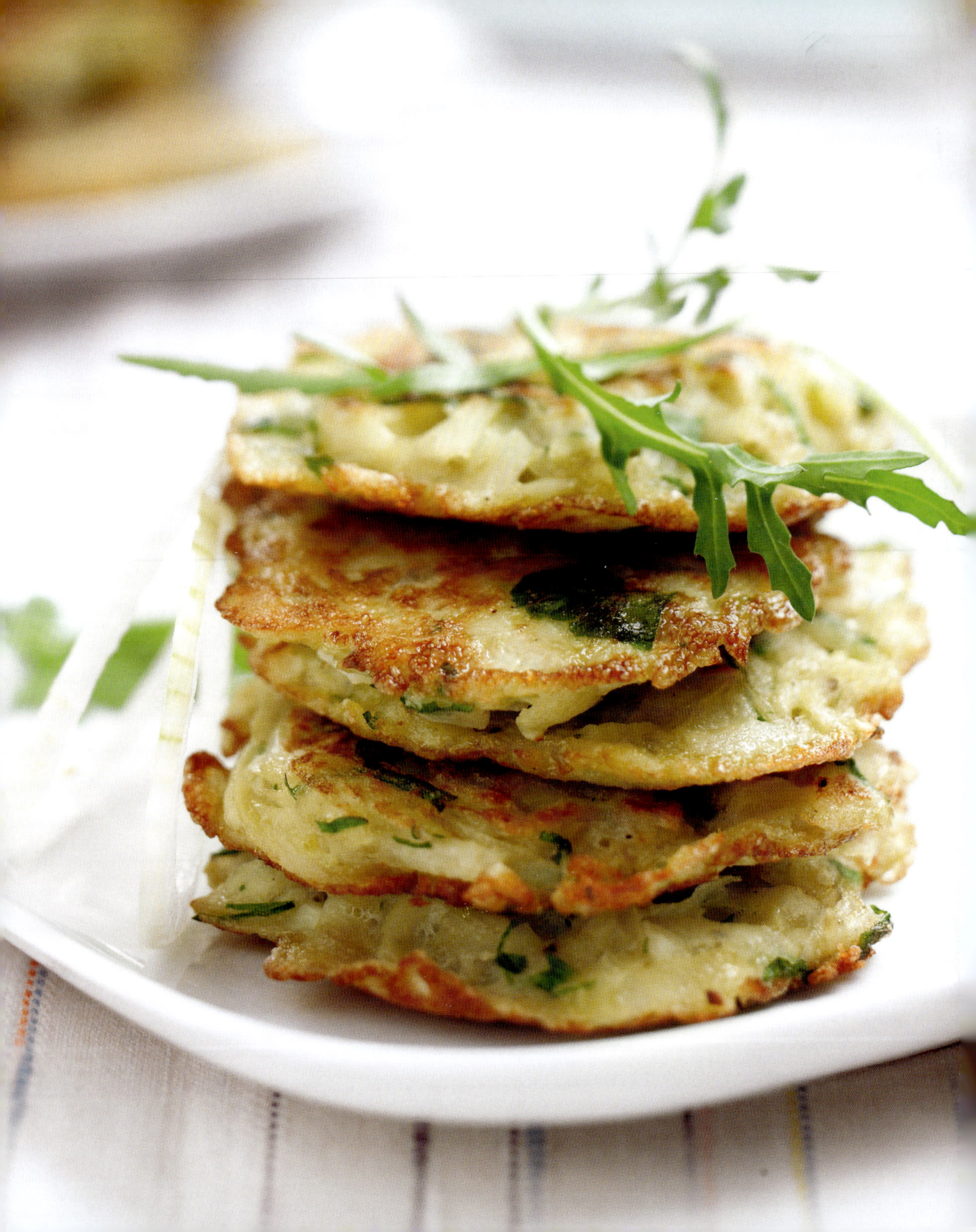

Croustilles de pommes de terre

La pomme de terre, tubercule le plus consommé, est un féculent modérément énergétique avec 80 à 85 kcal/100 g, lorsque son mode de préparation ne vient pas alourdir la balance calorique. Ici, les pommes de terre cuisinées sous forme de paillasson apportent un côté croustillant très apprécié avec un minimum de matières grasses.

PRÉPARATION 20 minutes | **CUISSON** 15 minutes

INGRÉDIENTS POUR 4 PERSONNES
400 g de pommes de terre
1 oignon
4 œufs entiers
4 c. à c. de fécule de maïs
1 petit bouquet de persil
4 c. à c. d'huile d'olive
Sel, poivre

1 Lavez les pommes de terre, épluchez et râpez-les à la grosse grille du robot. Séchez-les bien. Ciselez l'oignon finement.

2 Dans un saladier, mélangez les pommes de terre râpées, les œufs battus, l'oignon ciselé, la fécule de maïs, le sel, le poivre et le persil haché. Formez des petits tas sur une assiette.

3 Faites chauffer l'huile dans une poêle à revêtement antiadhésif, faites-y cuire les petits tas de pommes de terre de chaque côté, jusqu'à ce qu'ils soient dorés (10-15 minutes).

4 Servez bien chaud.

Galettes de sarrasin aux champignons

La galette bretonne au sarrasin est tout ce qu'il y a de plus diététique, puisqu'il s'agit simplement de farine de sarrasin, d'eau, d'œufs et de sel. C'est surtout la garniture et la quantité de matières grasses que l'on utilise pour la cuisiner qui en modifie la valeur calorique. Aussi, en choisissant des ingrédients maigres et de bonne qualité nutritionnelle comme le jambon blanc supérieur, l'œuf et en l'enrichissant de légumes, avec une poêlée de champignons, c'est un plat rapide, simple et équilibré pour toute la famille.

PRÉPARATION 25 minutes | **CUISSON** 30 minutes

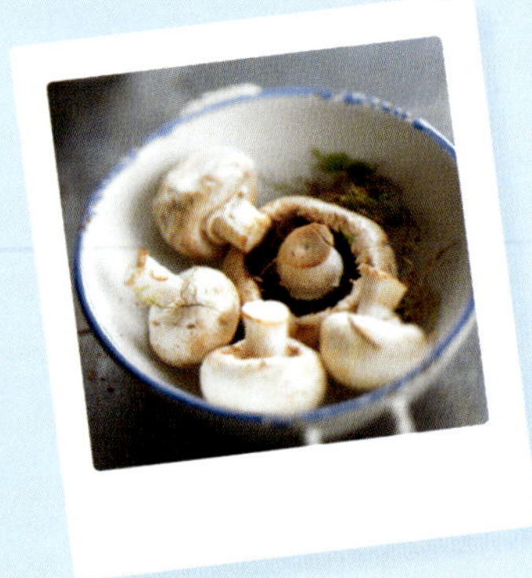

INGRÉDIENTS POUR 4 PERSONNES

2 oignons
800 g de champignons de Paris
4 galettes de sarrasin
2 tranches de jambon cuit supérieur découenné dégraissé
4 œufs
Quelques brins de ciboulette fraîche
Sel, poivre

1 Préchauffez le four à 180 °C (th. 6).

2 Pelez et émincez les oignons. Faites-les revenir dans une poêle à revêtement antiadhésif à sec. Coupez les pieds et têtes des champignons en dés et ajoutez-les aux oignons. Poursuivez la cuisson jusqu'à ce que les champignons soient bien dorés.

3 Au centre de chaque galette, déposez 1/2 tranche de jambon, ajoutez les champignons et repliez les bords afin d'obtenir une base carrée. Enfournez sur la plaque recouverte de papier sulfurisé pendant 20 minutes.

4 Pendant ce temps, cuisez les œufs au plat. Salez, poivrez et recouvrez de ciboulette ciselée.

5 Servez les crêpes bien chaudes recouvertes d'un œuf au plat.

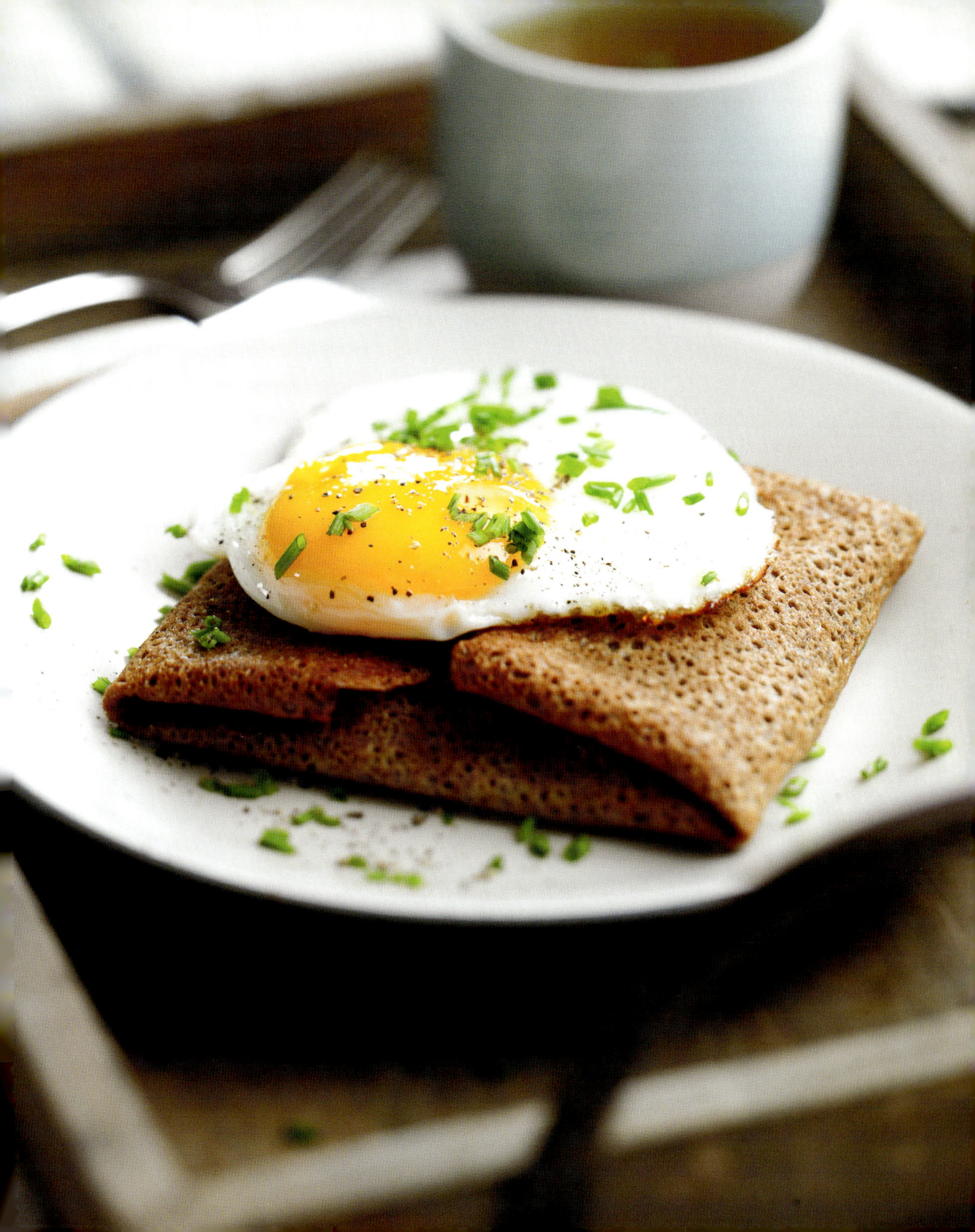

Cèpes à la bordelaise

Excellent champignon à la douce saveur de noisette, le cèpe est un incontournable de la gastronomie française. Encore faut-il savoir le préparer autrement qu'en fricassée riche en huile… Ici, une cuillerée de matière grasse suffit et les aromates font le reste !

PRÉPARATION 20 minutes | **CUISSON** 15 minutes

INGRÉDIENTS POUR 4 PERSONNES
500 g de cèpes
2 petites échalotes
2 c. à s. de persil
2 gousses d'ail
3 biscottes ou 3 tranches de pain rassis
1 c. à c. d'huile d'olive
2 c. à s. de jus de citron
Sel, poivre

1 Détachez les têtes des pieds des cèpes. Coupez la partie sableuse des pieds. Essuyez soigneusement les têtes et les pieds à l'aide d'un papier absorbant.

2 Hachez ensemble les pieds des cèpes, les échalotes, le persil, l'ail, les biscottes ou le pain rassis en morceaux.

3 Faites chauffer une poêle avec la cuillerée d'huile et laissez cuire à feu très doux les têtes des cèpes. Évitez de les laisser brunir. Lorsqu'ils sont à moitié cuits, déplacez-les sur le bord de la poêle, puis ajoutez la préparation hachée au centre. Laissez cuire doucement pendant 5 minutes en remuant de temps en temps. Salez, poivrez et arrosez de jus de citron.

4 Disposez les chapeaux des cèpes sur un plat et recouvrez-les de hachis de champignons. Servez.

Gratin dauphinois léger

L'accompagnement idéal de toutes les pièces de viande rôties, mijotées, braisées, rien ne lui résiste ! Le gratin dauphinois séduit tout le monde, alors surtout ne vous en privez pas. En mitonnant ce plat avec moitié lait écrémé, moitié crème allégée, le voici de retour à notre table pour le bonheur de tous !

PRÉPARATION 20 minutes | **CUISSON** 40 minutes

INGRÉDIENTS POUR 4 PERSONNES
500 g de pommes terre à chair ferme
1/2 c. à c. de noix de muscade râpée
2 gousses d'ail
4 c. à s. de crème fraîche épaisse à 15 % de MG
400 ml de lait écrémé
50 g d'emmental râpé
Sel, poivre

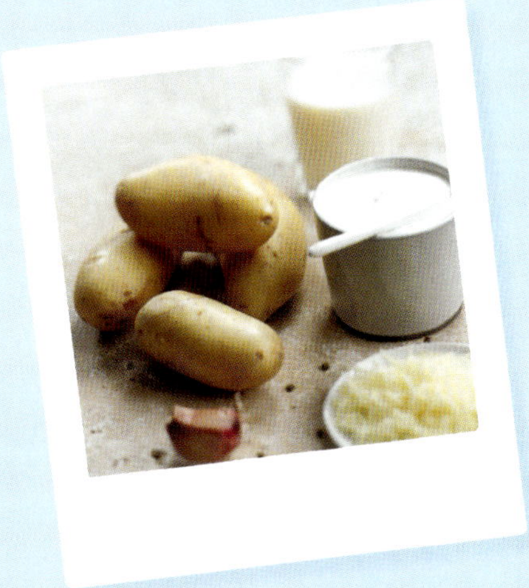

1. Faites chauffer le four à 150 °C (th. 5).
2. Lavez et épluchez les pommes de terre. Coupez-les en fines lamelles à la mandoline.
3. Dans un plat à gratin, répartissez la moitié des lamelles de pommes de terre. Salez, poivrez, saupoudrez de noix de muscade, ajoutez une gousse d'ail écrasée et recouvrez de crème fraîche. Ajoutez le reste de pommes de terre, salez, poivrez, saupoudrez de noix de muscade, ajoutez l'autre gousse d'ail écrasée. Recouvrez de lait, puis saupoudrez d'emmental râpé.
4. Faites cuire au four pendant 40 minutes, jusqu'à ce que les pommes de terre soient bien tendres (vérifiez en plantant la pointe d'un couteau). Si nécessaire, poursuivez sur gril quelques minutes afin de bien gratiner l'emmental.

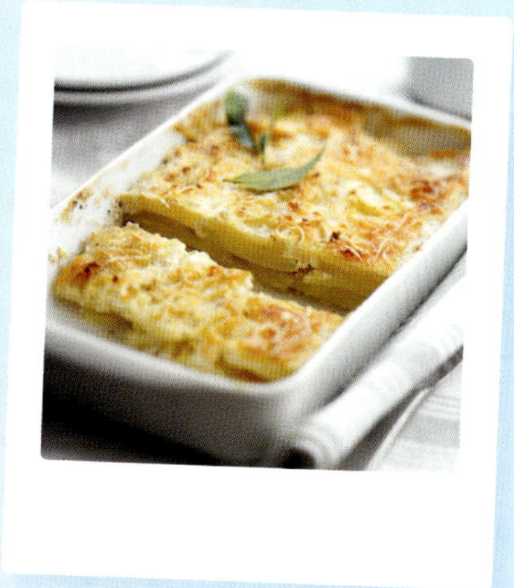

Mogettes à la crème

Ces fameux haricots blancs sont l'une des spécialités culinaires de la Vendée. Elles vous sont proposées ici simplement avec de la crème légère et des aromates. Un petit tour dans le Poitou-Charentes sans aucun complexe !

TREMPAGE 12 heures | **PRÉPARATION** 20 minutes | **CUISSON** 4 h 15

INGRÉDIENTS POUR 4 PERSONNES
300 g de mogettes (haricots blancs secs)
1 oignon
3 clous de girofle
1 carotte
2 branches de persil
1 gousse d'ail
1 branche de thym
200 ml de crème épaisse à 3 % de MG
1 pincée de noix de muscade
Sel

1 Mettez les mogettes dans une terrine et recouvrez-les d'eau froide. Laissez-les tremper 8 à 12 heures.

2 Le lendemain, égouttez et faites-les cuire à feu très doux dans un faitout avec 1/2 verre d'eau.

3 Pendant ce temps, épluchez l'oignon et piquez-le des clous de girofle. Épluchez la carotte et lavez-la. Rincez le persil. Pelez l'ail.

4 Dans une grande casserole, faites bouillir 1 à 2 litres d'eau. Ajoutez les légumes, le thym, le persil et la gousse d'ail dans le faitout des mogettes et arrosez d'eau bouillante. Couvrez et laissez mijoter 4 heures à feu très doux. Versez de l'eau bouillante au fur et à mesure pour éviter que les mogettes ne se dessèchent. Trente minutes avant la fin de la cuisson, salez.

5 Lorsque la cuisson est achevée, ajoutez la crème et une pincée de noix de muscade. Laissez chauffer encore pendant 2 minutes. Retirez le thym, le persil et la gousse d'ail. Servez les mogettes à la crème.

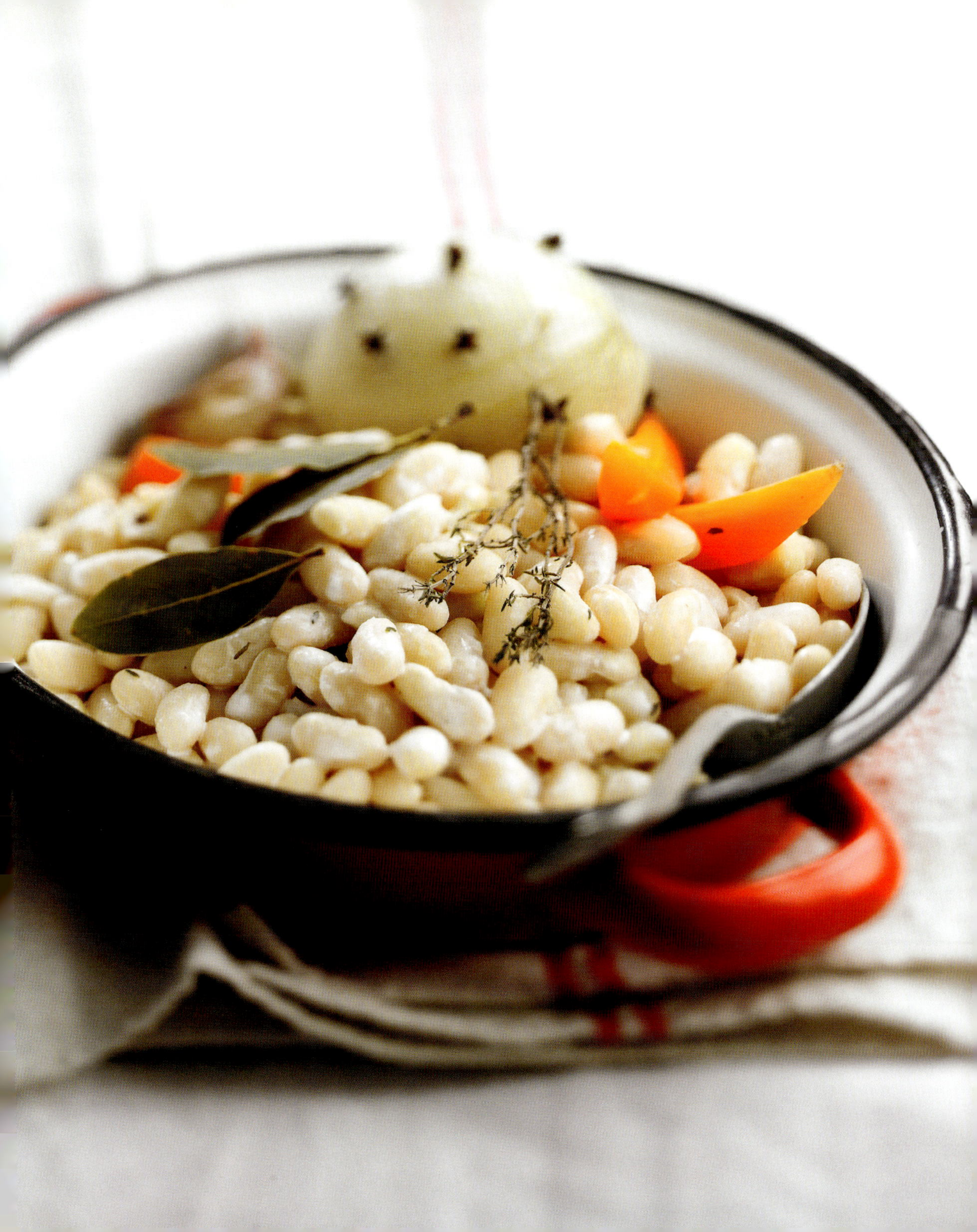

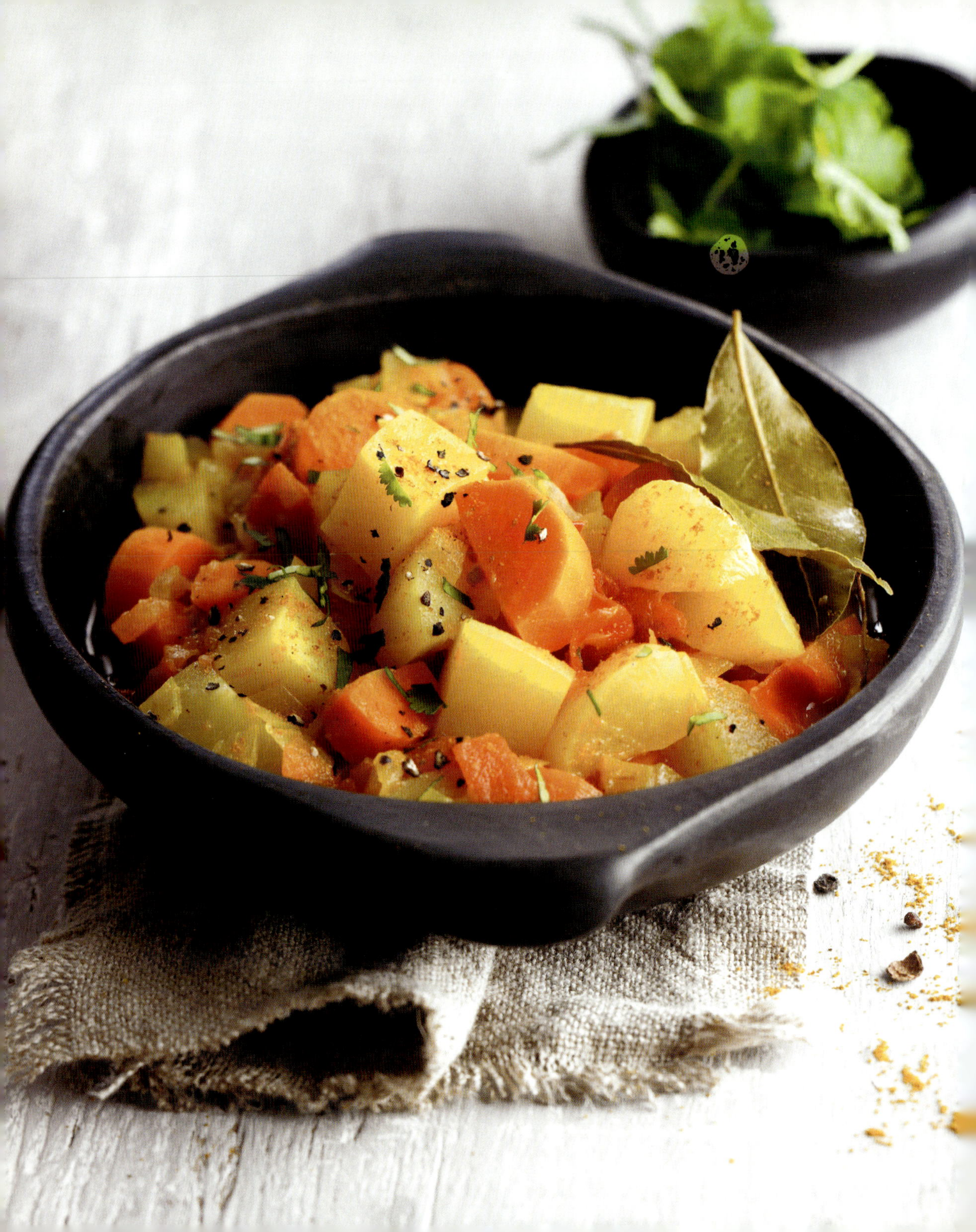

Curry de légumes

En rehaussant la saveur des recettes, les épices permettent de limiter la quantité de sel ajoutée et d'éviter les plats fades, alors n'hésitez pas à les utiliser selon vos envies, en gardant toutefois la main légère ! On sait également qu'elles stimulent les sécrétions digestives et évitent ainsi les sensations de ballonnement.

PRÉPARATION 20 minutes | **CUISSON** 25 minutes

INGRÉDIENTS POUR 1 PERSONNE

1 tomate
1 carotte
1 navet
1 pomme de terre
1 oignon jaune
1 c. à s. d'huile d'olive
1 c. à c. de curry en poudre
1 feuille de laurier
1 branche de thym
Quelques feuilles de coriandre fraîche
Sel, poivre du moulin

1 Épluchez les légumes et coupez-les en morceaux.

2 Dans une sauteuse, chauffez l'huile et faites revenir l'oignon avec le curry.

3 Ajoutez tous les légumes ainsi que le laurier et le thym, complétez avec un verre d'eau. Faites cuire à feu doux avec un couvercle pendant 15 à 20 minutes, en ajoutant de l'eau si nécessaire.

4 Salez, poivrez, vérifiez la cuisson des légumes. Parsemez de coriandre ciselée.

5 Servez et dégustez.

Tartiflette diététique aux poireaux

Passer un hiver sans consommer de tartiflette est impensable ! Alors, si l'on a décidé de faire attention à sa ligne, surtout en plein hiver, cette recette diététique s'impose ! En remplaçant une partie des féculents par une fondue de poireaux, on allège le plat certes, mais on l'enrichit également en fibres douces, vitamines et minéraux. Le reblochon entier a laissé place à la cancoillote, fromage fondu typique de Franche-Comté naturellement maigre. De la même façon, l'utilisation de dés de jambon plutôt que de lardons rend ce plat équilibré, peu riche, l'allié de votre séjour aux sports d'hiver.

PRÉPARATION 30 minutes | **CUISSON** 45 minutes

INGRÉDIENTS POUR 4 PERSONNES

400 g de pommes de terre
800 g de poireaux
8 tranches de jambon cuit supérieur découenné dégraissé
2 oignons
1 c. à c. de graines de cumin
160 g de cancoillotte
Sel, poivre

1 Préchauffez le four à 200 °C (th. 6-7).

2 Lavez les pommes de terre sous l'eau courante, puis pelez-les. Faites-les cuire 10 minutes à la vapeur et coupez-les en lamelles de 1 centimètre d'épaisseur.

3 Lavez les poireaux, émincez-les finement. Dans une sauteuse à revêtement antiadhésif, faites-les fondre à feu vif pendant 6 minutes sans cesser de remuer. Salez, poivrez.

4 Coupez le jambon en dés. Émincez les oignons et faites-les cuire à sec dans une poêle à revêtement antiadhésif jusqu'à ce qu'ils soient translucides.

5 Dans un plat à gratin, disposez une couche de lamelles de pommes de terre, salez, poivrez et parsemez de quelques oignons, puis recouvrez de fondue de poireaux et de dés de jambon. Saupoudrez de graines de cumin et nappez de cancoillotte. Enfournez pendant 15 à 20 minutes.

6 Servez dès la sortie du four !

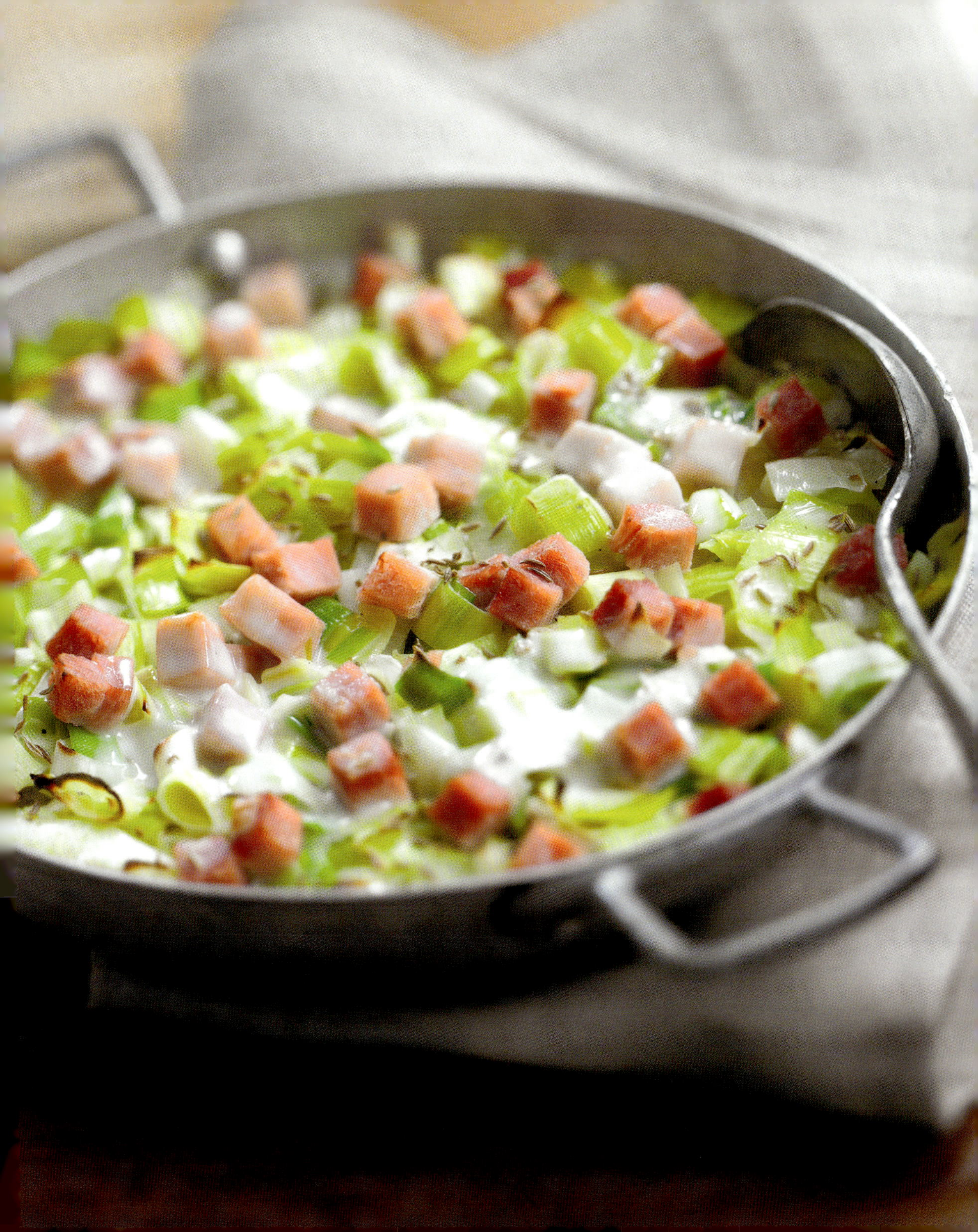

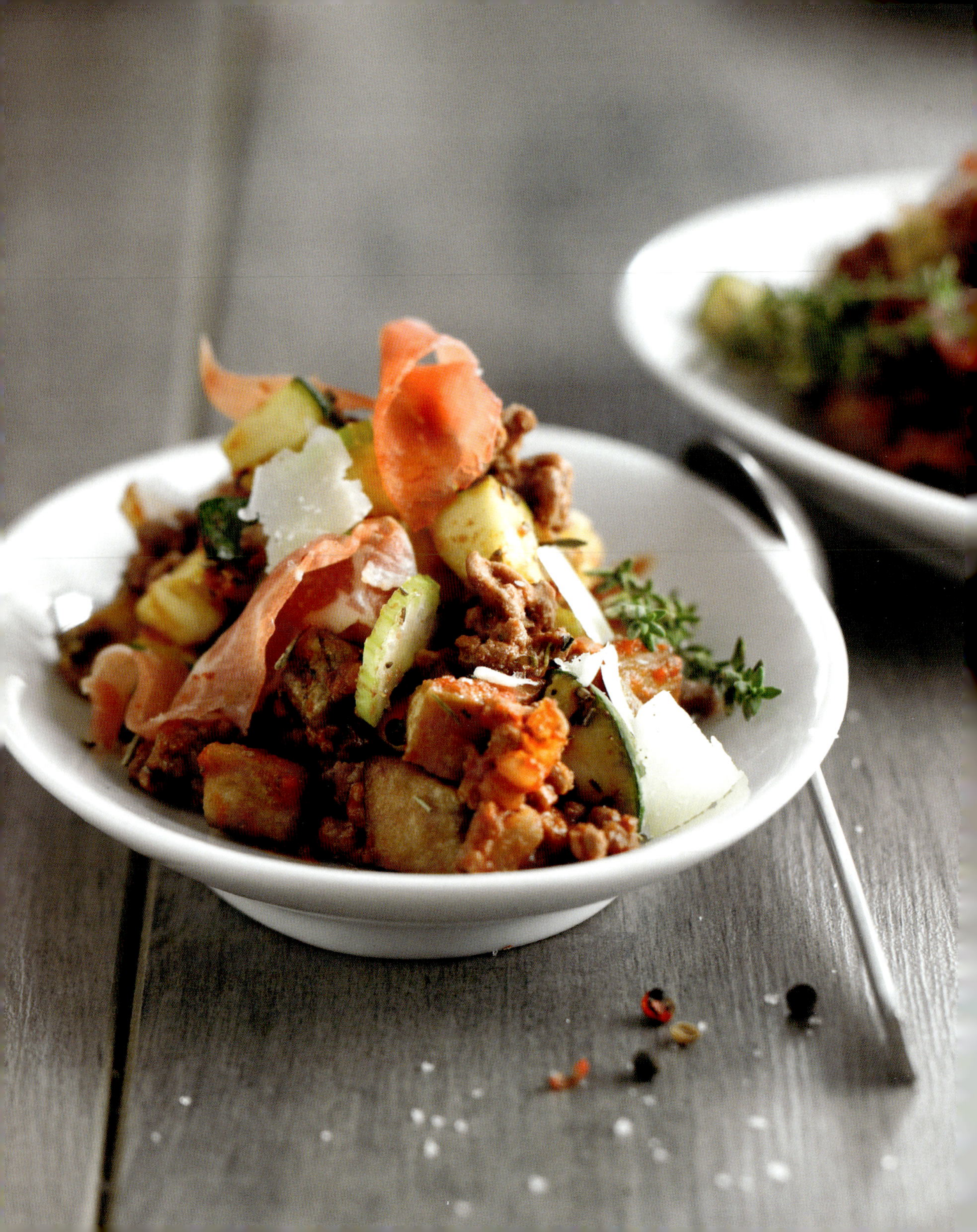

Légumes à la bolognaise

Accompagnement incontournable des spaghettis, la sauce bolognaise s'associe également à merveille avec un mélange de légumes d'été. Ce plat cuisiné tout-en-un, rapide à préparer, propose d'utiliser de la viande hachée à 5 % de MG, ce qui permet une économie de 10 à 15 % de lipides. Il est alors possible d'ajouter du parmesan râpé, fromage le plus riche en calcium !

PRÉPARATION 20 minutes | **CUISSON** 20 minutes

INGRÉDIENTS POUR 1 PERSONNE

75 g de courgette
75 g d'aubergine
½ oignon
¼ de gousse d'ail
5 cm de céleri branche
25 g de jambon de Parme
100 g de viande de bœuf hachée à 5 % de MG
1 branche de thym
1 c. à c. d'herbes de Provence
150 ml de coulis de tomate nature
15 g de parmesan

1 Lavez les légumes, coupez-les en petits cubes réguliers. Précuisez-les au four à micro-ondes pendant quelques minutes en les mélangeant régulièrement.

2 Ciselez l'oignon, pressez la gousse d'ail, émincez le céleri branche.

3 Coupez le jambon de Parme en petits morceaux.

4 Faites revenir l'ail et l'oignon dans une poêle à revêtement antiadhésif jusqu'à ce qu'ils soient translucides. Ajoutez la viande hachée, faites-la dorer rapidement. Incorporez ensuite les légumes précuits, le thym, les herbes de Provence, le coulis de tomate, le céleri branche et le jambon de Parme.

5 Poursuivez la cuisson quelques minutes supplémentaires, ajoutez le parmesan et servez immédiatement.

Flan d'asperges

L'asperge bénéficie à la fois d'un faible apport énergétique et d'une haute densité nutritionnelle en vitamines (vitamine C, provitamine A, vitamine E) et minéraux (magnésium, fer). Laissez libre choix à vos envies et déclinez cette recette avec d'autres légumes… pour le plaisir des petits et des grands.

PRÉPARATION 15 minutes | **CUISSON** 45 minutes

INGRÉDIENTS POUR 1 PERSONNE
125 g d'asperges vertes
1 œuf
15 g d'emmental râpé
60 g de fromage blanc nature à 0 % de MG
Un peu de ciboulette
Un peu de noix de muscade râpée
Sel, poivre

1 Faites précuire les asperges pendant 10 minutes dans l'eau bouillante salée.

2 Préchauffez le four à 160 °C (th. 5/6).

3 Égouttez les asperges puis mixez-les avec l'œuf, l'emmental, le fromage blanc, la ciboulette ciselée, du sel, du poivre et la noix de muscade râpée.
Versez cet appareil dans un ramequin en silicone (inutile d'huiler) ou recouvert de papier sulfurisé et enfournez pendant 35 minutes.

4 Laissez tiédir, puis démoulez et servez immédiatement.

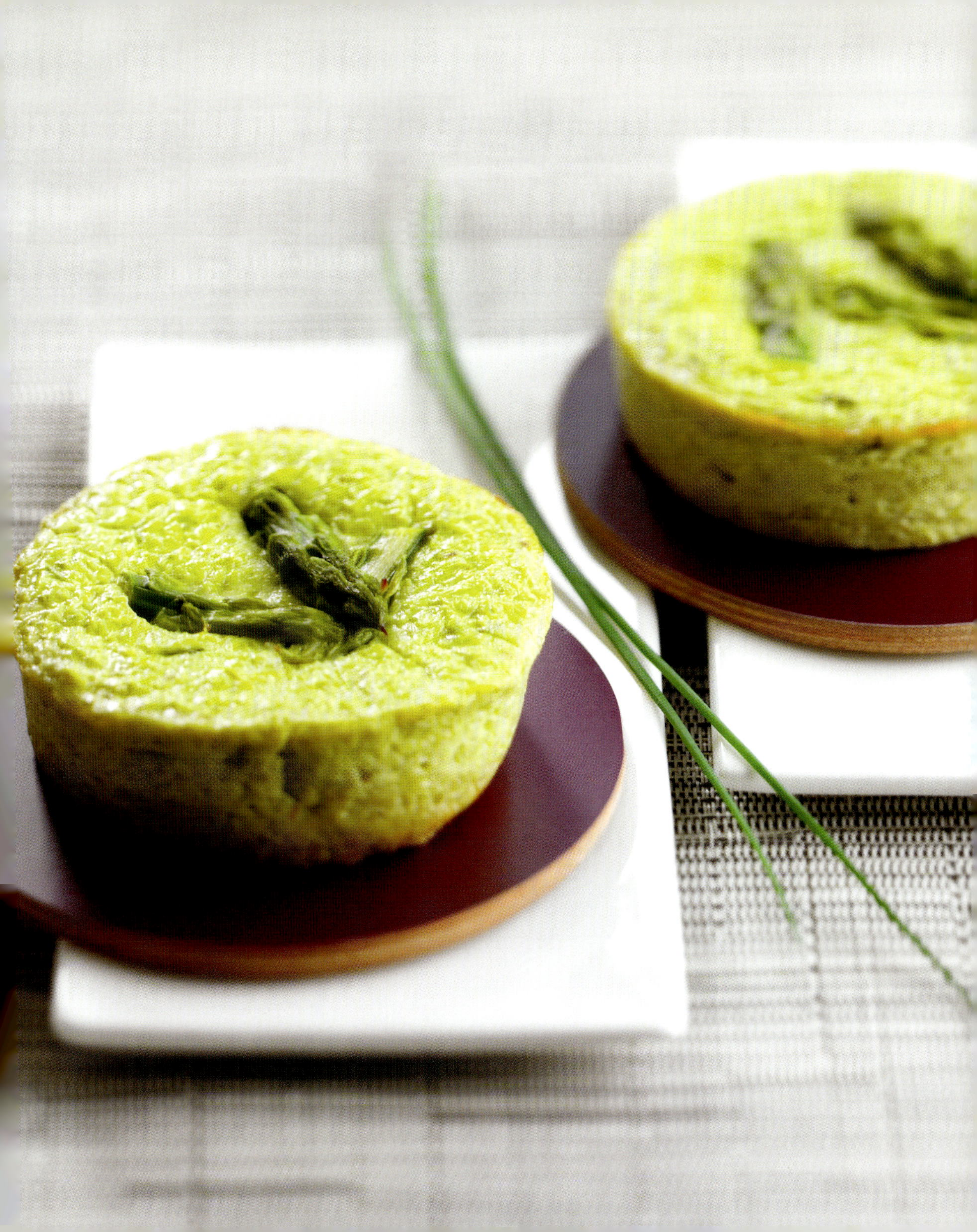

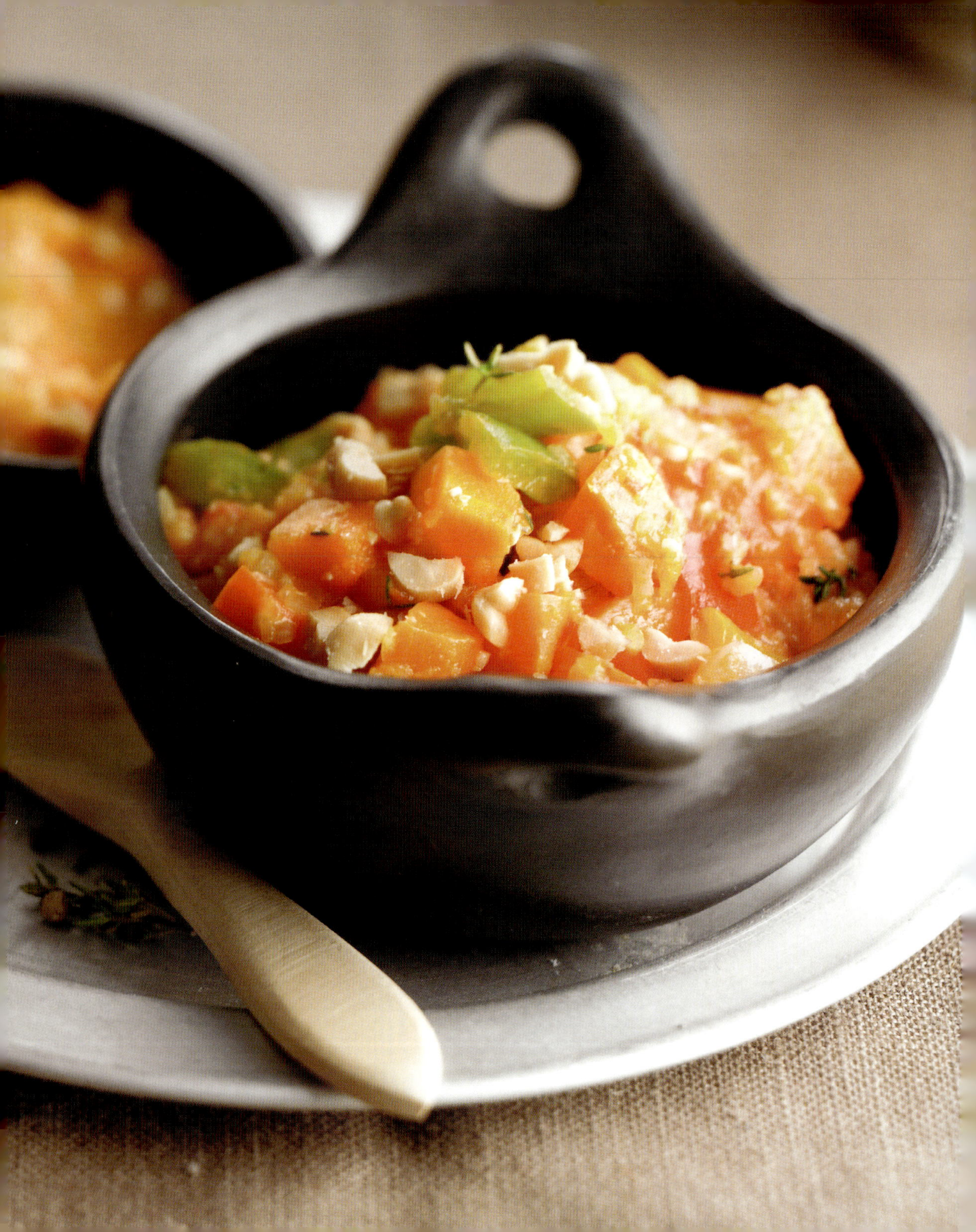

Légumes sautés à la camerounaise

Des cacahuètes dans une recette minceur ? En effet, ces graines oléagineuses sont connues pour leur richesse en lipides. Toutefois, en vous limitant à 15 g à la place de 10 g de matières grasses, elles s'intègrent parfaitement à vos menus de temps en temps. Cette poêlée est parfaite pour accompagner une darne de colin.

PRÉPARATION 15 minutes | **CUISSON** 20 minutes

INGRÉDIENTS POUR 4 PERSONNES

2 gousses d'ail
2 oignons
200 g de tomates
200 g de carottes
400 g de poivrons
1 Kub Or en poudre
1 branche de thym
60 g de cacahuètes grillées non salées

1 Épluchez, émincez et faites revenir l'ail et les oignons, puis mixez-les avec les tomates.

2 Épluchez les carottes, lavez et épépinez les poivrons. Coupez-les en petits dés et faites-les revenir dans une poêle à revêtement antiadhésif, sans ajouter de matière grasse.

3 Ajoutez le coulis de tomate, saupoudrez de Kub Or et de thym et laissez cuire 10 minutes.

4 Pendant ce temps, écrasez les cacahuètes, puis incorporez-les à la préparation juste avant de servir afin qu'elles restent croquantes.

Piperade basquaise

Dans cette recette, les œufs déjà battus sont incorporés directement en fin de cuisson dans la piperade de légumes chaude. On évite ainsi une cuisson parallèle avec matières grasses et on aromatise immédiatement les œufs de la saveur des légumes et du piment d'Espelette. Accompagné de toasts ou de riz blanc, c'est un repas complet et équilibré.

PRÉPARATION 25 minutes | **CUISSON** 35 minutes

INGRÉDIENTS POUR 1 PERSONNE

100 g de tomates
60 g de courgette
60 g de poivron jaune
½ oignon
¼ de gousse d'ail
1 bouquet garni (persil, laurier, thym)
3 œufs
1 pincée de piment d'Espelette (facultatif)
Sel, poivre

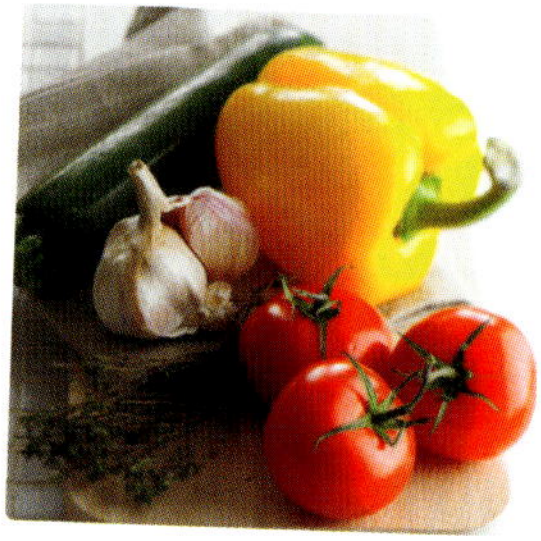

1 Lavez les légumes, coupez-les en petits morceaux réguliers. Émincez l'oignon et pressez la gousse d'ail.

2 Faites précuire au four à micro-ondes, 3 minutes environ, les morceaux de poivron et de courgette, avec un peu d'eau.

3 Versez l'oignon, la gousse d'ail et le poivron dans une cocotte à revêtement antiadhésif, sans matière grasse. Ajoutez tous les autres légumes et le bouquet garni. Couvrez, baissez le feu et laissez mijoter 25 minutes.

4 Environ 5 minutes avant la fin de la cuisson, incorporez les œufs battus. Mélangez pour brouiller les œufs.

5 Assaisonnez, ajoutez éventuellement le piment d'Espelette et servez immédiatement.

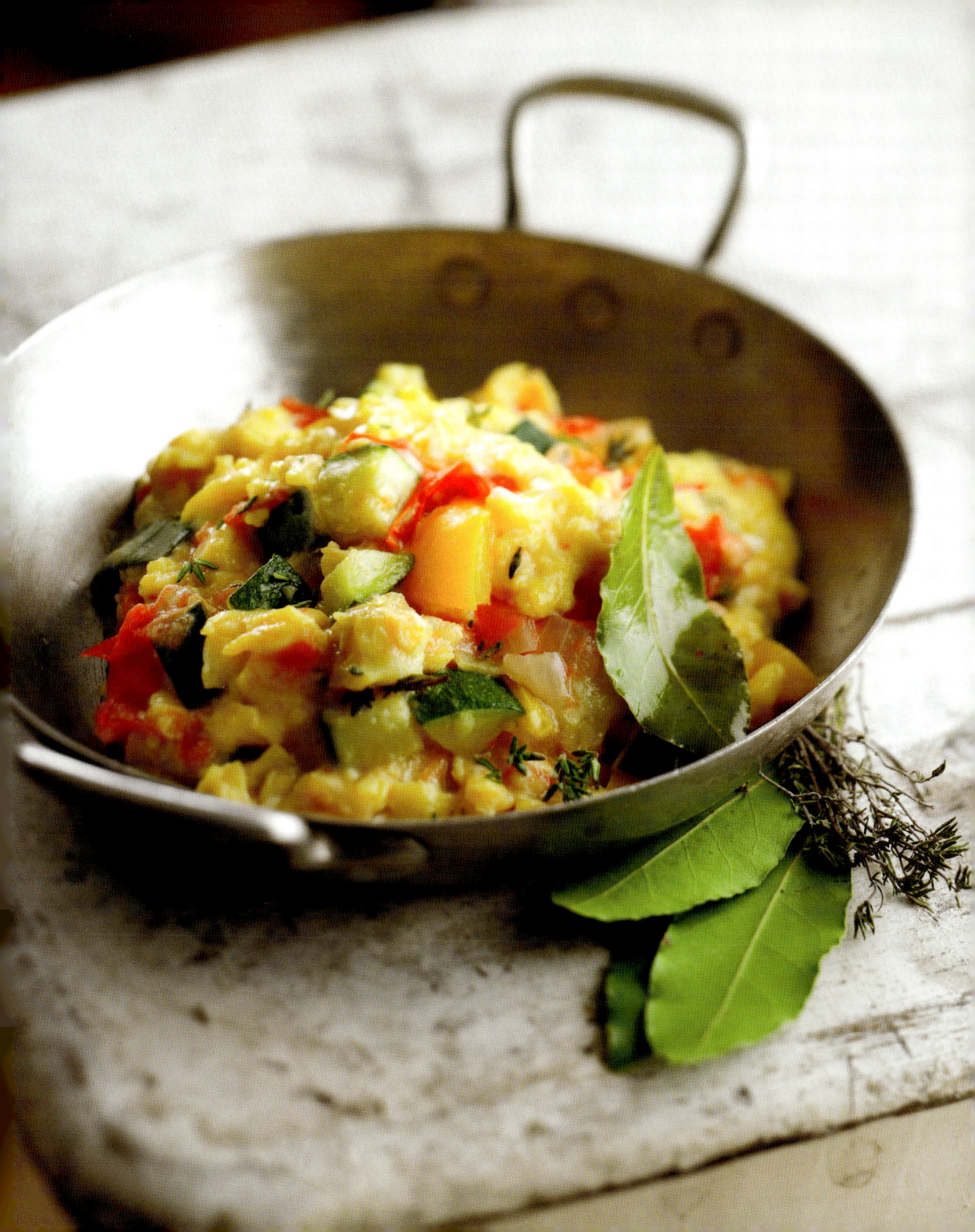

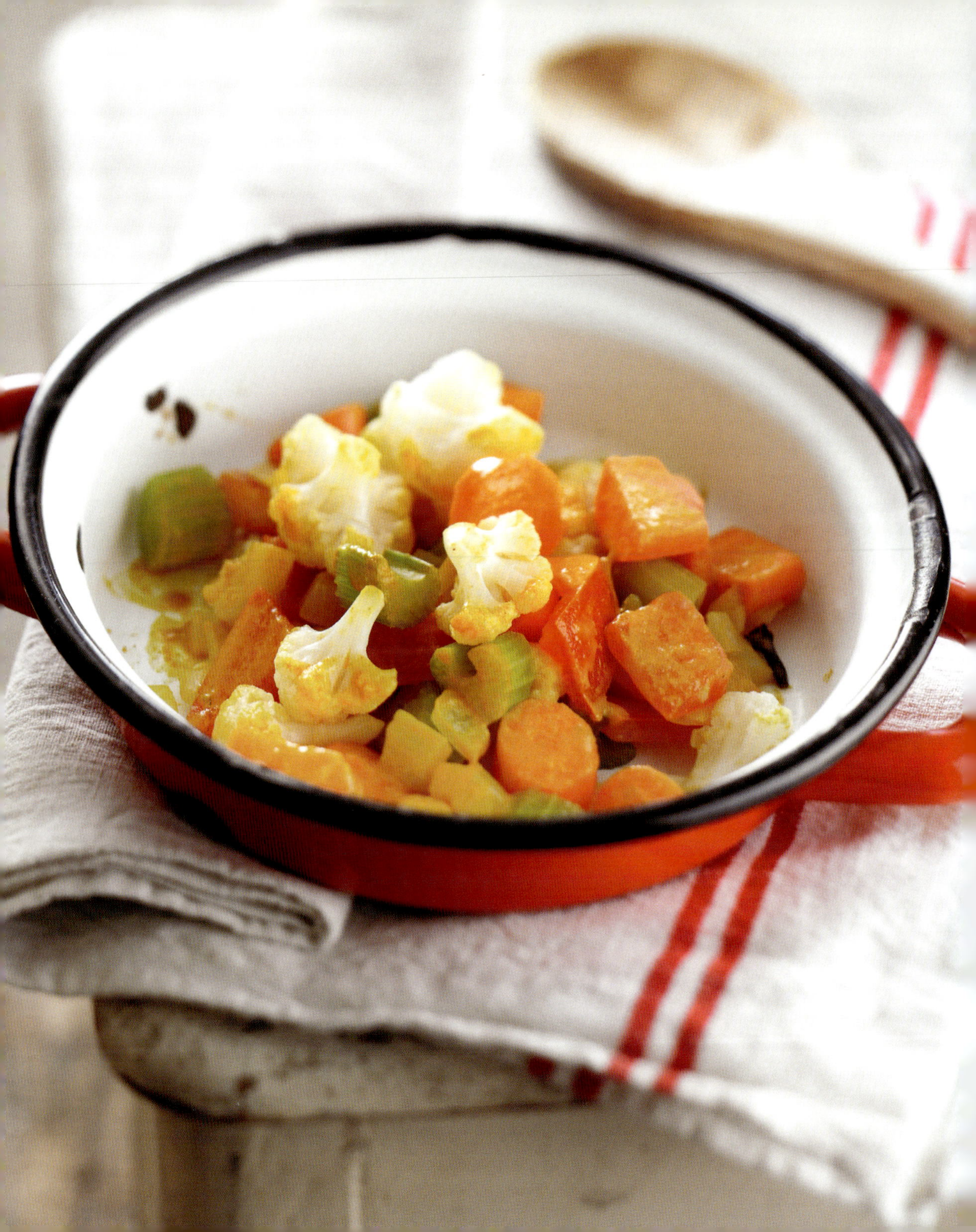

Poêlée de légumes croquants façon pickles

Cette recette d'inspiration anglaise reprend l'idée des célèbres pickles, ces petits légumes vinaigrés. On sait que la mastication joue un rôle important sur la satiété, c'est pourquoi nous proposons dans cette recette des légumes encore croquants. Avec l'assaisonnement proposé, vous ne trouverez en aucun cas ces légumes fades !

PRÉPARATION 15 minutes | **CUISSON** 15 minutes

INGRÉDIENTS POUR 1 PERSONNE

½ oignon
80 g de chou-fleur
80 g de carotte
4 cm de branche de céleri
80 g de tomate
2 c. à s. de vinaigre de cidre
1 c. à c. de moutarde
1 pincée de curcuma en poudre
1 pincée de gingembre en poudre
1 clou de girofle
Sel, poivre

1 Portez à ébullition une grande quantité d'eau salée.

2 Pelez et hachez l'oignon.

3 Lavez les légumes. Séparez le chou-fleur en bouquets, coupez la carotte, le céleri et la tomate en cubes. Blanchissez les légumes 10 minutes dans l'eau bouillante salée. Ils doivent rester croquants.

4 Mélangez le vinaigre avec la moutarde et les épices. Salez, poivrez.

5 Dans une casserole, faites frémir le vinaigre épicé. Ajoutez les légumes et faites cuire 5 minutes.

6 Servez la poêlée encore chaude ou refroidie en accompagnement d'un rosbif.

LÉGUMES

Purée d'aubergine aux olives

Les fibres de l'aubergine sont assez abondantes, mais la chair, une fois cuite, acquiert une consistance moelleuse et tendre. L'ajout d'olives vertes, particulièrement riches en acides gras monoinsaturés, la complète sur une touche encore plus méditerranéenne. Notez que les olives vertes sont deux fois moins caloriques que les noires.

PRÉPARATION 10 minutes | **CUISSON** 15 minutes

INGRÉDIENTS POUR 1 PERSONNE

250 g d'aubergines
¼ de gousse d'ail
3 olives vertes
1 c. à s. de jus de citron
½ c. à c. de cumin
1 c. à c. d'herbes de Provence
Sel, poivre

1 Lavez les aubergines, coupez-les en dés puis faites-les cuire à la vapeur pendant 15 minutes.

2 Mixez la chair avec l'ail pressé, les olives vertes dénoyautées ainsi que les autres ingrédients.

3 Réchauffez avant le service.

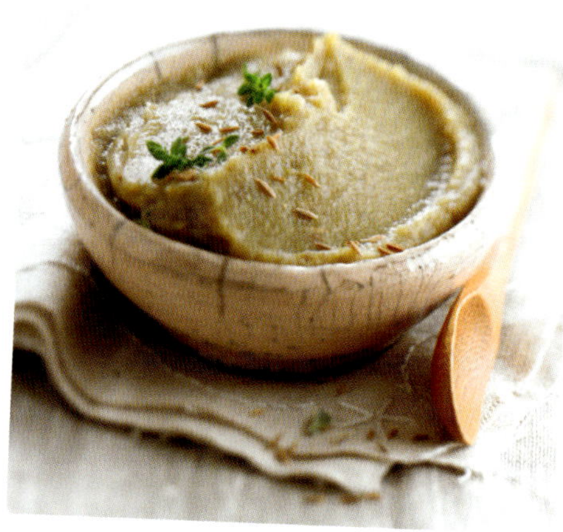

Hamburger de tomate

Cette recette originale a de quoi surprendre quant à sa saveur ! L'astuce de remplacer le pain brioché industriel du burger, souvent source d'acides gras trans, par une belle tomate garantit incontestablement l'atout nutritionnel. De même, l'utilisation d'une viande à seulement 5 % de MG accentue l'allégement de cette nouvelle image du burger.

PRÉPARATION 10 minutes | **CUISSON** 15 minutes

INGRÉDIENTS POUR 1 PERSONNE

1 grosse tomate (150 g)
¼ d'oignon
125 g de steak haché de bœuf à 5 % de MG
Quelques feuilles de basilic
1 c. à c. de moutarde
Quelques feuilles de salade verte
1 pincée de curry en poudre
15 g de fromage en tranches (Toastinette)
Sel, poivre

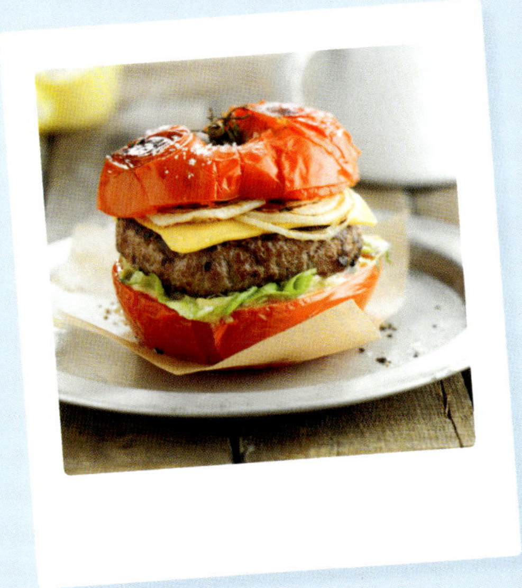

1 Coupez la tomate en deux et faites-la griller au barbecue en veillant à ce qu'elle ne se désagrège pas. Grillez également les rondelles d'oignon et la viande.

2 Ciselez le basilic.

3 Prenez les moitiés de tomate, badigeonnez-les de moutarde. Ajoutez le basilic ciselé, puis quelques feuilles de salade émincées. Ajoutez le steak cuit et assaisonné (sel, poivre et curry) et la tranche de fromage. Remettez éventuellement quelques instants sur le barbecue pour que le fromage fonde légèrement.

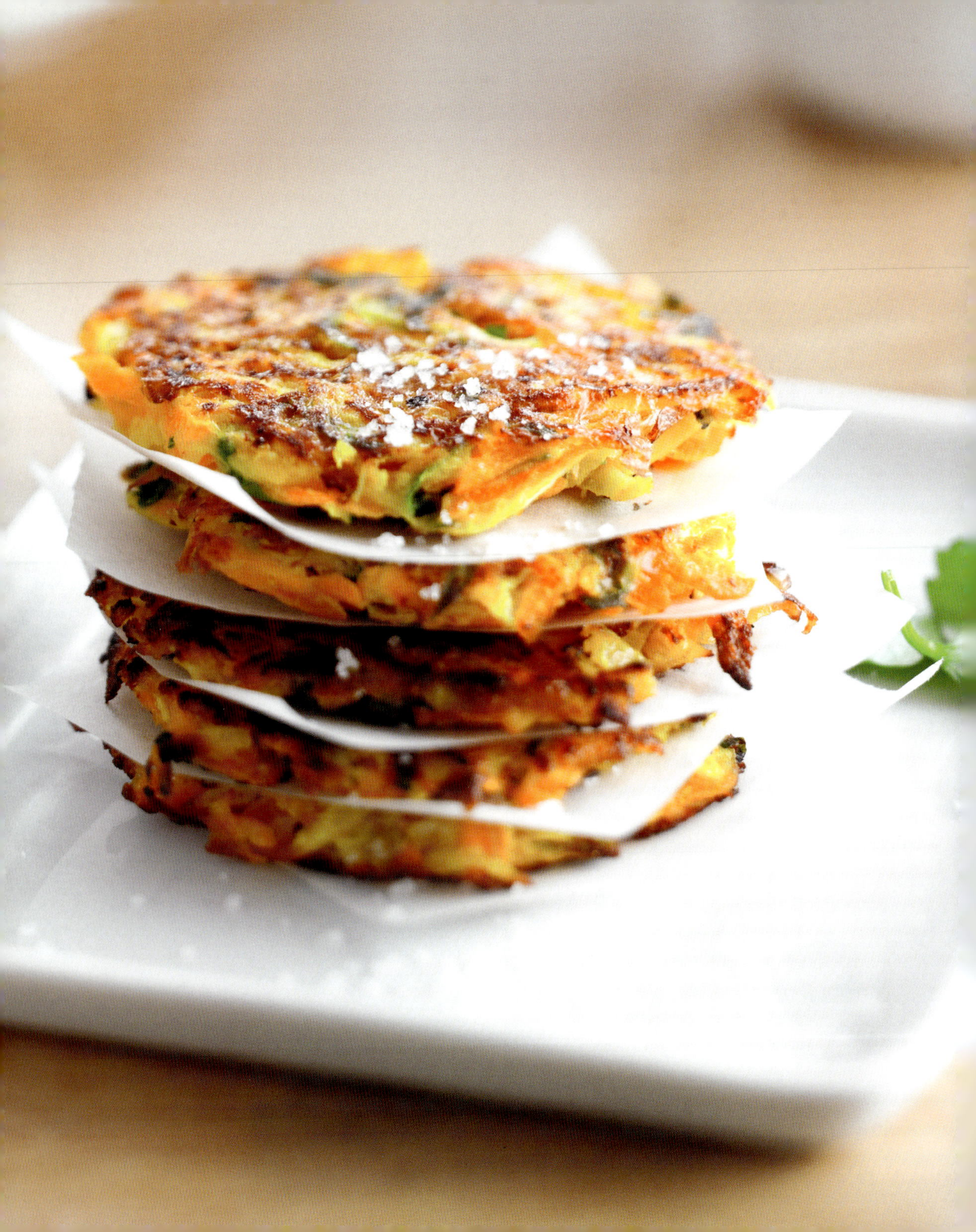

Röstis aux légumes

La curcumine du curcuma est un puissant antioxydant. Bien moins gras que les galettes de légume du commerce, le « fait maison » reste toujours l'idéal et c'est une façon originale de consommer des légumes. Servis avec un filet de poisson blanc, c'est un repas équilibré qui change nos habitudes.

PRÉPARATION 20 minutes | **CUISSON** 15 minutes

INGRÉDIENTS POUR 1 PERSONNE

½ oignon
100 g de carottes
100 g de céleri-rave
1 œuf
1 pincée de curcuma en poudre
1 c. à c. de persil haché
Sel, poivre

1 Émincez l'oignon le plus finement possible. Lavez les carottes et râpez-les. Lavez le céleri, coupez-le en gros morceaux et râpez finement.

2 Dans un bol, mélangez le céleri, l'oignon, les carottes, l'œuf et l'assaisonnement.

3 Faites chauffer une poêle à revêtement antiadhésif, disposez des petits tas de légumes et aplatissez-les légèrement à l'aide d'une spatule ou d'une cuillère. Laissez cuire d'un côté jusqu'à ce que chaque tas forme une petite galette, puis retournez-les et laissez dorer de l'autre côté.

4 Servez immédiatement.

Aile de raie au vinaigre de cidre

La raie est un poisson maigre et tendre qui apporte de la variété dans un régime. Les câpres permettent d'agrémenter des préparations minceur, sans aucune calorie superflue. On allège ainsi la sauce de la traditionnelle raie à la grenobloise.

PRÉPARATION 15 minutes | **CUISSON** 15 minutes

INGRÉDIENTS POUR 1 PERSONNE

1 carotte
1 oignon
1 bouquet garni
150 g d'aile de raie
2 gousses d'ail
4 échalotes
1 petite branche de persil
10 g de beurre
65 ml de vinaigre de cidre
2 c. à s. de câpres
Sel, poivre

1 Épluchez et lavez la carotte, puis coupez-la en rondelles. Pelez et émincez l'oignon.

2 Dans un faitout, préparez un court-bouillon avec 1 litre d'eau, la carotte, le bouquet garni, le sel et le poivre.

3 Lavez la raie et faites-la pocher 5 minutes dans le court-bouillon. Retirez à l'aide d'une écumoire, égouttez et réservez au chaud.

4 Pelez et émincez l'ail, les échalotes. Mixez l'ail, les échalotes et le persil afin d'obtenir un hachis grossier.

5 Faites fondre le beurre dans une poêle à revêtement antiadhésif et faites-y revenir le hachis. Mouillez avec le vinaigre, ajoutez les câpres, l'oignon émincé et laissez mijoter quelques minutes.

6 Dressez l'aile de raie sur le plat de service et nappez avec la sauce.

Thon rôti à l'italienne

Le filet de bacon apporte un petit goût fumé délicieux et évite d'utiliser des lardons, excessivement riches en lipides. Pour un repas 100 % italien, accompagnez cette recette d'une petite portion de pâtes et en dessert, laissez-vous tenter par la panna cotta légère sur coulis de fraise au basilic (voir p. 305).

PRÉPARATION 10 minutes | **CUISSON** 25 minutes

INGRÉDIENTS POUR 1 PERSONNE
1 tranche de bacon
½ c. à c. d'huile d'olive
½ gousse d'ail
1 pincée de romarin
1 darne de thon de 100 g
Sel, poivre

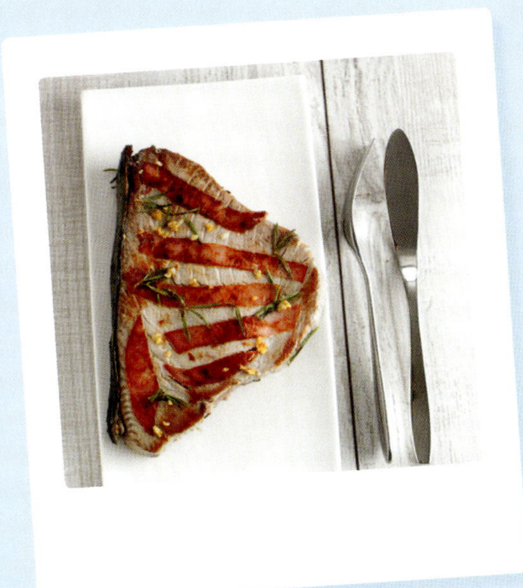

1 Émincez le bacon en fines lamelles. Faites-les revenir avec l'huile d'olive dans une poêle à revêtement antiadhésif, puis incorporez la gousse d'ail pressée et le romarin.

2 Ajoutez ensuite le thon et faites-le dorer 10 minutes de chaque côté. Salez, poivrez.

3 Servez immédiatement !

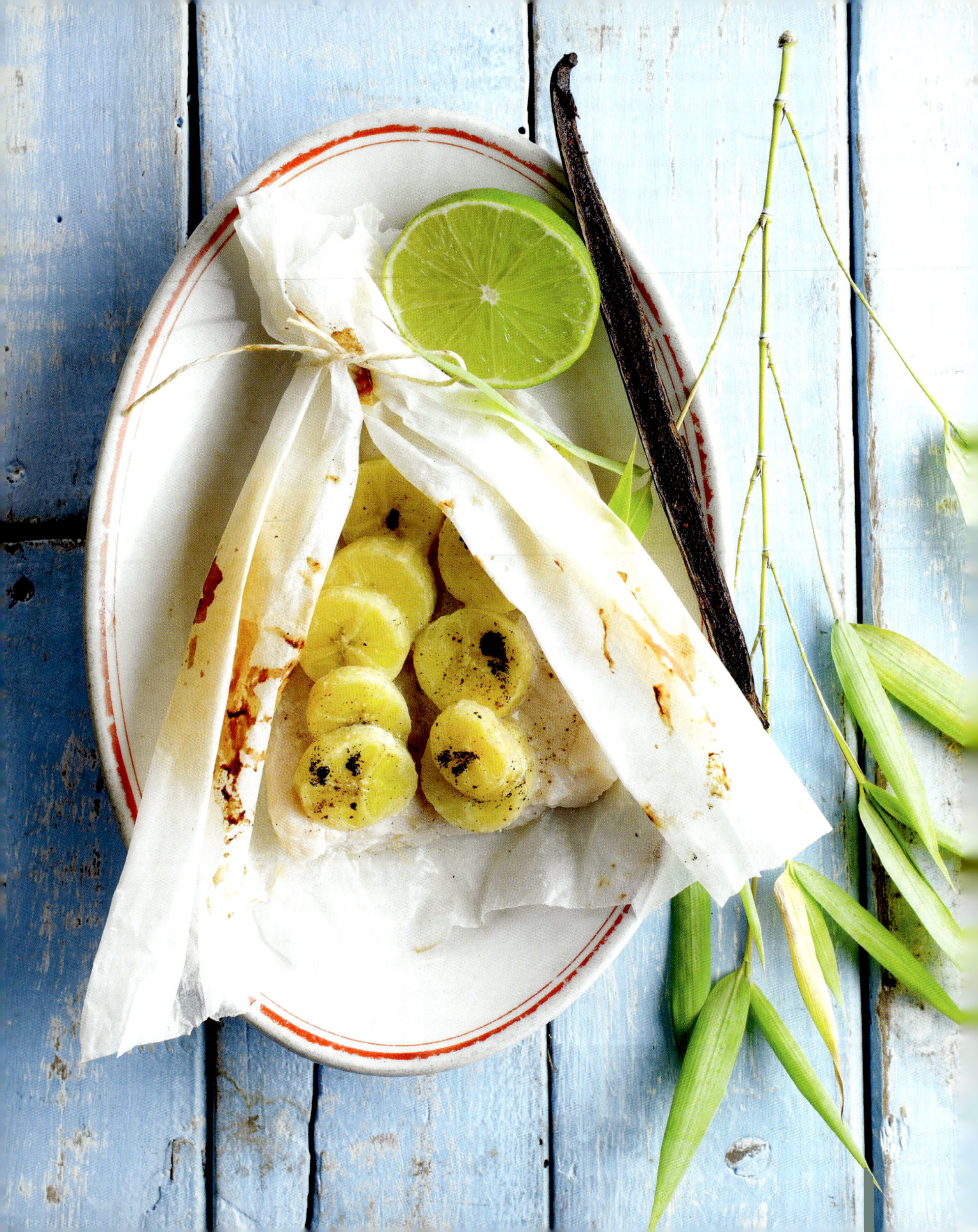

Filet de panga en papillote exotique

La banane, particulièrement riche en magnésium et potassium, est également source de fibres. L'équilibre entre les fibres de cellulose et de pectine explique l'absence d'effets irritants sur les intestins. Le principe de la cuisson en papillote, à l'étouffée et sans matière grasse, exhale les arômes exotiques de banane et de vanille.

PRÉPARATION 5 minutes | **CUISSON** 20 minutes

INGRÉDIENTS POUR 1 PERSONNE
150 g de filet de panga
½ citron
½ banane
¼ de gousse de vanille
Sel, poivre

1 Préchauffez le four à 200 °C (th. 6/7).

2 Coupez un carré de papier sulfurisé. Disposez dessus le poisson, versez le jus de citron, couvrez de rondelles de banane et de grains de vanille. Salez, poivrez.

3 Refermez hermétiquement la papillote et faites cuire au four 15-20 minutes.

4 Servez bien chaud.

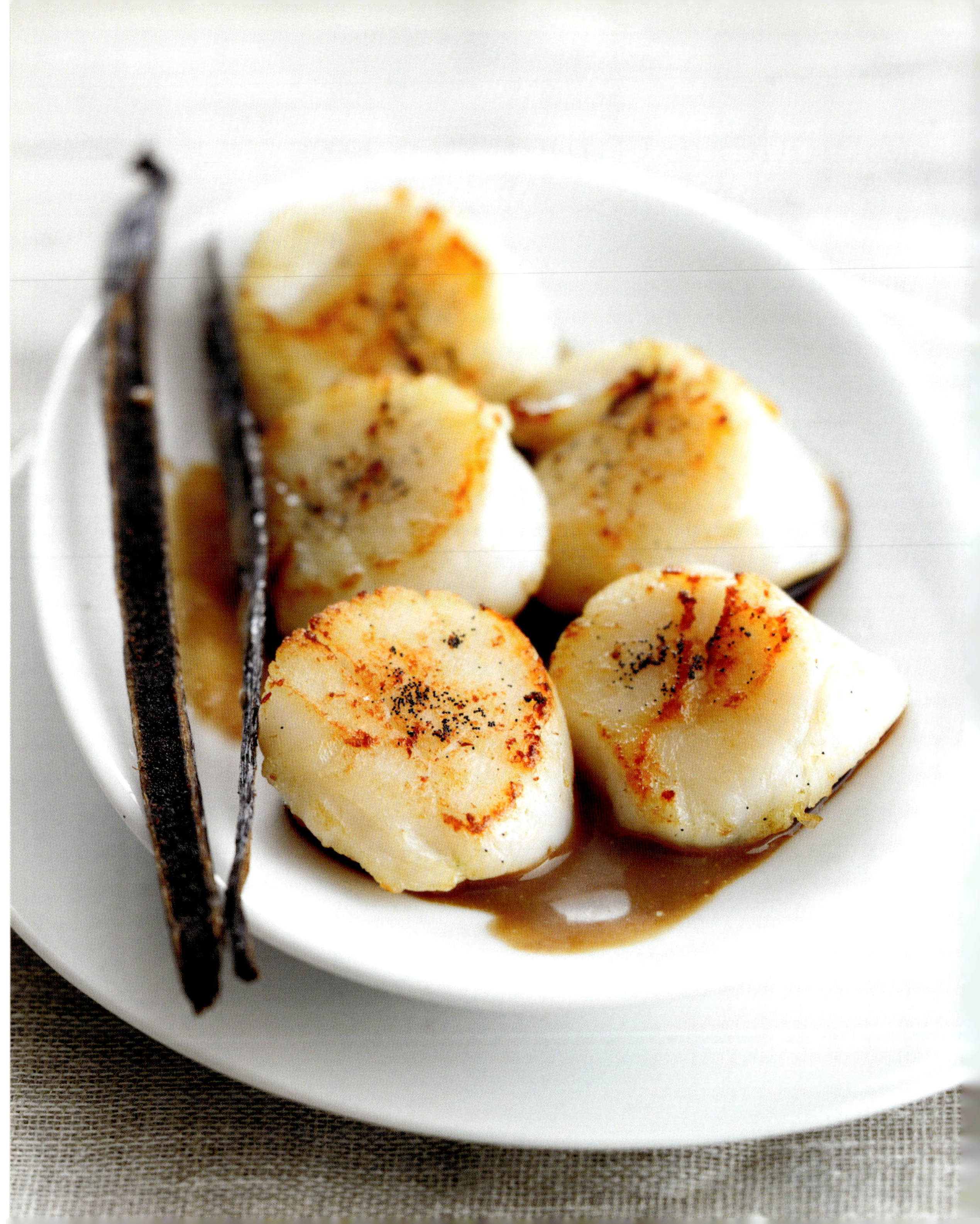

Saint-jacques poêlées à la vanille

La vanille se marie parfaitement avec les saint-jacques en leur apportant une délicieuse note exotique. Choisissez toujours un vinaigre balsamique traditionnel de qualité, vous éviterez ainsi les produits bas de gamme qui contiennent un ajout de caramel et donc de sucres.

PRÉPARATION 10 minutes | **CUISSON** 5 minutes

INGRÉDIENTS POUR 1 PERSONNE
1 cm de gousse de vanille
125 g de noix de saint-jacques
2 c. à s. de vinaigre balsamique
1 c. à c. bombée de fromage blanc à 0 % de MG
Sel, poivre

1 Fendez la gousse de vanille en deux et récupérez les grains avec la pointe arrondie d'un couteau.

2 Dans une poêle à revêtement antiadhésif, faites saisir les noix de saint-jacques 2 minutes de chaque côté. Saupoudrez de vanille, puis réservez dans l'assiette. Salez, poivrez.

3 Déglacez la poêle avec le vinaigre balsamique.

4 Hors du feu, ajoutez le fromage blanc en mélangeant vivement.

5 Nappez les saint-jacques de sauce et dégustez bien chaud.

Lasagnes vertes au poisson

Remplacer les pâtes à lasagne par des feuilles de blettes...
Voilà une excellente astuce minceur à décliner avec toutes sortes de viandes et de poissons.
Composées à 92 % d'eau, les blettes apportent seulement 21 kcal/100 g.

PRÉPARATION 20 minutes | **CUISSON** 30 minutes

INGRÉDIENTS POUR 1 PERSONNE

3 grandes feuilles de blettes
125 g de champignons de Paris
¼ d'oignon
150 g de filet de lieu noir
1 c. à s. de câpres
Sel, poivre

POUR LA BÉCHAMEL

10 g de fécule de maïs
125 ml de lait écrémé
Un peu de noix de muscade

1 Lavez les feuilles de blettes et coupez les nervures centrales. Blanchissez-les environ 1 minute dans l'eau bouillante salée, puis plongez-les aussitôt dans de l'eau glacée. Égouttez bien.

2 Lavez les champignons et émincez-les finement. Ciselez l'oignon, puis faites-le revenir dans une poêle à revêtement antiadhésif jusqu'à ce qu'il soit translucide. Ajoutez les champignons émincés. Dès que l'eau de constitution des légumes s'est évaporée, ajoutez le filet de lieu noir et les câpres. Émiettez le poisson grossièrement à l'aide d'une cuillère en bois. Laissez cuire 5 minutes et assaisonnez.

3 Pendant ce temps, réalisez une sauce béchamel diététique. Délayez la fécule de maïs dans un peu de lait écrémé froid. Portez à ébullition le restant de lait. Versez-le sur le mélange, mélangez bien. Remettez sur le feu pour épaissir, en remuant constamment. Salez, poivrez, râpez un peu de noix de muscade.

4 Préchauffez le four à 200 °C (th. 6/7). Dans un plat à gratin, superposez deux feuilles de blettes bien sèches. Étalez une fine couche de béchamel diététique, ajoutez la garniture de poisson, un peu de béchamel diététique, fermez par la feuille de blette restante, en rabattant les bords en dessous. Étalez le restant de béchamel sur le dessus, enfournez pendant 15 minutes. Faites gratiner sous le gril les cinq dernières minutes.

Saucisson de la mer

Le terme de saucisson fait tout de suite penser à une préparation riche en lipides. Il n'en est rien pour cette recette, qui, en plus d'être originale, vous permettra de faire le plein d'iode et de sélénium.

PRÉPARATION 20 minutes | **CUISSON** 25 minutes

INGRÉDIENTS POUR 4 PERSONNES (2 SAUCISSONS)

100 g de pavé de saumon frais ou surgelé
300 g de noix de saint-jacques fraîches ou surgelées
1 échalote
1 œuf entier + 1 blanc
150 g de fromage blanc nature à 0 % de MG
2 c. à c. de ciboulette surgelée
Quelques gouttes de tabasco (facultatif)
Un peu d'huile d'olive
Sel, poivre

1 Préchauffez le four à 180 °C (th. 6). Décongelez si besoin le saumon et les noix de saint-jacques au four à micro-ondes, pendant quelques minutes, à puissance moyenne. Égouttez-les bien en les déposant sur du papier absorbant.

2 Pendant ce temps, ciselez l'échalote. Faites-la revenir à sec dans une poêle à revêtement antiadhésif, jusqu'à ce qu'elle soit translucide.
Coupez le filet de saumon en cubes.

3 Déposez les noix de saint-jacques dans le bol du robot. Ajoutez l'échalote précuite, l'œuf et le blanc d'œuf, puis mixez. Incorporez le fromage blanc. Salez, poivrez, ajoutez la ciboulette et un peu de tabasco. Ajoutez les dés de saumon au mélange.

4 Prenez deux feuilles de papier sulfurisé et badigeonnez-les d'huile d'olive à l'aide d'un pinceau. Déposez sur chaque feuille la moitié de la préparation et formez un saucisson en la roulant dans le papier sulfurisé.
Fermez les extrémités du rouleau de papier afin de former une papillote.
Faites cuire au four pendant 15 à 20 minutes.

5 Laissez reposer puis ôtez le papier sulfurisé. Dégustez tiède ou froid.

Ailes de raie à la grenobloise

Cette recette simple et rapide est idéale pour découvrir et savourer la finesse de la chair de la raie. Cet assaisonnement à la grenobloise permet à juste dose de sublimer ce poisson d'une touche d'acidité et d'aigreur sans qu'il ne soit immergé dans du beurre.

PRÉPARATION 25 minutes | **CUISSON** 20 minutes

INGRÉDIENTS POUR 4 PERSONNES
10 feuilles de persil plat
1 citron non traité
4 tranches de pain complet (60 g)
2 c. à s. de fumet de poisson
4 ailes de raie
1 c. à s. d'huile d'olive
40 g de câpres
Sel, poivre

1 Lavez le persil plat et hachez-le finement.

2 Prélevez le zeste du citron à l'aide d'un couteau économe. Pelez le citron à vif et récupérez les quartiers de pulpe.

3 Taillez le pain complet en petits dés.

4 Préparez un bouillon avec le fumet de poisson délayé dans 2 litres d'eau, puis pochez la raie à frémissement pendant 10 minutes environ.

5 Dans une poêle à revêtement antiadhésif, chauffez l'huile d'olive et faites dorer les dés de pain, puis ajoutez les câpres et le citron.

6 Dressez l'aile de raie sur une assiette. Salez, poivrez. Répartissez la garniture grenobloise, puis recouvrez de persil plat haché. Servez aussitôt.

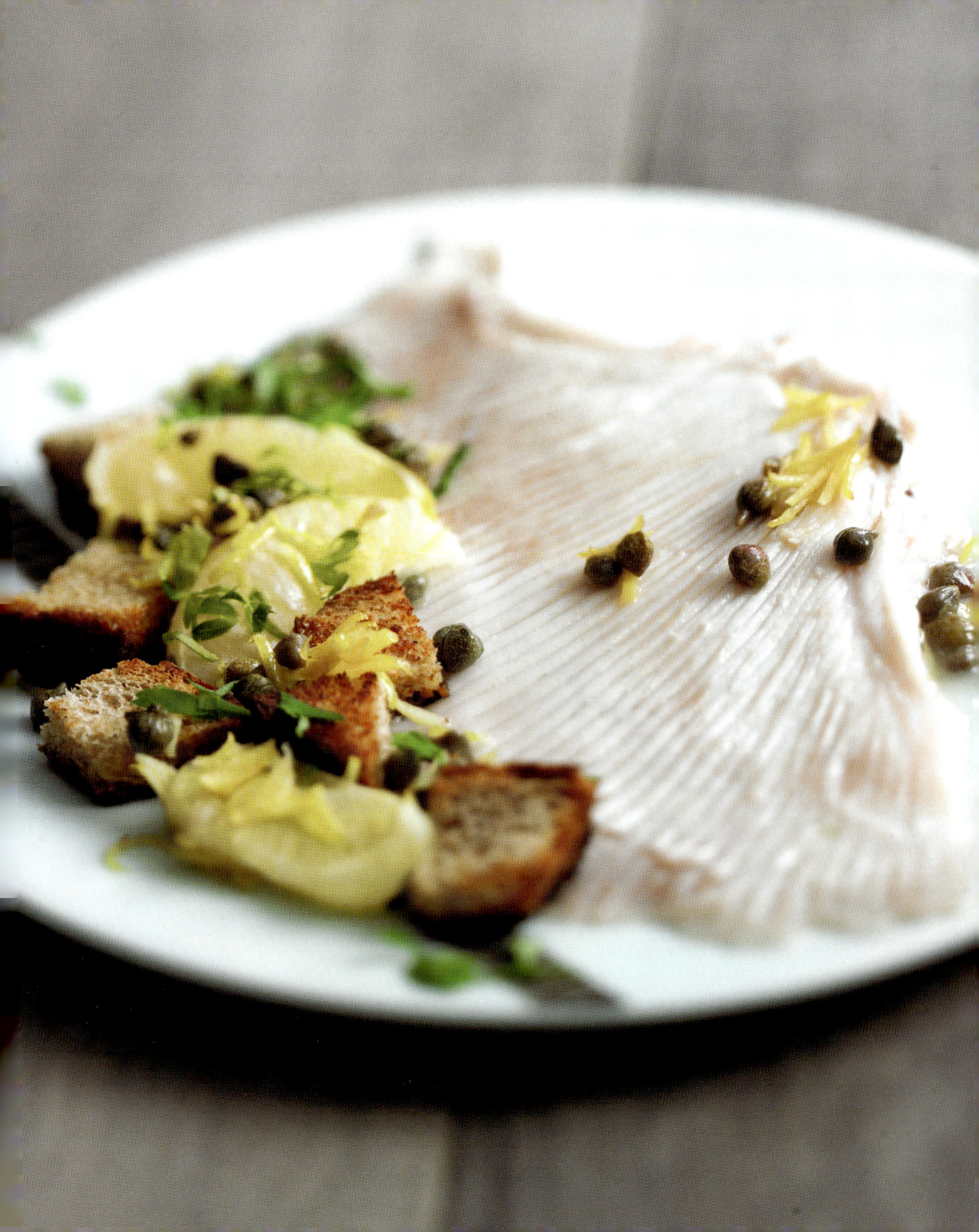

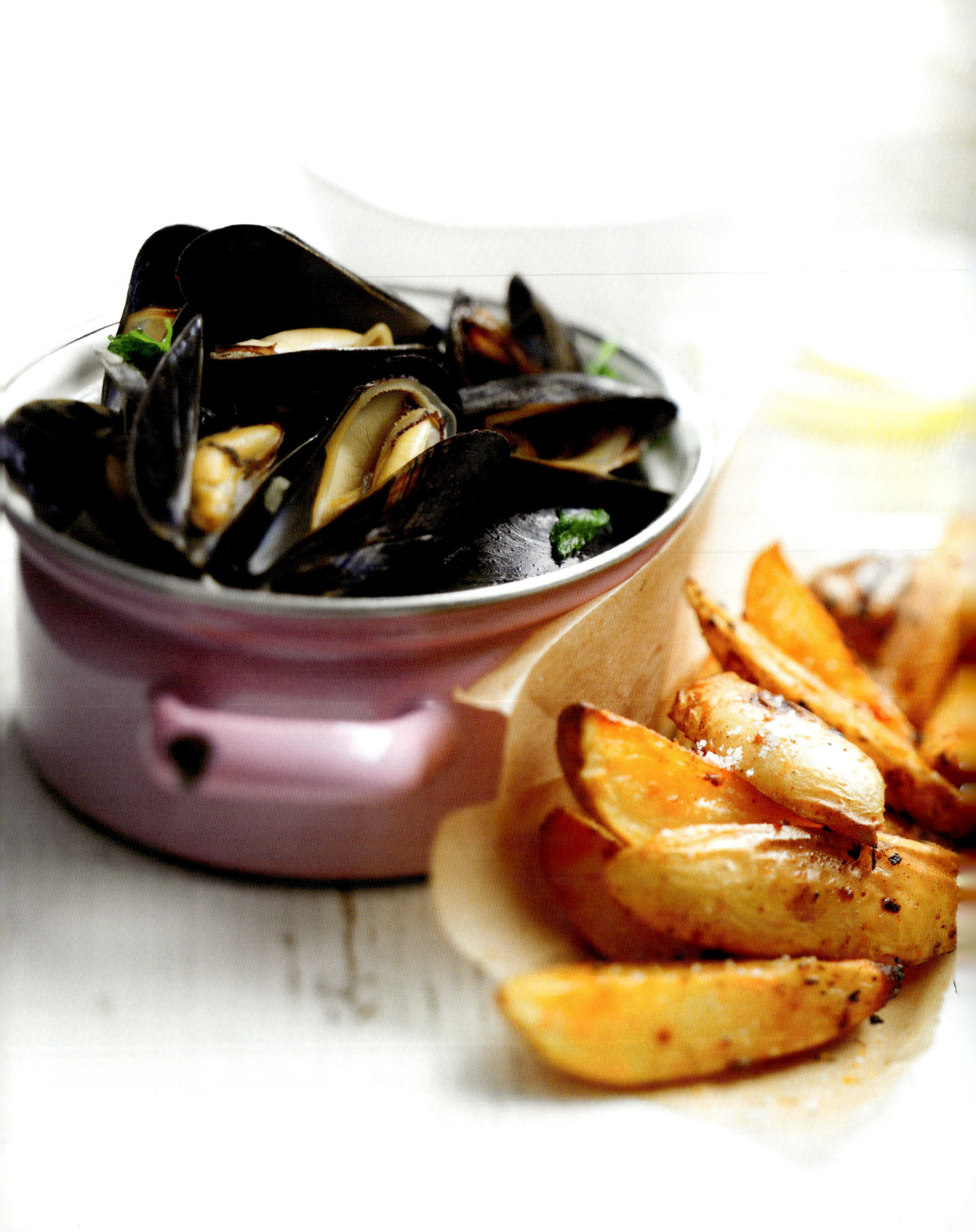

Potatoes, cassolettes de moules marinières

Ah ! Que deviendraient les moules sans l'accompagnement de croustillantes frites que l'on savoure avec les doigts ! La moule-frites peut tout à fait se réaliser en version diététique lorsque l'on prend soin de cuire les pommes de terre au four plutôt que plongées dans un bain d'huile. N'hésitez plus à changer vos habitudes et à découvrir l'astuce pour des frites allégées.

PRÉPARATION 35 minutes | **MARINADE** 30 minutes | **CUISSON** 35 minutes

INGRÉDIENTS POUR 4 PERSONNES
400 g de pommes de terre
1 gousse d'ail
2 c. à c. de paprika
4 c. à c. de thym
1/2 jus de citron
1 c. à s. d'huile d'olive
4 litres ou 3,2 kg de moules en coquille
1/2 oignon
1 petit bouquet de persil
125 ml de vin blanc sec
Sel, poivre

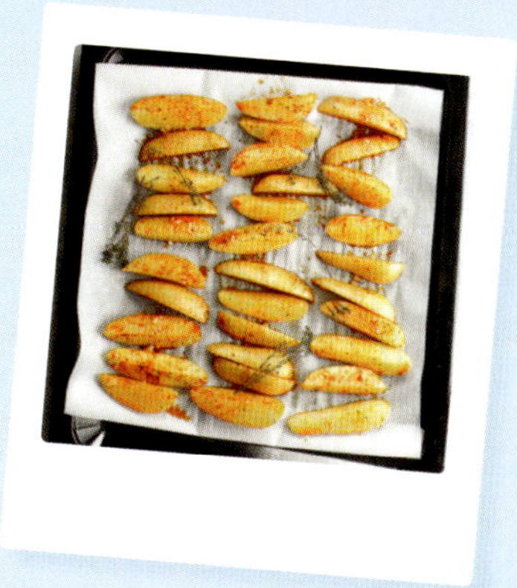

1 Lavez et brossez les pommes de terre, coupez-les en quartiers tout en gardant la peau. Hachez la gousse d'ail. Dans un saladier, mélangez les quartiers de pommes de terre avec l'ail, le paprika, le thym, le jus de citron et l'huile d'olive. Salez, poivrez et laissez mariner 30 minutes.

2 Préchauffez le four à 200 °C (th. 6-7). Sur la plaque recouverte de papier sulfurisé, versez les quartiers de pommes de terre et la marinade en étalant au maximum. Enfournez 15 minutes, retournez et poursuivez la cuisson encore 15 minutes.

3 Nettoyez et triez les moules.

4 Épluchez et émincez l'oignon. Faites-le revenir dans le fond d'une cocotte à revêtement antiadhésif, puis ajoutez le persil et le vin blanc. Ajoutez les moules et laissez cuire en remuant jusqu'à ce que les moules soient toutes ouvertes.

5 Servez les moules bien chaudes avec les potatoes.

Quenelles de brochet légères

Cette spécialité lyonnaise est habituellement composée de farine ou de semoule de blé dur. Sans féculents, la recette n'en est que plus légère. Le brochet révèle alors tout son goût et vous fait profiter de sa faible teneur en matières grasses et de sa richesse en protéines.

PRÉPARATION 40 minutes | **CUISSON** 15 minutes

INGRÉDIENTS POUR 4 PERSONNES
400 g de chair de brochet crue
1 œuf + 1 blanc d'œuf
100 ml de crème liquide à 3 % de MG
1 pincée de noix de muscade râpée
Sel, poivre blanc

1 Éliminez soigneusement la plus petite arête et les lambeaux de peau qui pourraient se trouver dans la chair de brochet.

2 Battez le blanc d'œuf en neige avec une pincée de sel. Réservez.

3 Dans un mixeur, placez la chair de brochet, l'œuf entier, la crème, la noix de muscade, le sel et le poivre blanc et hachez finement le tout. Incorporez le blanc d'œuf à l'aide d'une spatule. Divisez le mélange obtenu en 4 portions égales.

4 Étalez sur le plan de travail du film alimentaire spécial cuisson. Déposez 1 portion du mélange centré sur l'extrémité du film et commencez à rouler pour former un boudin. Maintenez avec une main une extrémité du boudin et avec l'autre main à plat, roulez le boudin en avant afin de serrer la farce dans le boudin. Faites un nœud à chaque extrémité pour former un saucisson clos. Réalisez de la même manière les 3 autres saucissons.

5 Faites bouillir un grand volume d'eau. À ébullition, baissez le feu et plongez-y les 4 saucissons. Laissez cuire pendant 15 minutes.

6 Égouttez les saucissons et coupez un nœud de chaque saucisson. Faites glisser sur un torchon propre les quenelles de brochet pour les éponger.

7 Servez une quenelle de brochet légère par personne accompagnée éventuellement d'une réduction de fumet de crustacés et d'un mélange de jeunes pousses.

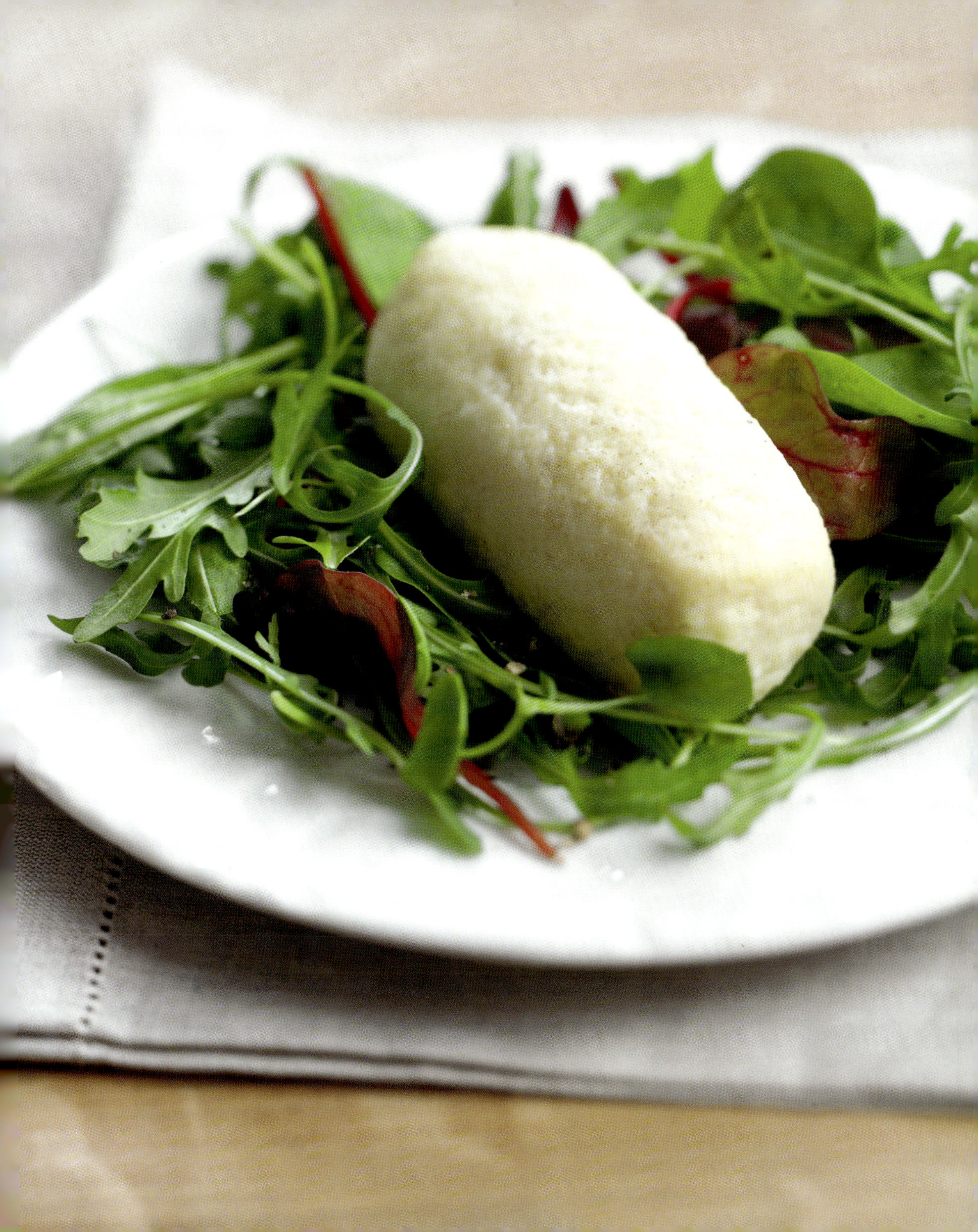

Cubes de saumon au pavot

Entre saumon et blanc d'œuf, ces cubes sont une importante source de protéines. À déguster avec des légumes et une portion de féculents.

PRÉPARATION 10 minutes | **CUISSON** 10 minutes

INGRÉDIENTS POUR 1 PERSONNE
125 g de pavé de saumon
1 c. à s. de graines de pavot
½ blanc d'œuf
Sel, poivre

1 Coupez le pavé de saumon en gros cubes.

2 Disposez le pavot dans une assiette creuse. Battez le blanc d'œuf à la fourchette dans une autre assiette creuse, salez et poivrez.

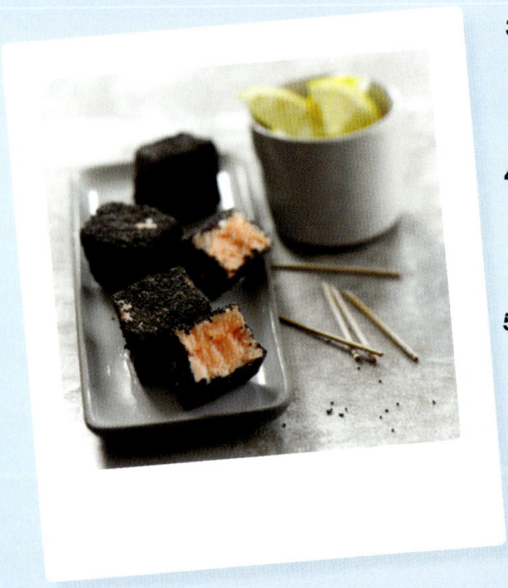

3 À l'aide de 2 fourchettes, passez les cubes de saumon dans le blanc d'œuf, puis dans l'assiette contenant le pavot.

4 Chauffez une poêle à revêtement antiadhésif, puis faites revenir les cubes de saumon enrobés sur tous les côtés pour les faire dorer.

5 Servez bien chaud !

Dinde aux marrons minceur

Ancrée dans les traditions de Thanksgiving chez les Américains, elle est aussi populaire chez nous au moment de Noël. Cette volaille, particulièrement maigre, est une alternative judicieuse au chapon ou à la poularde qui sont naturellement plus gras car engraissés. Mais pour conserver cette volaille maigre, il est préférable d'élaborer une farce maison diététique.

PRÉPARATION 35 minutes | **CUISSON** 2 h 40

INGRÉDIENTS POUR 10 PERSONNES
1/2 oignon
1 gousse d'ail
2 échalotes
80 ml de lait écrémé
50 g de mie de pain
150 g de marrons au naturel
1 clou de girofle
300 g de veau maigre haché
2 c. à s. de persil haché
1 œuf entier
1 dinde de 3 kg environ
Sel, poivre

1 Émincez l'oignon, pressez l'ail et ciselez les échalotes.

2 Faites bouillir le lait, ajoutez la mie de pain. Ébouillantez les marrons, puis égouttez-les et hachez-les.

3 Dans une poêle à revêtement antiadhésif, faites revenir l'oignon émincé, le clou de girofle, l'ail pressé et les échalotes ciselées. Mettez l'ensemble dans un saladier avec le veau maigre haché, les marrons hachés, la mie de pain essorée, le persil, l'œuf battu, le sel et le poivre.

4 Préchauffez le four à 210 °C (th. 7).

5 Farcissez la dinde de cette préparation, puis ficelez l'ouverture solidement. Mettez la volaille dans un plat à four, versez 4 cuillerées à soupe d'eau, puis enfournez pendant 2 h 30 en arrosant régulièrement.

Cari poulet

Recette créole par excellence, l'apport énergétique du cari poulet peut varier du simple au double, uniquement selon le mode de préparation. Pour exhaler tous les parfums de cette recette, il est nécessaire de faire roussir les épices et condiments dans de la matière grasse, mais 1 cuillerée à café d'huile suffit pour ne pas alourdir la balance calorique.

PRÉPARATION 25 minutes | **CUISSON** 30 minutes

INGRÉDIENTS POUR 1 PERSONNE

1 cuisse de poulet
3 tomates bien mûres
1 oignon
2 gousses d'ail
1 petit morceau de gingembre frais
1 c. à c. d'huile de tournesol
1 c. à c. de curcuma ou de safran
1 branche de thym frais
Sel, poivre

1 Dans une petite cocotte bien chaude, faites revenir quelques minutes à sec la cuisse de poulet en commençant par le côté peau jusqu'à coloration, puis l'autre côté. Réservez et essuyez les résidus de graisse à l'aide d'un papier absorbant.

2 Lavez et coupez grossièrement les tomates en dés.

3 Pelez, émincez l'oignon et écrasez les gousses d'ail au pilon avec le sel et le morceau de gingembre.

4 Chauffez l'huile dans la cocotte et faites revenir en même temps l'oignon, l'ail écrasé avec le sel et le gingembre, le curcuma, le thym, le poivre pendant quelques minutes avec une cuillère en bois. Ajoutez les tomates, mélangez, laissez-les fondre, puis ajoutez la cuisse de poulet. Complétez avec un demi-verre d'eau, couvrez et laissez cuire à l'étouffée environ 20 minutes.

5 Servez et dégustez avec du riz blanc et le rougail tomate.

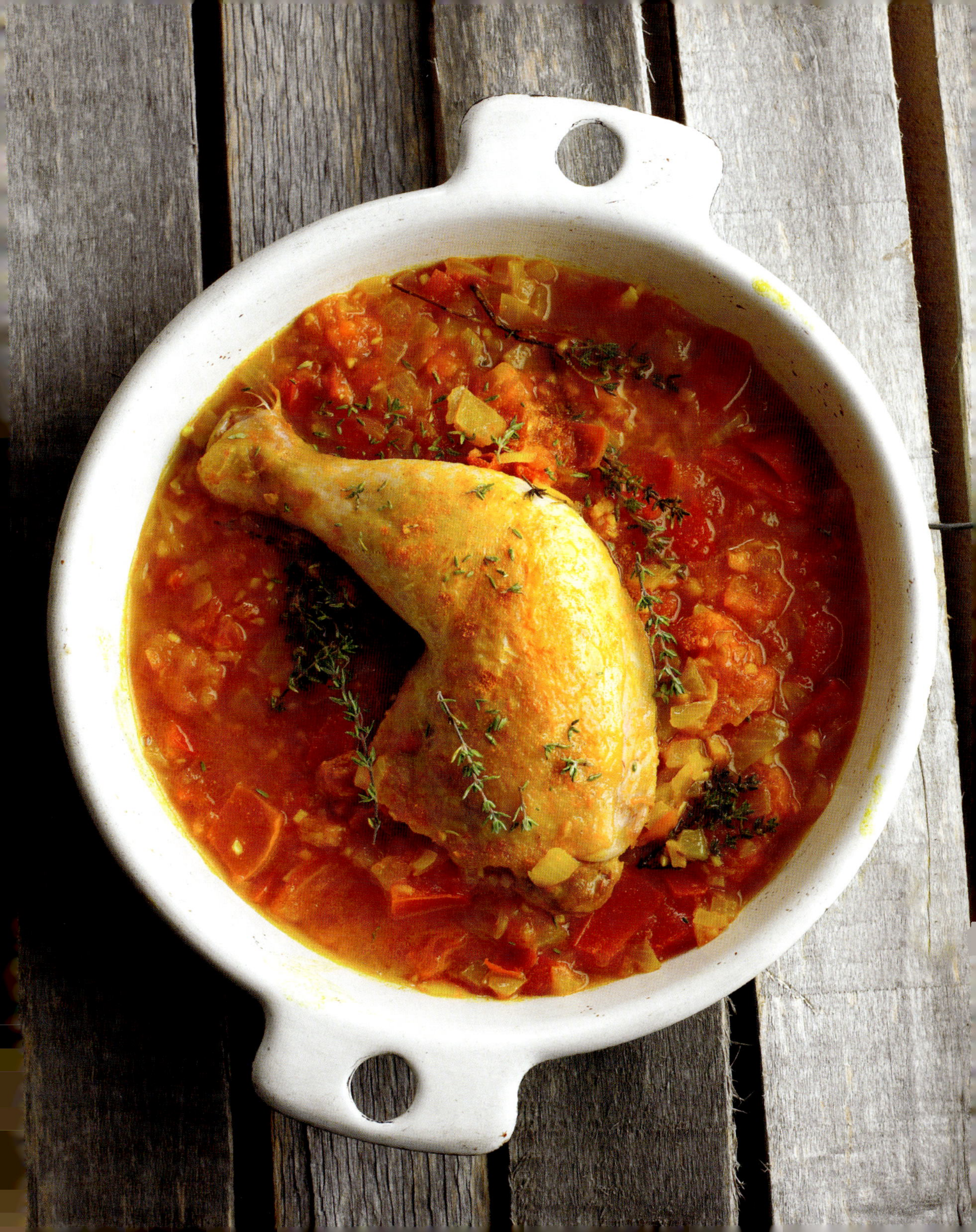

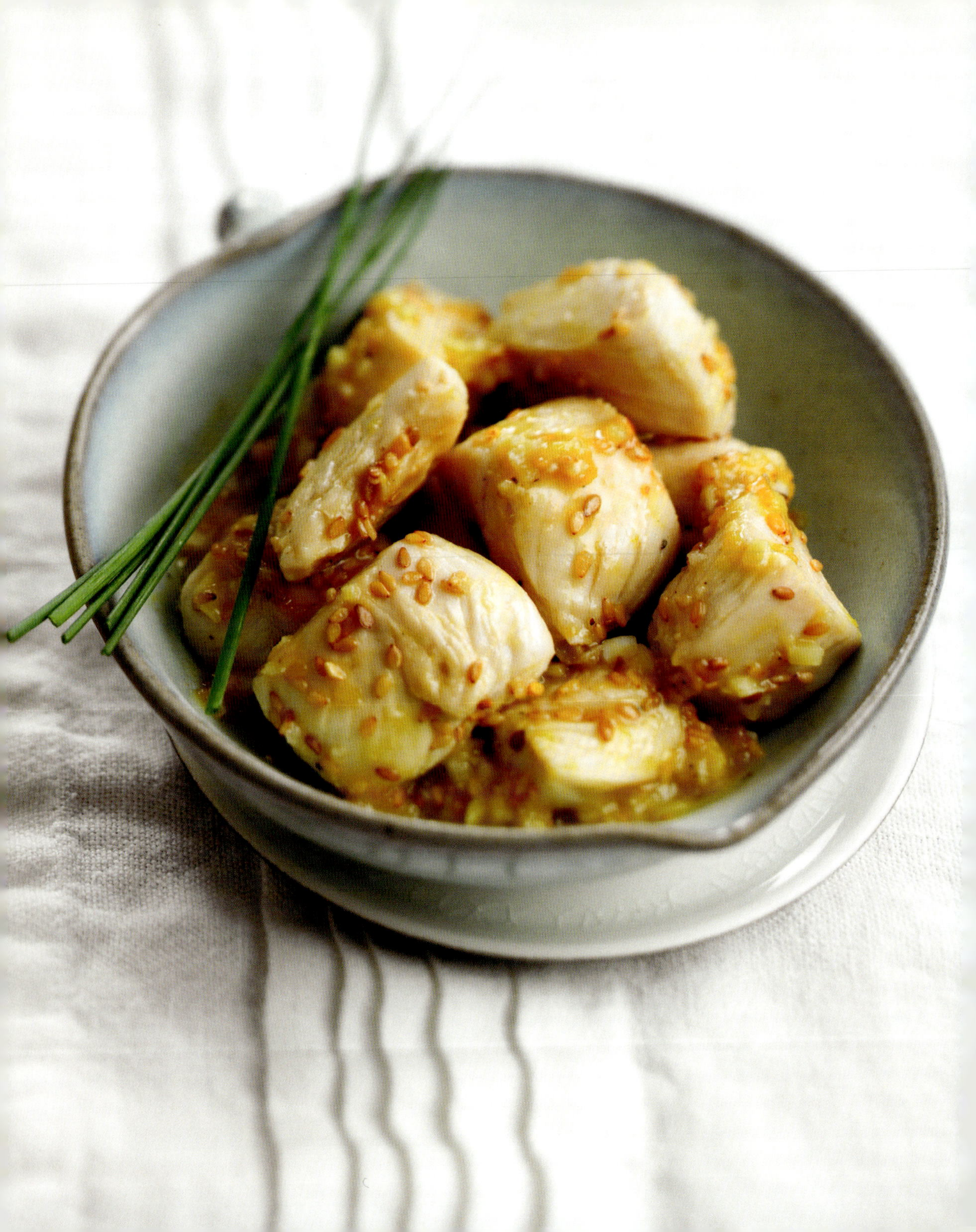

Émincé de poulet à l'orange et au sésame

On reproche souvent au poulet d'être une viande sèche, mais ici la marinade attendrit la viande, l'assaisonne naturellement et permet une cuisson sans ajout de matière grasse, tout en conservant une fine sauce acidulée en fin de cuisson. Les graines de sésame, riches en acides gras polyinsaturés, en magnésium et en phosphore assurent la décoration.

PRÉPARATION 20 minutes | **CUISSON** 15 minutes | **MARINADE** 30 minutes

INGRÉDIENTS POUR 1 PERSONNE

150 g de blanc de poulet
1 orange à jus
½ citron
¼ de gousse d'ail
1 c. à c. de gingembre frais râpé
1 c. à s. de sauce soja
1 c. à c. de graines de sésame
Poivre

1 Coupez le blanc de poulet en gros morceaux réguliers.

2 Dans un saladier, mélangez le jus de l'orange, le jus de citron, la gousse d'ail écrasée, le gingembre râpé, le poivre et la sauce soja. Ajoutez les morceaux de poulet, enrobez-les bien. Laissez mariner 30 minutes au frais.

3 Dans une poêle à revêtement antiadhésif, faites revenir les morceaux de poulet sur tous les côtés, ajoutez la marinade et les graines de sésame. Laissez réduire le jus jusqu'à l'obtention d'une consistance sirupeuse.

4 Servez bien chaud.

Papillote de blanc de poulet et sa fondue de poireau

Pour une cuisine diététique et savoureuse, la cuisson en papillote est excellente, puisque les aliments cuisent dans leur propre jus et concentrent ainsi tous leurs arômes. Du fait de l'apport protéiné du poulet et de la richesse en fibres du poireau, cette recette est particulièrement rassasiante.

PRÉPARATION 15 minutes | **CUISSON** 25 minutes

INGRÉDIENTS POUR 1 PERSONNE

300 g de blancs de poireau
1 petite noisette de margarine ou un petit filet d'huile
125 g d'escalope de poulet
1 rondelle de tomate
1 citron non traité
1 c. à c. de fond de volaille dégraissé
1 branche d'estragon
Sel, poivre

1 Préchauffez le four à 210 °C (th. 7).

2 Lavez et émincez finement les blancs de poireau. Faites-les revenir avec la matière grasse dans une poêle à revêtement antiadhésif. Salez et poivrez.

3 Découpez un carré de papier de cuisson et déposez-y un lit de poireau.

4 Saisissez l'escalope dans une poêle bien chaude sans matière grasse (environ 2 minutes de chaque côté). Posez-la sur les poireaux, ajoutez la rondelle de tomate, une cuillerée à soupe de jus de citron, du sel et du poivre.

5 Mélangez le fond de volaille dilué dans un demi-verre d'eau avec l'estragon et le zeste de citron râpé. Nappez l'escalope de poulet et fermez hermétiquement la papillote. Enfournez pendant environ 15 minutes.

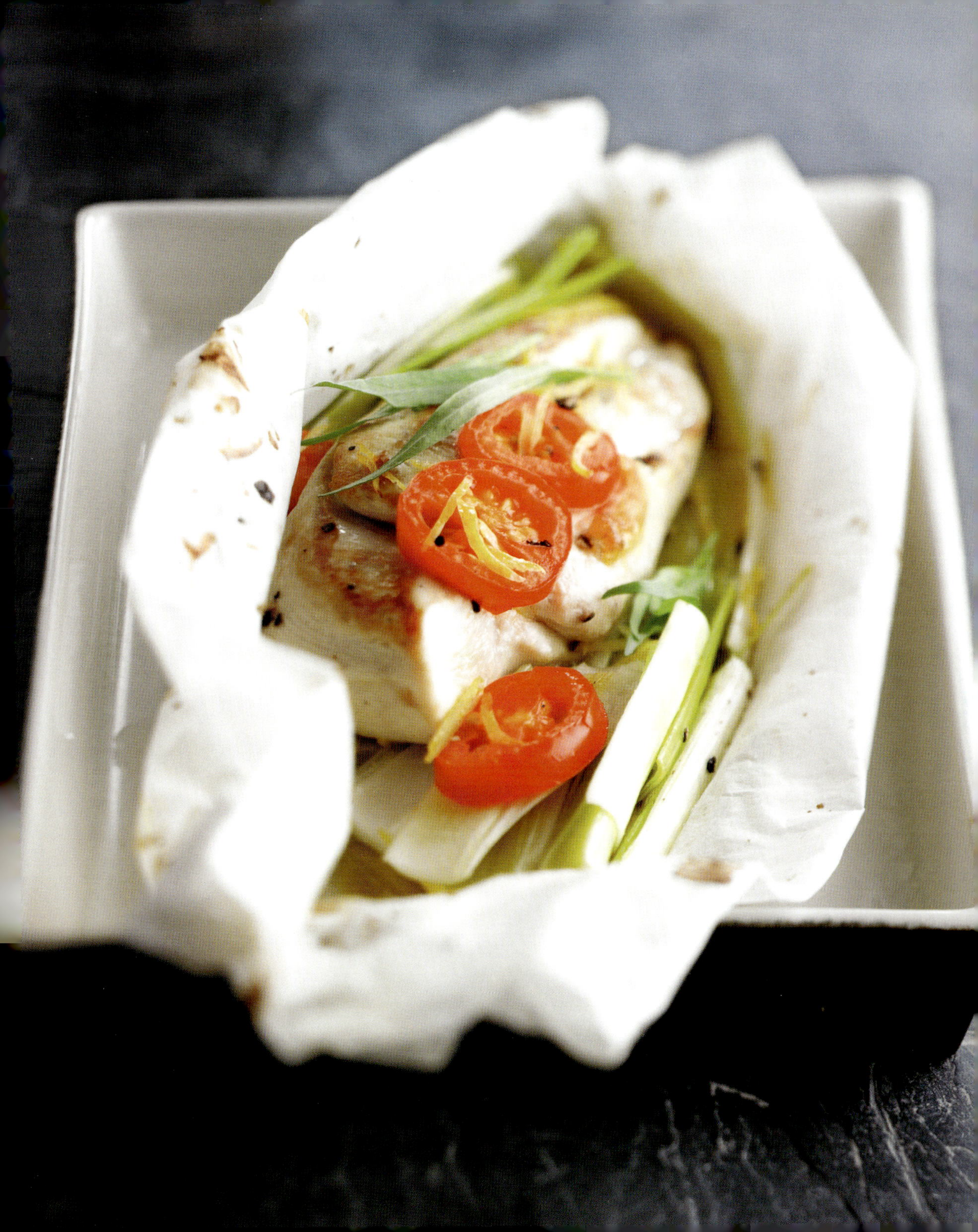

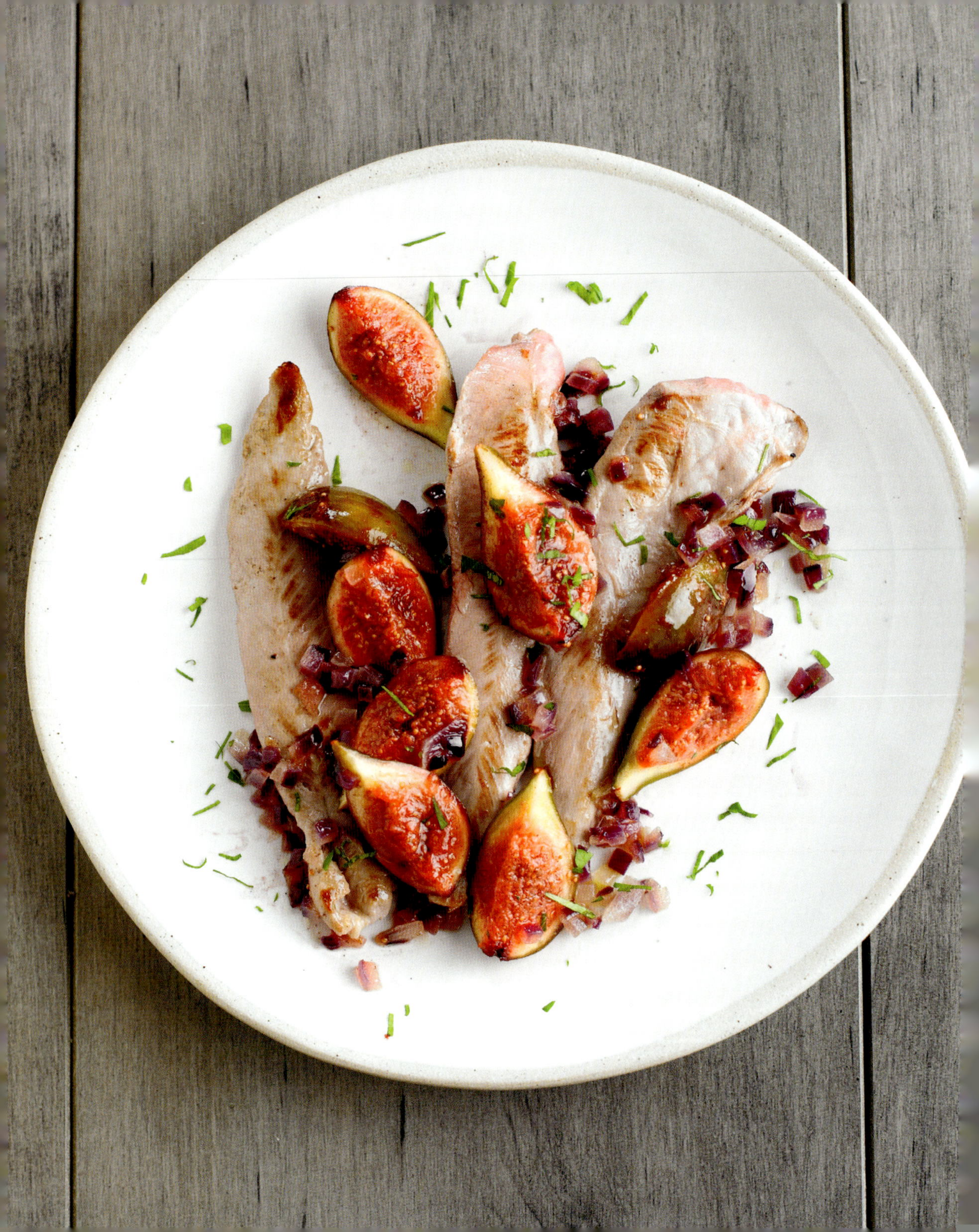

Aiguillettes de canard aux figues et à la cannelle

Les aiguillettes sont la partie du canard dont la chair est la plus fine et la moins grasse. Cette viande tendre, associée à la finesse des figues et à la douceur de la cannelle, en fait un plat minceur festif. Les figues fraîches, riches en fibres et en minéraux, assurent un bon complément en vitamines du groupe B ainsi qu'en substances anthocyaniques (antioxydants).

PRÉPARATION 10 minutes | **CUISSON** 15 minutes

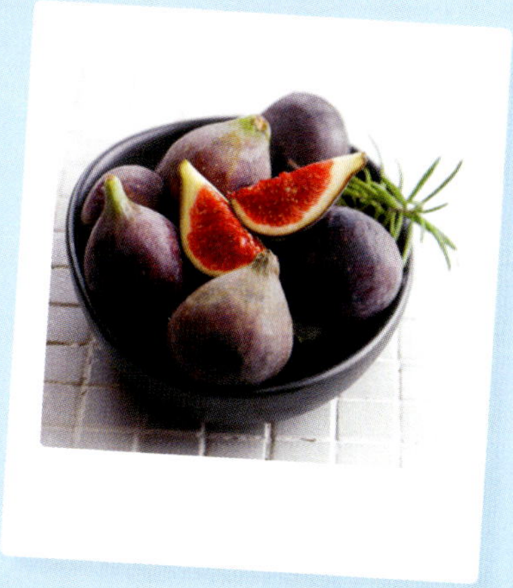

INGRÉDIENTS POUR 1 PERSONNE

½ oignon rouge
3 figues fraîches
½ c. à c. de cannelle moulue
125 g d'aiguillettes de canard
1 c. à c. de persil haché
Sel, poivre

1 Émincez l'oignon le plus finement possible.
Faites-le revenir à sec dans une poêle à revêtement antiadhésif.

2 Coupez les figues en quatre.
Ajoutez-les dans la poêle et saupoudrez de cannelle.

3 Ajoutez ensuite les aiguillettes de canard et faites-les bien dorer.

4 Salez, poivrez et incorporez le persil haché en fin de cuisson.

Salade de poulet à la granny-smith

Cette salade est un repas à elle toute seule : légumes, féculents, viande, fromage et fruit, tout y est ! Parfaite pour les personnes pressées qui n'ont que très peu de temps pour déjeuner.

PRÉPARATION 20 minutes | **CUISSON** 10 minutes

INGRÉDIENTS POUR 1 PERSONNE
100 g de filet de poulet
2 tranches de pain complet pour les croûtons
10 g de raisins secs
1 sachet de thé
75 g de carotte
75 g de chou blanc
1 pomme granny-smith
25 g d'emmental
100 g de mâche
1 c. à c. d'huile de noix
1 c. à c. de vinaigre de cidre
½ c. à c. de cannelle
Sel, poivre du moulin

1 Faites revenir le poulet coupé en fines lanières dans une poêle à revêtement antiadhésif, sans matière grasse.

2 Faites griller le pain complet. Laissez tiédir.

3 Mettez les raisins secs à réhydrater dans une tasse de thé.

4 Lavez les légumes et la pomme. Râpez la carotte, émincez le chou, détaillez la pomme en fines lamelles. Coupez l'emmental en petits dés.

5 Sur une assiette, dressez la mâche, les carottes râpées, le chou blanc, la pomme, le poulet et l'emmental. Ajoutez l'huile et le vinaigre. Saupoudrez de cannelle, ajoutez les raisins secs et les croûtons. Salez, poivrez.

6 Servez immédiatement !

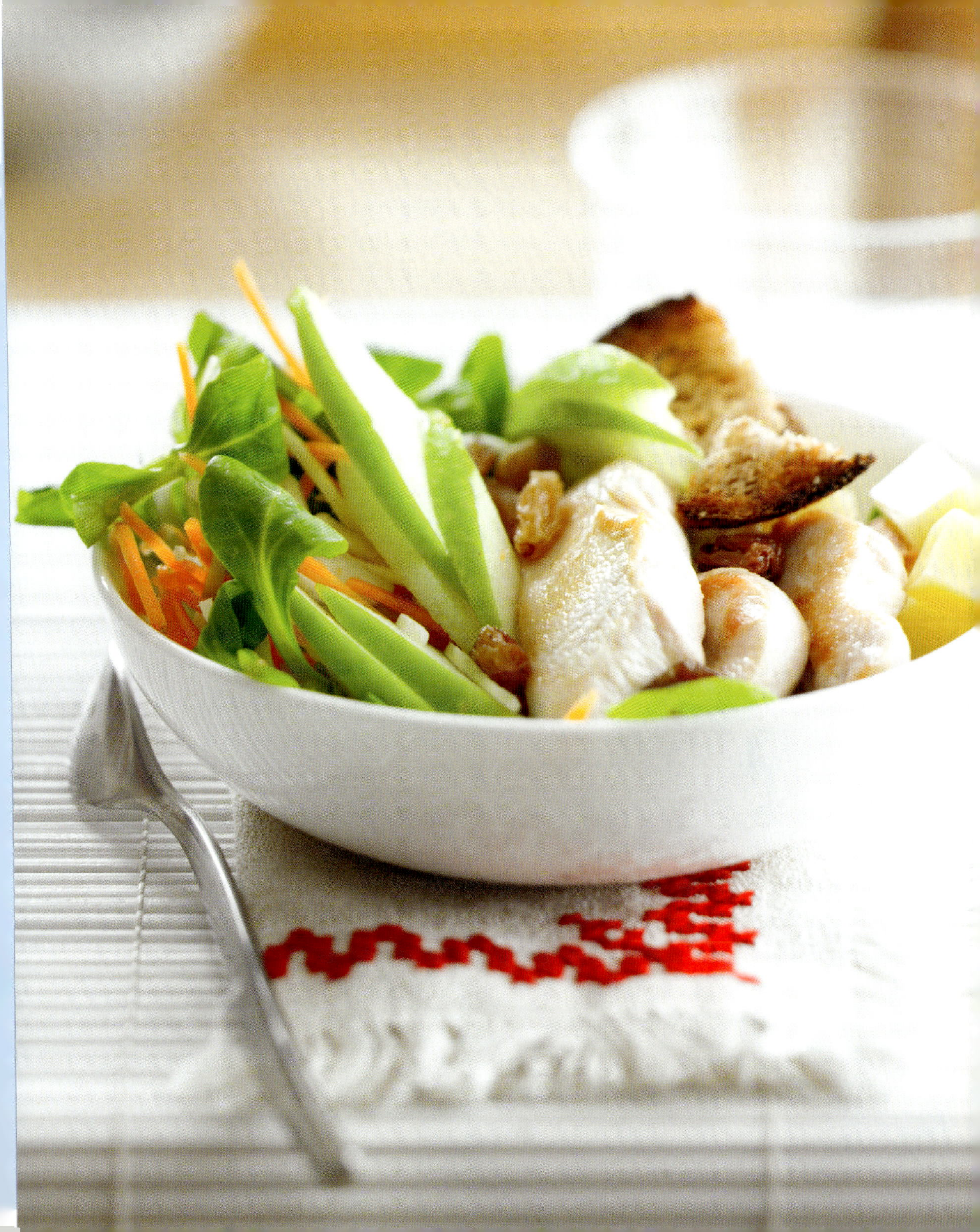

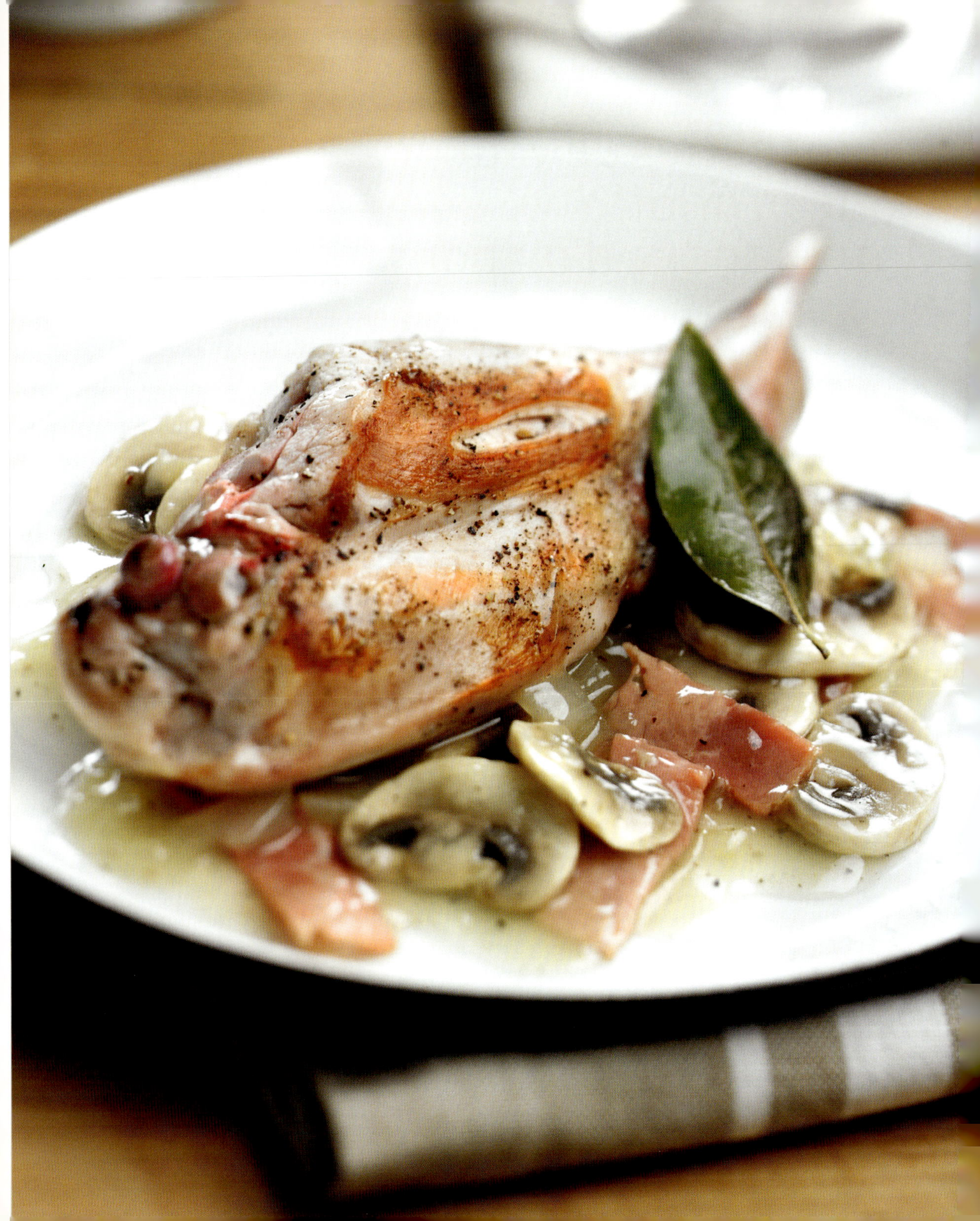

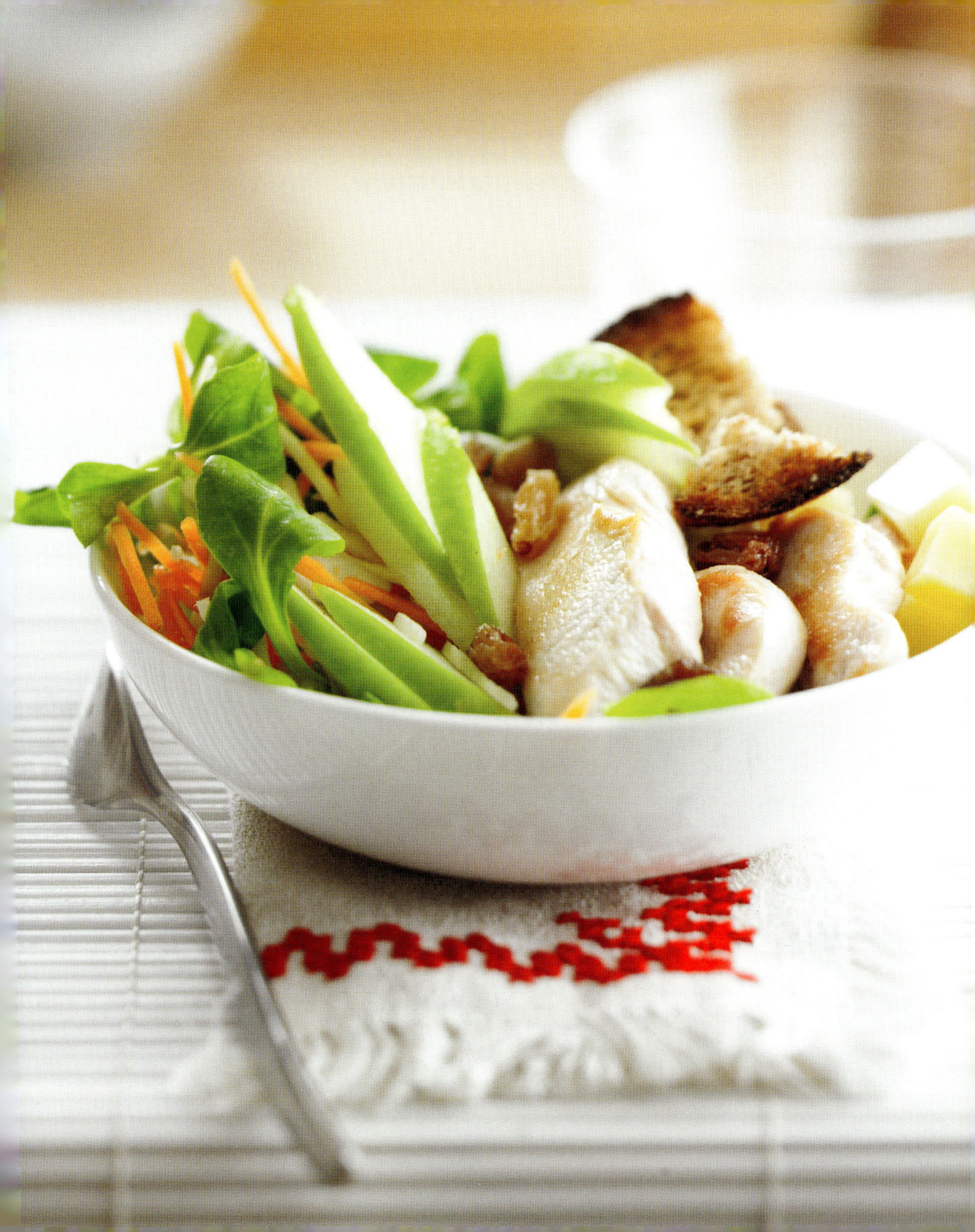

Cuisses de grenouilles marinées à la provençale

La France est le premier pays consommateur de cuisses de grenouilles, ce qui nous vaut les railleries de nos voisins ! Assumons-le pleinement en les consommant à toutes les sauces, et même en période d'amincissement... avec une cuisine pauvre en huile de cuisson et riche en aromates.

PRÉPARATION 15 minutes | **RÉFRIGÉRATION** 4 heures | **CUISSON** 25 minutes

INGRÉDIENTS POUR 4 PERSONNES
1 c. à s. d'huile d'olive
1 c. à c. de piment d'Espelette
1 gousse d'ail hachée
2 c. à c. d'herbes de Provence
1 c. à c. de concentré de tomate
1 c. à c. de sauce salée aux extraits de viande
1 citron
36 cuisses de grenouilles
Sel, poivre

1 Mélangez tous les ingrédients de la marinade dans un bol (excepté le sel et le poivre). Ajoutez le citron pressé. Répartissez la marinade dans un plat et placez-y les cuisses de grenouilles, en les retournant plusieurs fois dans la sauce. Mettez le plat au réfrigérateur pendant 4 heures.

2 Préchauffez le four à 180 °C (th. 6). Placez les cuisses de grenouilles dans un plat, salez, poivrez et enfournez-les pendant 20 minutes. En fin de cuisson, mettez le four en position gril pour les colorer.

3 Il est possible d'accompagner ces cuisses de grenouilles marinées à la provençale avec des tagliatelles au basilic frais.

Brochettes de veau façon orloff à la fondue d'oignons

Le veau est l'une des viandes blanches les plus maigres, et l'escalope en particulier. Accommodé à la façon orloff, le fromage à pâte cuite (parmesan, comté, emmental…), riche en lipides, est remplacé ici par des tranches de fromage fondu. Le choix de tranches de filet de bacon plutôt que de lard permet également d'alléger cette balance lipidique tout en conservant le goût originel de la recette entre le fondant du fromage, le fumet du bacon et en l'accompagnant d'une fondue d'oignons plutôt que de sauce Mornay.

PRÉPARATION 30 minutes | **CUISSON** 25 minutes

INGRÉDIENTS POUR 4 PERSONNES
2 oignons
4 escalopes de veau
8 tranches de filet de bacon
4 Toastinettes (fromage en tranches)
4 c. à c. de thym
Sel, poivre

1 Préchauffez le four à 180 °C (th. 6).

2 Ciselez les oignons, faites-les revenir à sec et à feu vif dans une poêle à revêtement antiadhésif jusqu'à ce qu'ils soient bien dorés. Ajoutez un verre d'eau, salez, poivrez et poursuivez la cuisson à feu doux, jusqu'à ce que les oignons soient bien fondants.

3 Coupez les escalopes de veau, le filet de bacon et les Toastinettes en lanières d'environ 2 centimètres de large. Roulez ensemble un morceau d'escalope de veau, un morceau de bacon et de fromage et enfilez les roulades sur des piques à brochettes. Saupoudrez de thym.

4 Faites cuire sur la plaque du four recouverte d'une feuille de papier sulfurisé et terminez la cuisson en position gril.

5 Servez bien chaud avec la fondue d'oignons.

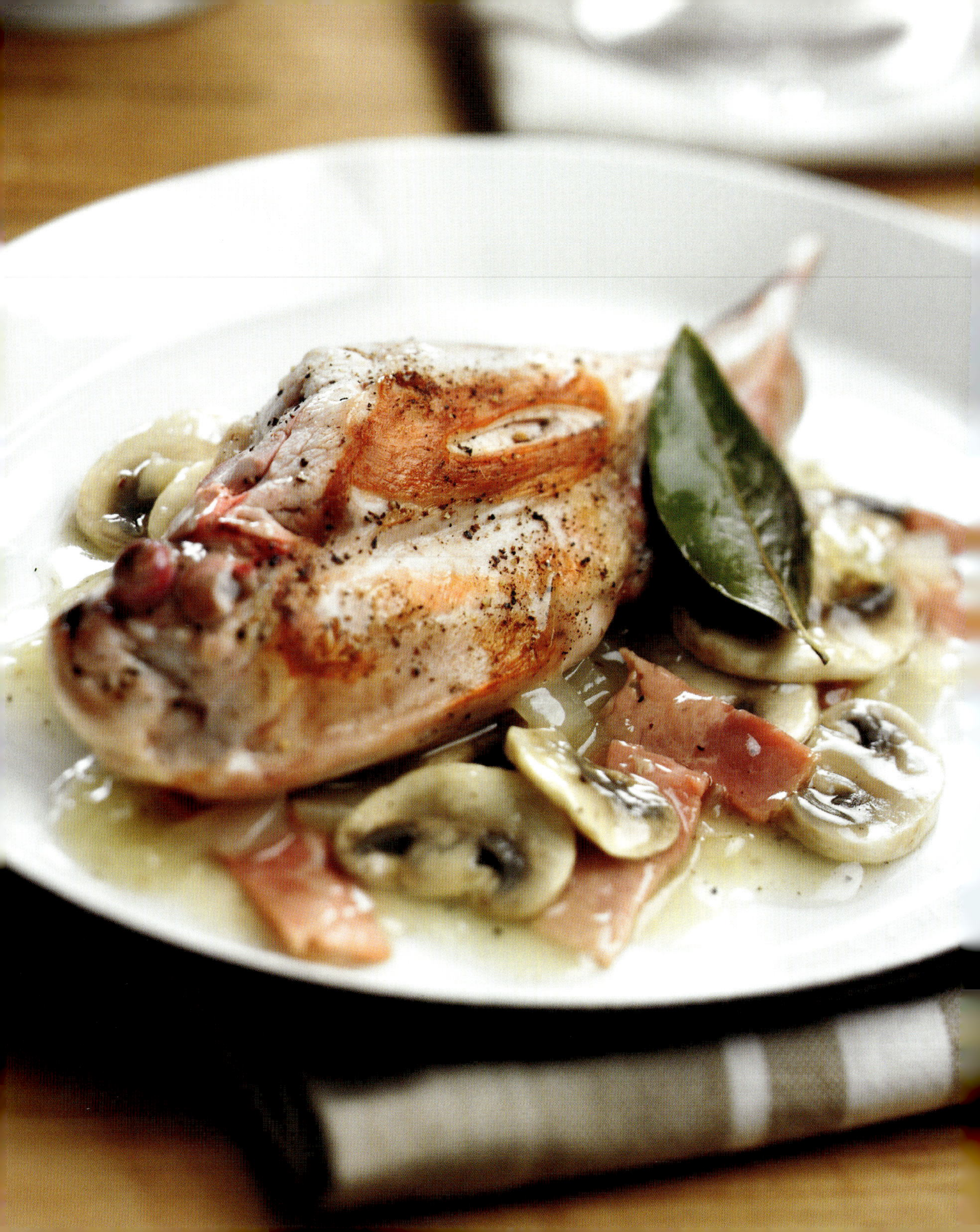

Gibelotte de lapin

Véritable ragoût de lapin au vin blanc, la gibelotte est une recette ancestrale. En version diététique, les lardons ont laissé place à des lamelles de jambon blanc fumé qui préservent sa saveur originelle. Avec une cuisson sans matières grasses et une sauce liée simplement à la fécule de maïs, ce plat du terroir conserve toute son intégrité.

PRÉPARATION 35 minutes | **CUISSON** 1 heure

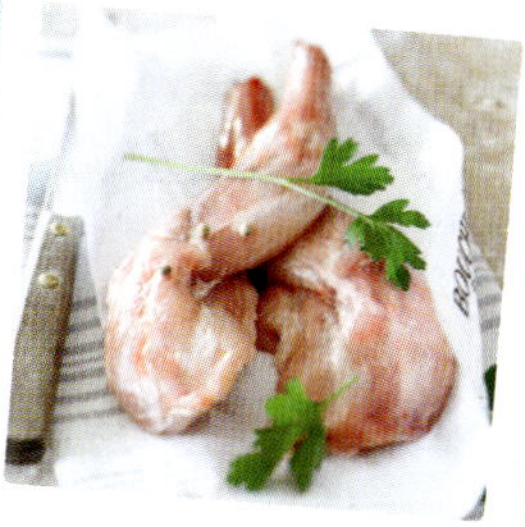

INGRÉDIENTS POUR 4 PERSONNES
1 oignon
250 g de champignons de Paris
4 petites cuisses de lapin (800 g)
1 tranche de jambon blanc fumé découenné dégraissé
200 ml de vin blanc sec
1 bouquet garni
2 c. à c. de fécule de maïs
Sel, poivre

1. Émincez l'oignon, lavez les champignons et taillez-les en fines lamelles. Colorez à feu vif les cuisses de lapin dans une poêle à revêtement antiadhésif, puis réservez. Faites revenir les oignons et le jambon découpé en fines lanières. Déglacez avec le vin blanc. Mettez le tout dans une cocotte en fonte. Ajoutez le sel, le poivre et le bouquet garni. Ajustez le liquide de cuisson avec de l'eau si besoin (jusqu'aux deux tiers de la viande). Laissez cuire 30 minutes.
2. Ajoutez les champignons et poursuivez la cuisson 15 minutes.
3. Dans un bol, mélangez la fécule de maïs avec une louche de bouillon, puis incorporez ce mélange au liquide de cuisson sur le feu. Rectifiez l'assaisonnement.
4. Servez bien chaud.

Gigot d'agneau printanier

Fleuron du déjeuner pascal, le gigot est la partie noble et une des plus maigres de l'agneau. Préparé simplement rôti au four avec des aromates et un bouillon dégraissé, il conserve ainsi toute sa tendreté sans ajout de matière grasse.

PRÉPARATION 15 minutes | **CUISSON** 30 minutes

INGRÉDIENTS POUR 4 PERSONNES
600 g de gigot d'agneau dégraissé
2 gousses d'ail
4 c. à c. de thym
4 c. à c. de romarin
2 citrons non traités
1 cube de bouillon de légumes dégraissé
1 c. à c. de concentré de tomate
400 g de tomates
Poivre du moulin

1 Préchauffez le four à 210 °C (th. 7).

2 Incisez le gigot et plantez l'ail en morceaux dans les fentes. Disposez-le dans un plat allant au four et saupoudrez de thym, de romarin et de zestes de citron, puis enfournez. Laissez cuire 15 minutes environ.

3 Préparez le bouillon en diluant le cube avec 250 ml d'eau, puis ajoutez le concentré de tomate. Mouillez le gigot avec ce bouillon, ajoutez les tomates coupées en quartiers, poivrez et poursuivez la cuisson 15 minutes.

4 Servez bien chaud.

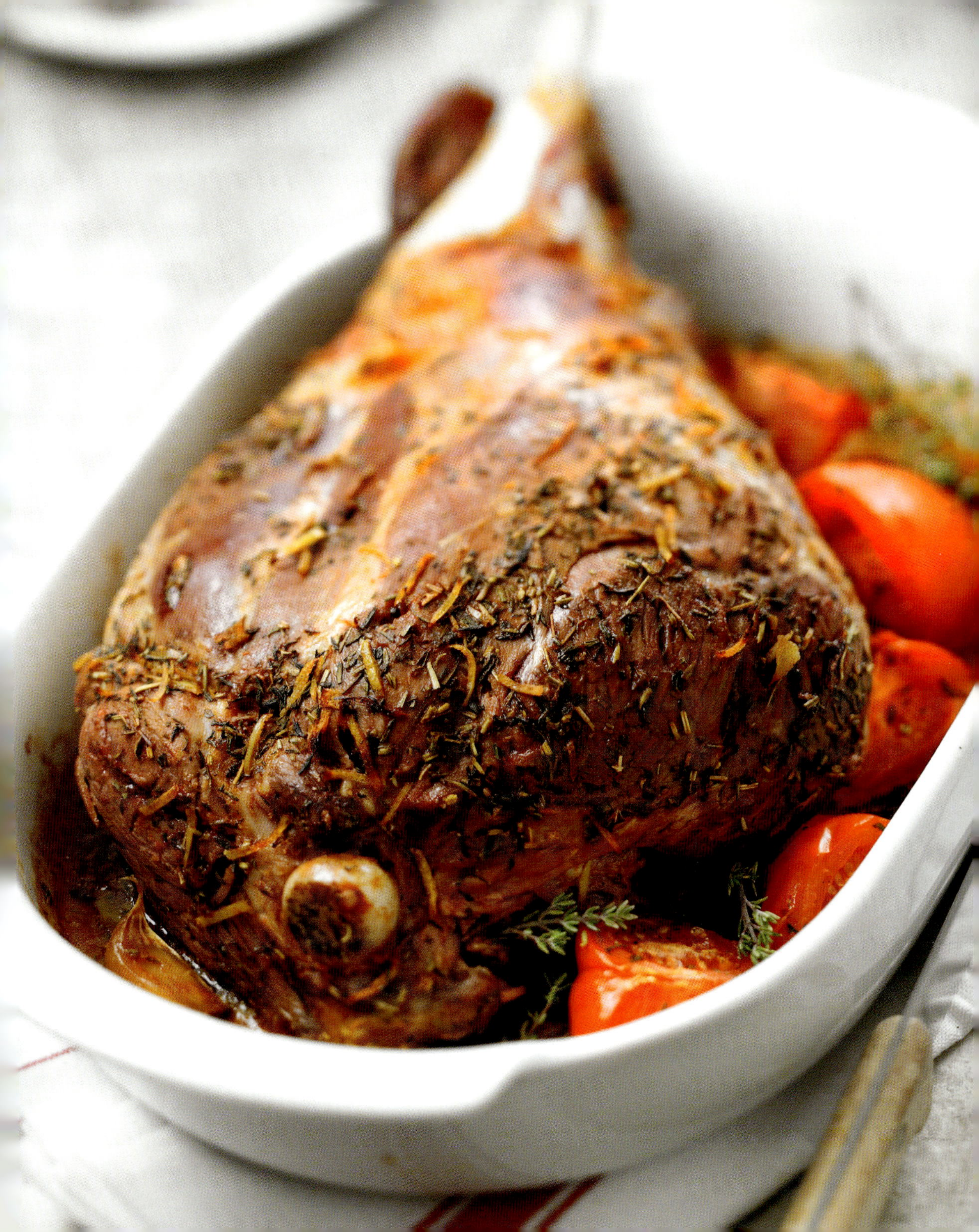

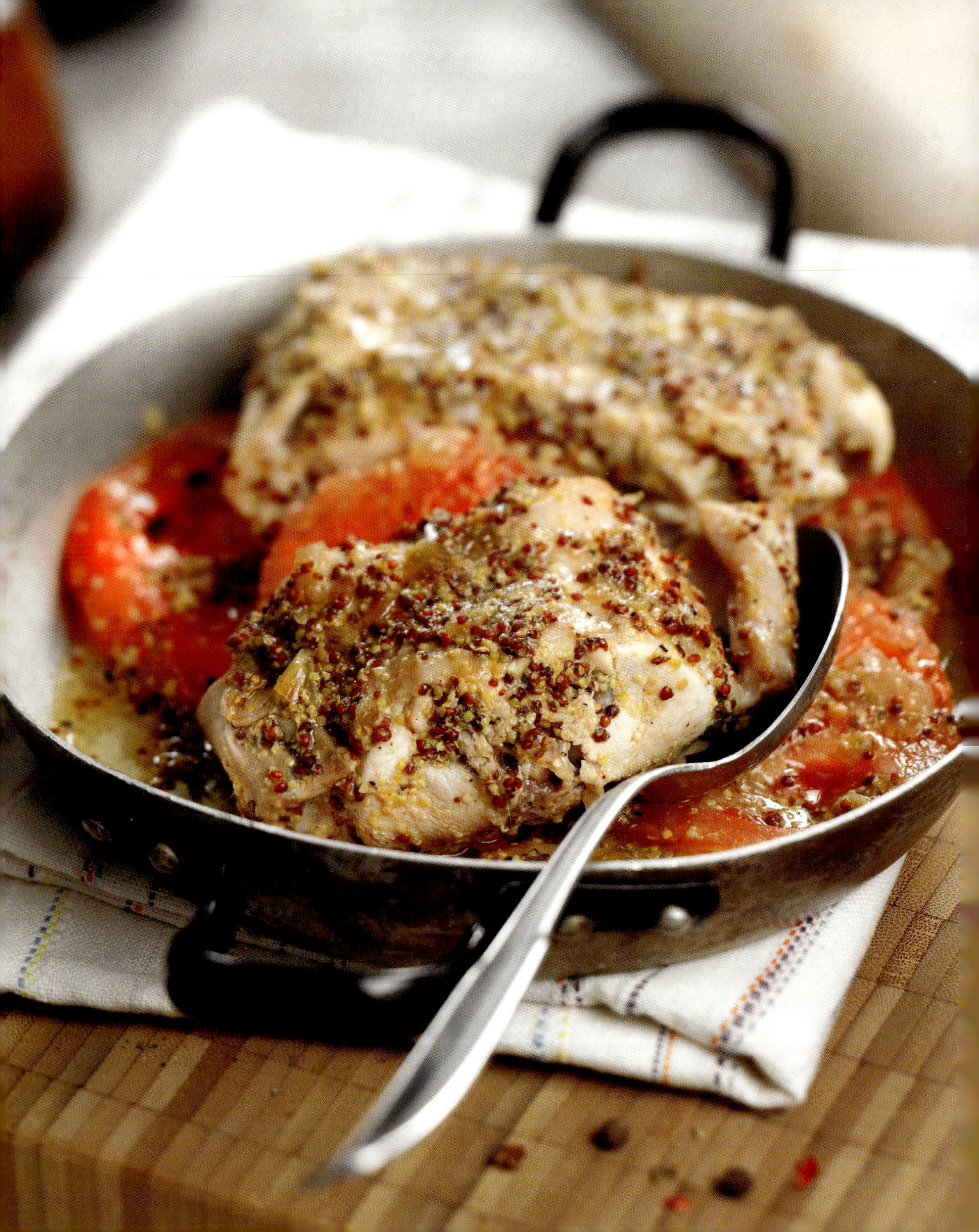

Lapin à la moutarde

Le lapin est une viande souvent oubliée, pourtant sa chair est particulièrement maigre, fine, et bien moins chère que la viande rouge ou le veau. Une cuisson de type mijoté et une sauce légère bien aromatisée, ici avec de la moutarde, permettent de conserver toute sa tendreté et de lui apporter du caractère.

PRÉPARATION 20 minutes | **CUISSON** 45 minutes

INGRÉDIENTS POUR 4 PERSONNES
8 râbles de lapin
4 c. à s. de moutarde à l'ancienne
2 échalotes
8 grosses tomates pelées
Sel, poivre

1 Parez les râbles de lapin si nécessaire, coupez-les en morceaux et badigeonnez-les largement de moutarde.

2 Épluchez et émincez les échalotes. Faites-les revenir dans une poêle à revêtement antiadhésif jusqu'à ce qu'elles soient bien translucides, puis incorporez les tomates coupées en tranches. Salez, poivrez et ajoutez les râbles de lapin.
Laissez cuire environ 35 minutes à couvert en remuant de temps en temps.

3 Servez très chaud.

Navarin d'agneau minceur

Le navarin est, selon l'étymologie du mot, un plat à base de navets. Plus précisément, il s'agit en fait d'un ragoût d'agneau aux légumes. L'agneau étant une viande grasse, il est important de bien choisir son morceau et de ne pas saturer la cuisson en matières grasses.

PRÉPARATION 35 minutes | **CUISSON** 1 h 40

INGRÉDIENTS POUR 4 PERSONNES
800 g d'agneau dégraissé
2 gousses d'ail
1 cube de bouillon de veau dégraissé
20 g de farine
400 g de pulpe de tomate
1 feuille de laurier
1 c. à c. de thym
400 g de carottes
500 g de navets
8 petits oignons
Sel, poivre

1. Détaillez l'agneau en cubes de 5 centimètres de côté. Dans une cocotte à revêtement antiadhésif, faites-les dorer à feu vif sans ajouter de matières grasses.
2. Épluchez et écrasez les gousses d'ail, ajoutez-les dans la cocotte et poursuivez la cuisson.
3. Préparez le bouillon : mettez le cube de bouillon de veau dans 500 ml d'eau et faites chauffer au four à micro-ondes 5 minutes. Saupoudrez les morceaux d'agneau de farine en veillant à bien les enrober. Salez, poivrez et faites cuire quelques minutes jusqu'à ce que la farine soit dorée. Versez le bouillon reconstitué sur la viande en remuant. Ajoutez la pulpe de tomate, le laurier et le thym. Laissez mijoter 50 minutes à feu moyen.
4. Lavez et épluchez les carottes et les navets. Coupez les navets en gros dés et les carottes en gros tronçons. Ajoutez les légumes et les petits oignons dans la cocotte, baissez le feu et poursuivez la cuisson 30 minutes.

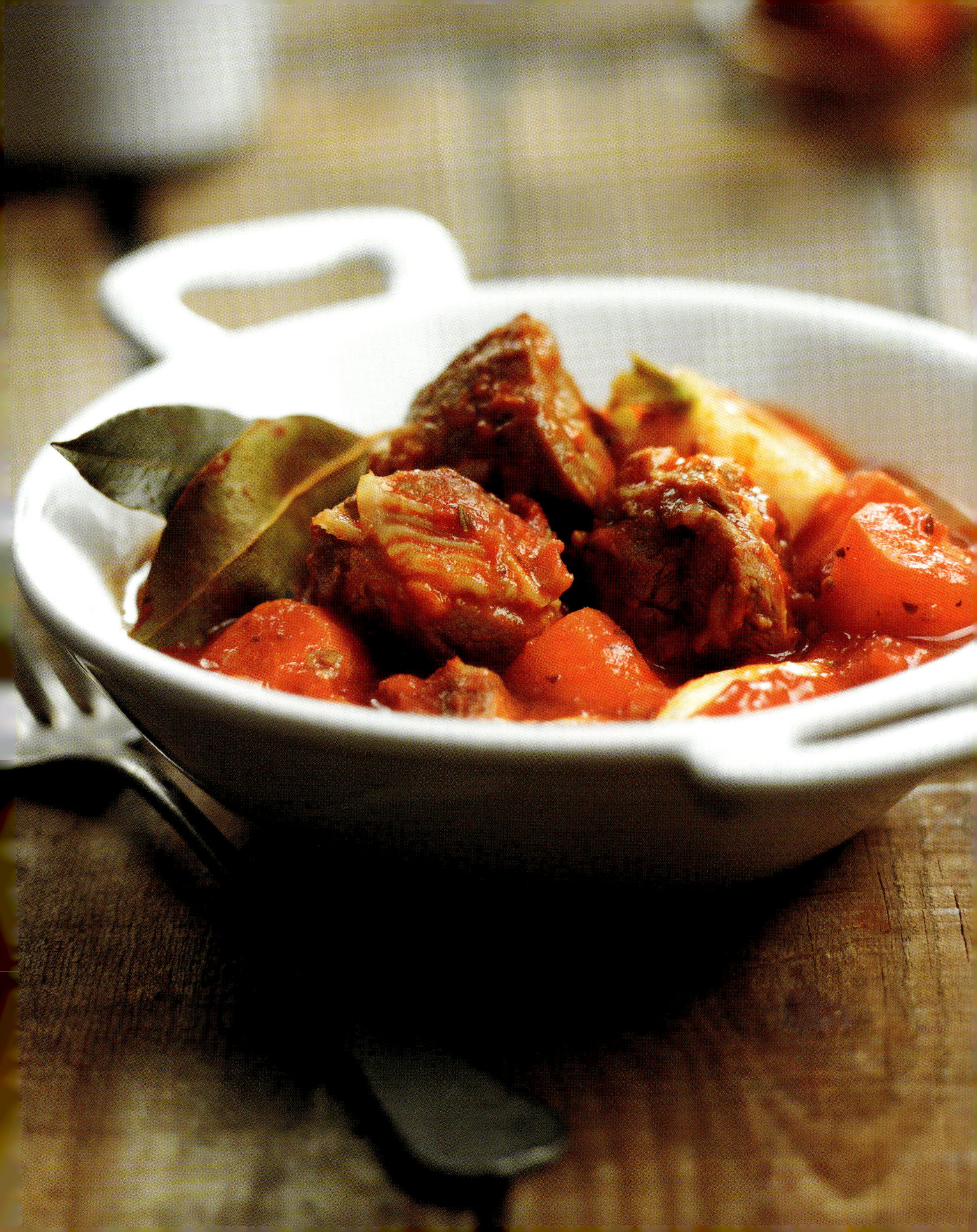

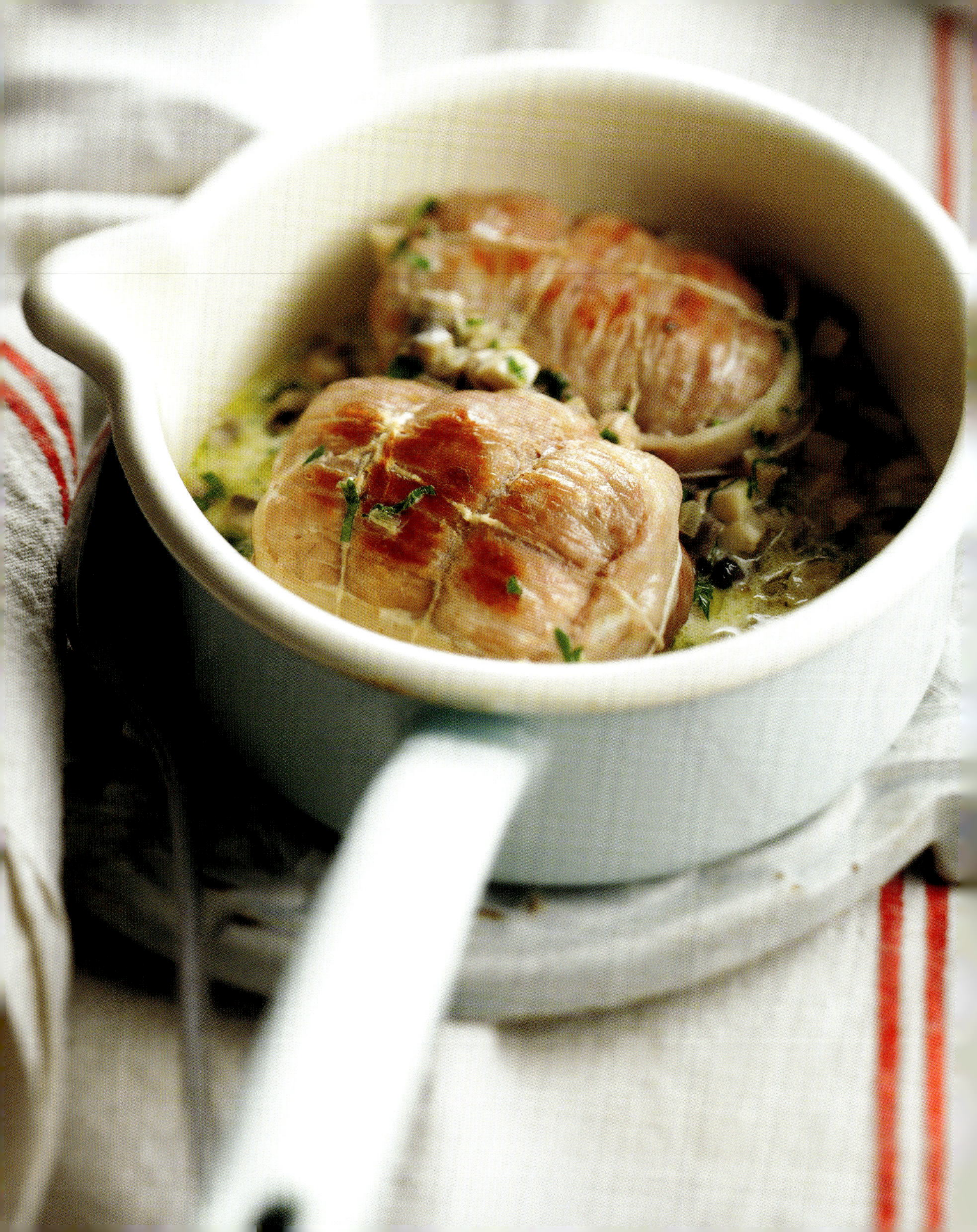

Paupiettes de veau aux champignons

La tranche fine de veau de la paupiette est en général de bonne qualité nutritionnelle, mais c'est sur la farce contenue à l'intérieur que l'allègement devient intéressant. Ici, à base de jambon et d'escalope, la farce est noble et pauvre en graisses.

PRÉPARATION 40 minutes | **CUISSON** 40 minutes

INGRÉDIENTS POUR 4 PERSONNES

4 escalopes de veau
1 oignon
2 échalotes
125 g de jambon blanc dégraissé découenné
100 g de grillade de porc maigre
300 ml de bouillon de veau dégraissé
200 g de champignons de Paris
1 c. à s. de persil
4 c. à s. de crème épaisse à 3 % de MG
Sel, poivre

1 Aplatissez les escalopes de veau au maillet de cuisine (ou à la spatule) pour qu'elles soient très fines. Recoupez-les pour leur donner une forme régulière. Épluchez et hachez finement l'oignon et une échalote. Hachez le jambon en morceaux avec la grillade de porc et les chutes d'escalope de veau. Mélangez soigneusement les deux préparations, salez et poivrez.

2 Répartissez à l'extrémité de chaque escalope de veau une partie de la farce. Roulez autour de la farce et ficelez avec de la ficelle de cuisine.

3 Faites chauffer une sauteuse et mettez à dorer les paupiettes de chaque côté. Arrosez de bouillon et laissez cuire à couvert à feu doux pendant 30 minutes.

4 Ôtez la partie sableuse du pied des champignons, essuyez-les et hachez-les finement. Pelez la seconde échalote et hachez-la finement. Dans une petite poêle bien chaude, faites suer l'échalote 3 minutes. Ajoutez les champignons et faites cuire en mélangeant pendant 10 minutes jusqu'à ce que les champignons ne rendent plus d'eau. Ajoutez le persil, salez et poivrez.

5 Lorsque les paupiettes sont cuites, faites réduire le bouillon et ajoutez le mélange de champignons et échalote hachés. Retirez du feu, incorporez la crème. Reportez sur le feu jusqu'aux premiers frémissements et servez aussitôt.

Rumsteck grillé au sésame

Ne négligez pas la viande de bœuf, qui est globalement la viande la plus riche en fer sous forme héminique, particulièrement bien assimilé par l'organisme. Pour optimiser son absorption, accompagnez cette recette d'un légume riche en vitamine C comme les brocolis ou les poivrons.

PRÉPARATION 10 minutes | **CUISSON** 15 minutes

INGRÉDIENTS POUR 1 PERSONNE

125 g de rumsteck
2 c. à s. de sauce soja
1 oignon rouge
1 c. à s. de graines de sésame grillées
Un peu de coriandre fraîche
Poivre

1 Coupez le rumsteck en fines tranches, arrosez-les avec 1 cuillerée à soupe de sauce soja, poivrez et réservez.

2 Épluchez l'oignon et émincez-le finement. Faites-le revenir à sec dans une poêle à revêtement antiadhésif, puis déglacez avec 1 cuillerée à soupe de sauce soja. Réservez.

3 Dans la même poêle, faites griller les tranches de rumsteck, puis arrosez de la sauce soja restante. Ajoutez les oignons et les graines de sésame.

4 Disposez la viande sur un lit de légumes, décorez de coriandre ciselée et servez aussitôt.

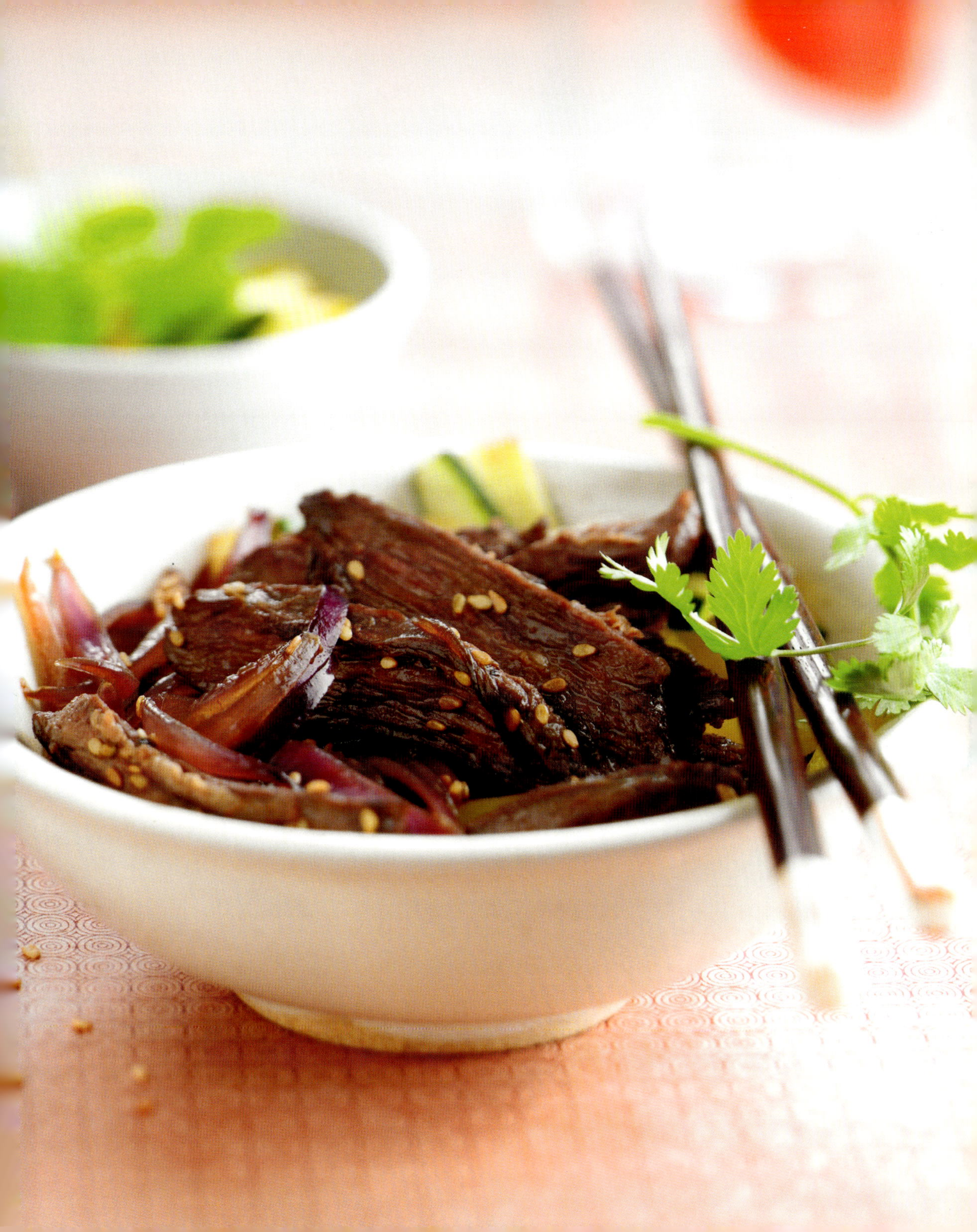

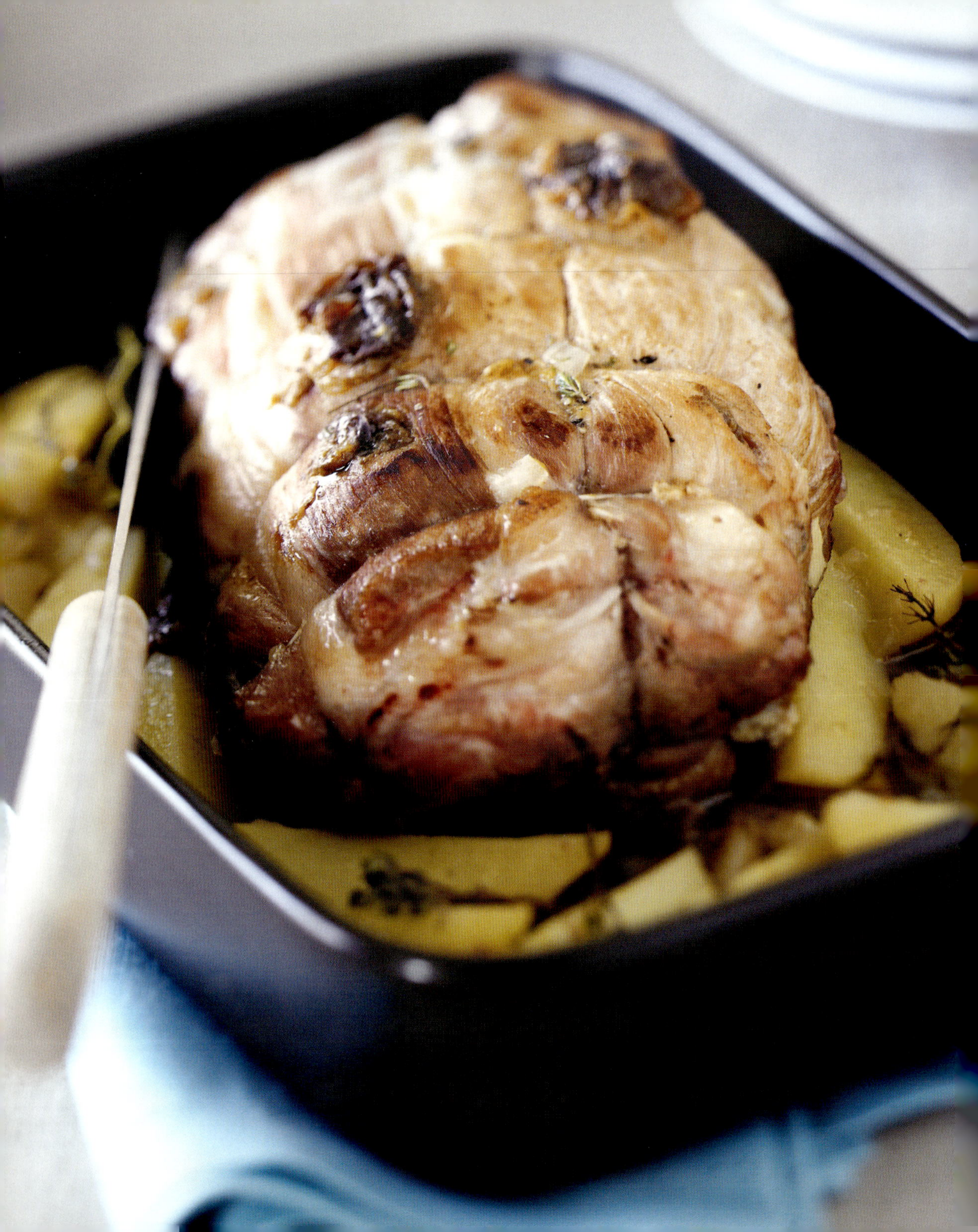

Rôti de porc farci aux pruneaux

Cette recette classique et savoureuse remporte toujours un vif succès. Alors pourquoi s'en priver en période de régime ? Un rôti pris dans le filet, dans son plus simple appareil (pas de barde ni de lardons) et une cuisson sans matière grasse pour une saveur toujours inimitable !

PRÉPARATION 20 minutes | **CUISSON** 1 h 10

INGRÉDIENTS POUR 4 PERSONNES
600 g de rôti de porc taillé dans le filet (sans barde)
120 g de pruneaux dénoyautés
1 oignon
1 c. à c. d'huile d'olive
2 gousses d'ail
1 cube de bouillon de volaille dégraissé
1 branche de thym
500 g de pommes de terre
Sel, poivre

1 À l'aide d'un couteau, réalisez des entailles profondes mais étroites dans le rôti et enfoncez les pruneaux dans la chair. Veillez à bien les répartir. Dans une cocotte à revêtement antiadhésif, faites dorer le rôti sur toutes les faces. Réservez dans une assiette.

2 Pelez et émincez l'oignon. Faites-le revenir dans la même cocotte avec l'huile jusqu'à ce qu'il soit bien doré. Pelez et écrasez les gousses d'ail, ajoutez-les et poursuivez la cuisson quelques minutes.

3 Délayez le cube de bouillon dans 500 ml d'eau bouillante. Ajoutez le rôti dans la cocotte, la branche de thym, versez le bouillon, salez et poivrez. Laissez mijoter 30 minutes.

4 Lavez et pelez les pommes de terre. Coupez-les en quartiers, puis ajoutez-les dans la cocotte. Ajustez le niveau d'eau si nécessaire et faites cuire 20 minutes supplémentaires.

5 Juste avant de servir, sortez le rôti, tranchez et disposez-le dans un plat entouré des pommes de terre. Conservez l'équivalent d'un petit bol de jus pour arroser le rôti et servez bien chaud.

Veau marengo

Ce plat légendaire, créé par le chef Dunand pour Bonaparte à la suite de la bataille de Marengo, méritait bien que l'on s'y attarde pour une version allégée. Son secret réside dans une cuisson pauvre en huile et un morceau de veau bien choisi.

PRÉPARATION 25 minutes | **CUISSON** 2 h 45

INGRÉDIENTS POUR 4 PERSONNES

600 g de grenadin de veau
2 oignons
1 c. à c. d'huile d'olive
2 gousses d'ail
40 g de farine
150 ml de vin blanc sec
400 g de tomates pelées au jus
1 orange non traitée
1 branche de thym
400 g de champignons de Paris
Quelques feuilles de basilic frais
Sel, poivre

1 Coupez la viande en gros dés et faites-la dorer à sec dans une cocotte à revêtement antiadhésif bien chaude. Réservez dans une assiette.

2 Pelez et émincez les oignons. Dans la même cocotte, faites chauffer l'huile d'olive et faites revenir les oignons jusqu'à ce qu'ils soient bien dorés. Pelez et pressez l'ail, ajoutez-le dans la cocotte et faites dorer quelques minutes. Ajoutez la viande, salez, poivrez et farinez. Remuez bien afin que la farine enrobe chaque morceau de viande et poursuivez la cuisson quelques minutes. Baissez le feu et ajoutez le vin banc, mélangez bien, puis portez à ébullition. Coupez les tomates en dés et ajoutez-les, ainsi que leur jus, dans la cocotte. Mélangez bien.

3 Lavez l'orange et prélevez le zeste à l'aide d'un couteau économe. Coupez-la en deux et pressez-la. Ajoutez le jus, le zeste d'orange et la branche de thym dans la cocotte et portez de nouveau à ébullition. Baissez le feu et laissez mijoter 1 h 30.

4 Rincez les champignons, coupez leurs pieds et émincez-les. Ajoutez-les dans la cocotte et poursuivez la cuisson 15 minutes. N'oubliez pas de retirer la branche de thym et décorez de basilic frais ciselé avant de servir.

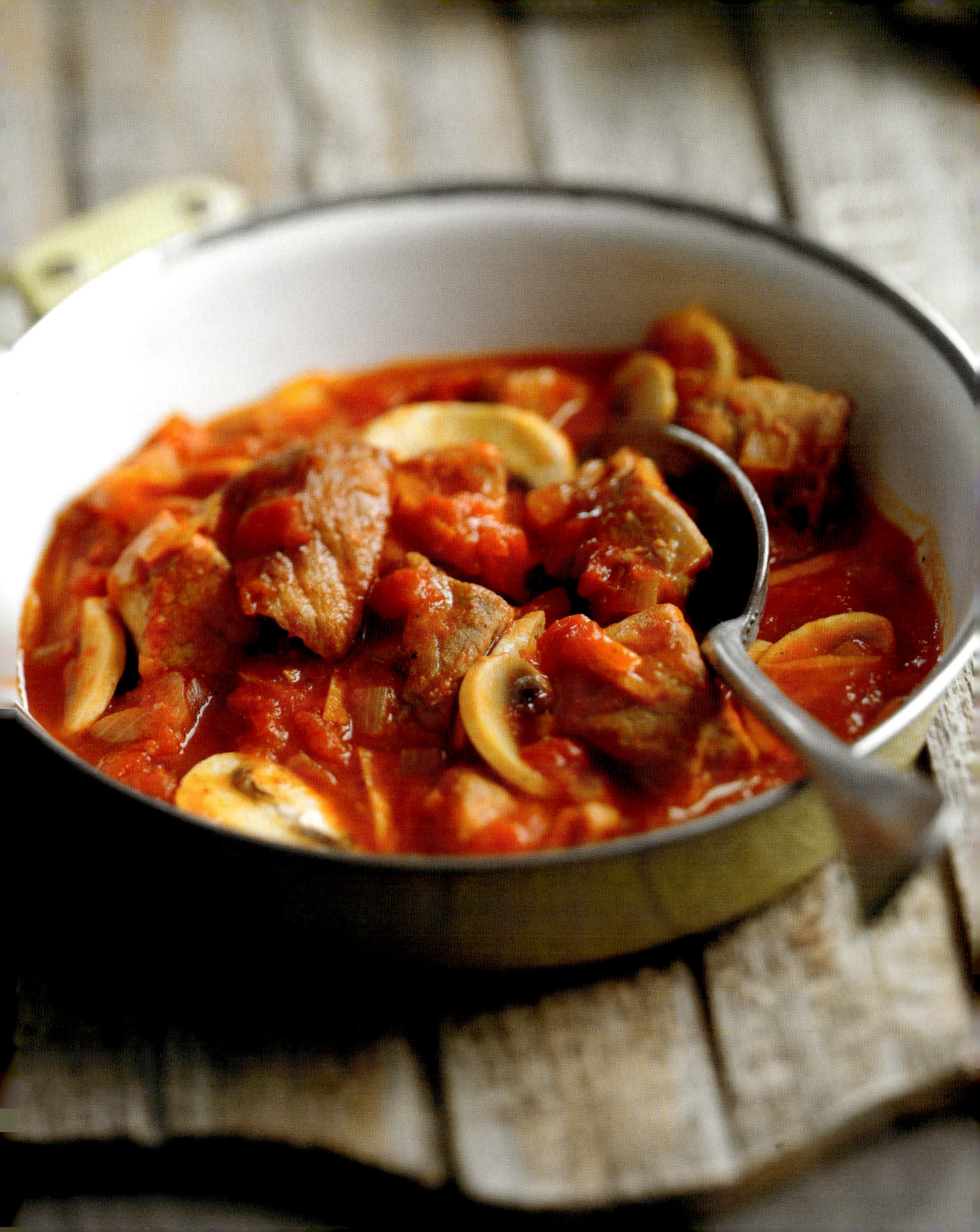

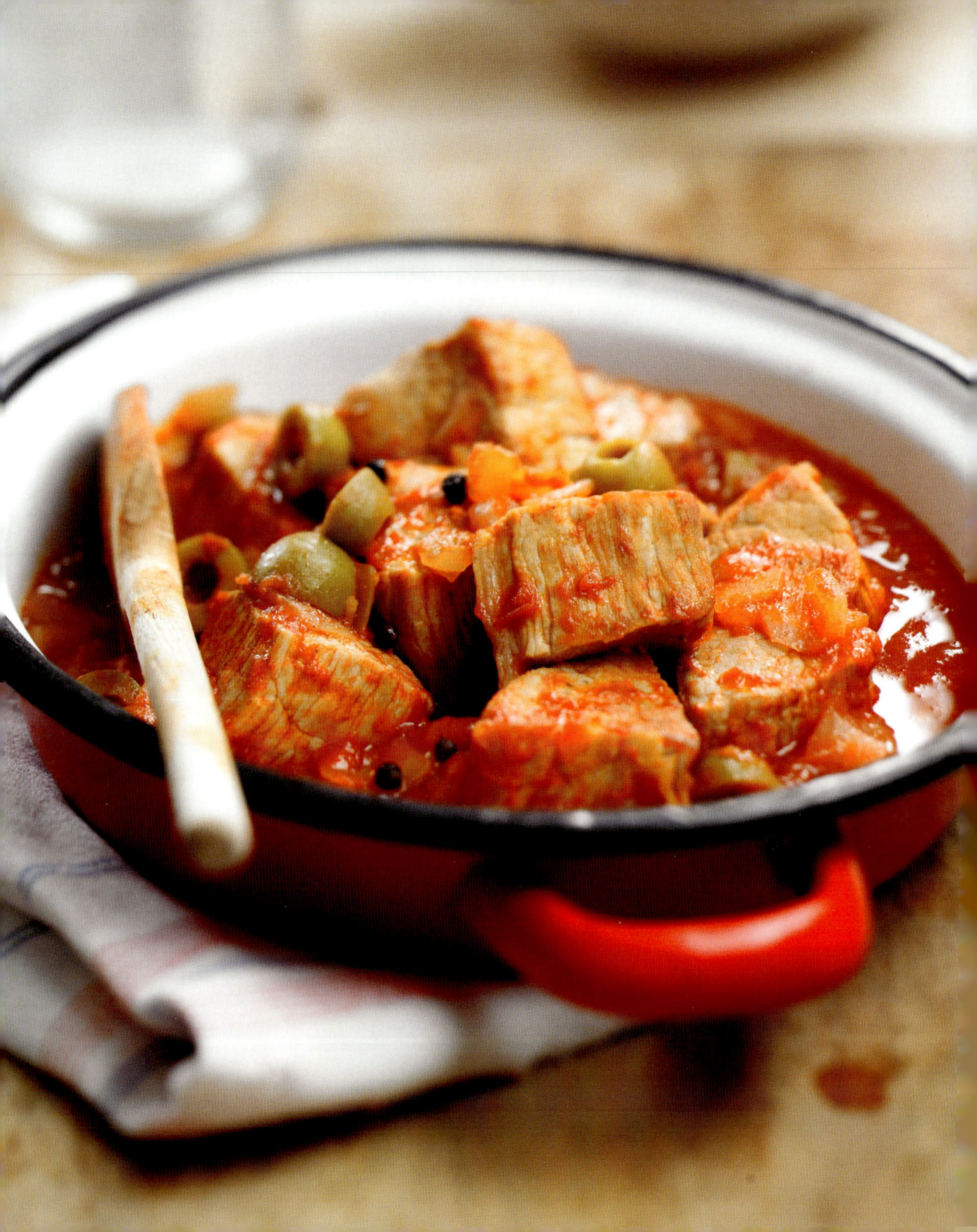

Sauté de veau léger aux olives

La viande cuisinée en sauce a tendance à être oubliée dès que l'on choisit de faire attention à sa ligne. À tort ! En choisissant une viande maigre, que l'on dégraisse, comme ici de la blanquette de veau et en remplaçant le beurre souvent utilisé pour la cuisson ou pour lier la sauce par un coulis de tomate et des aromates, voici une recette simple et rapide pour accommoder une viande d'une généreuse sauce diététique et riche en antioxydants.

PRÉPARATION 20 minutes | **CUISSON** 1 heure

INGRÉDIENTS POUR 4 PERSONNES
2 oignons
500 g de blanquette de veau dégraissée
1 c. à s. d'huile de tournesol
3 c. à c. de concentré de tomate
16 olives vertes dénoyautées
1 boîte de pulpe de tomate
Sel, poivre

1 Pelez et émincez les oignons. Découpez des cubes dans la blanquette de veau ou demandez au boucher de les préparer. Faites-les revenir dans une poêle à revêtement antiadhésif avec l'huile. Ajoutez les oignons. Continuez la cuisson pendant 3 minutes.

2 Délayez le concentré de tomate dans 400 ml d'eau et recouvrez la viande. Coupez les olives en rondelles, ajoutez-les, salez et poivrez. Laissez mijoter pendant 30 minutes.

3 Ajoutez la pulpe de tomate, laissez cuire 20 minutes.

4 Servez bien chaud.

Lapin au cidre

Le lapin allie une chair ferme et nourrissante à des qualités remarquables, à condition de ne pas le noyer dans une sauce grasse. Comparable à la dinde et au poulet, il est naturellement riche en protéines (20 à 22 g), et particulièrement maigre avec seulement 6 % de lipides en moyenne.

PRÉPARATION 15 minutes | **CUISSON** 50 minutes

INGRÉDIENTS POUR 1 PERSONNE
½ oignon
1 cuisse de lapin
1 pincée de thym
1 carotte
2 champignons de Paris
¼ de bouteille de cidre brut
1 c. à s. de crème fraîche à 15 % de MG
Sel, poivre

1 Dans une cocotte à revêtement antiadhésif, faites revenir l'oignon préalablement émincé et la cuisse de lapin. Salez, poivrez et saupoudrez de thym.

2 Épluchez et coupez en rondelles la carotte et les champignons.

3 Une fois le lapin doré, versez la carotte, les champignons et le cidre. Fermez la cocotte et laissez cuire 35 minutes.

4 Ajoutez la crème fraîche et laissez mijoter encore 10 minutes.

5 Vous pouvez si vous le souhaitez servir ce plat avec une purée de carotte maison.

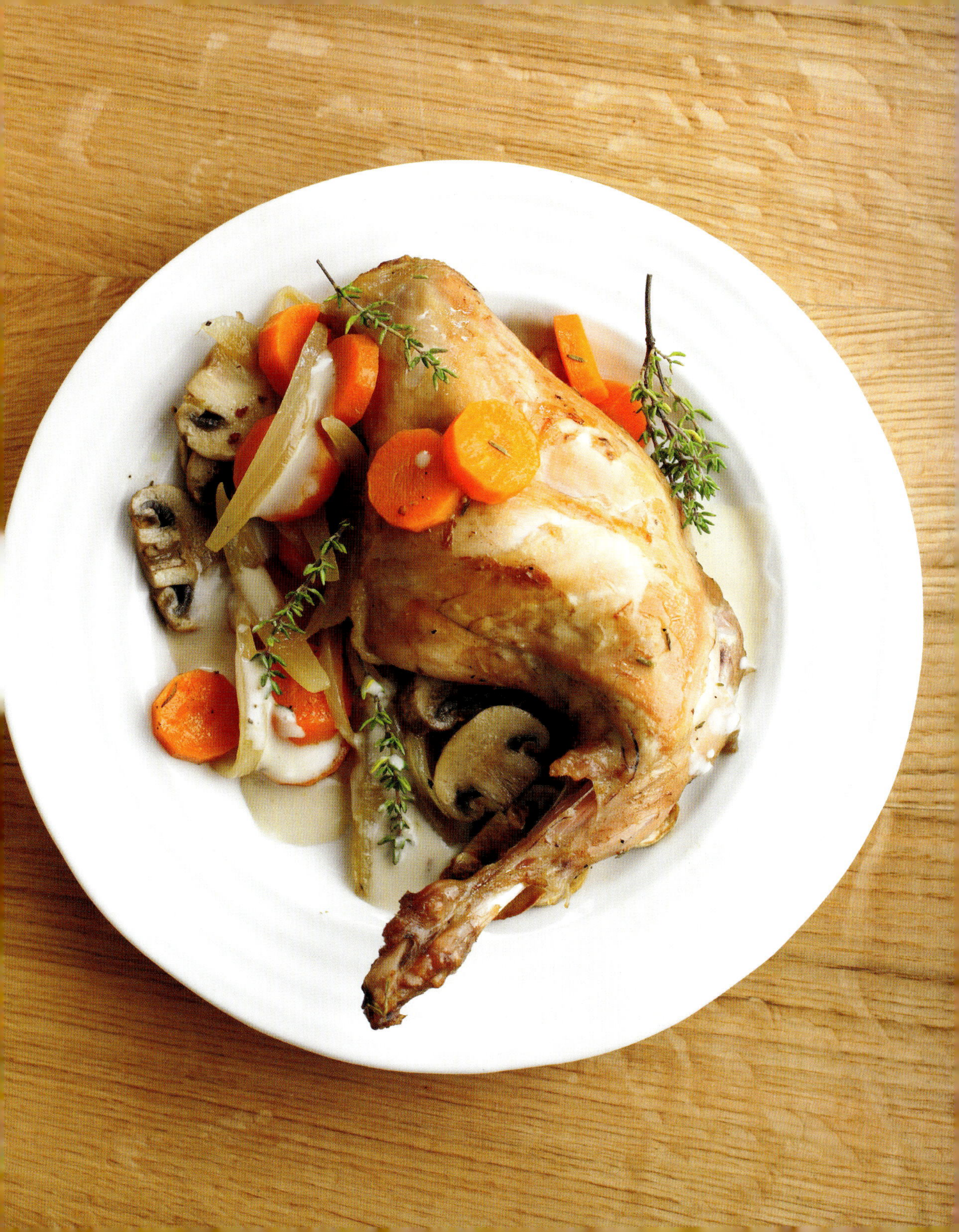

Rôti de veau Orloff revisité

Le rôti de veau équivaut au morceau le plus maigre du bœuf, le rumsteck. Pour une recette minceur, le fromage fondu remplace l'emmental et le lard laisse place au bacon fumé, plus maigre et tout aussi savoureux. Il ne reste plus qu'à accompagner cette recette revisitée d'un mélange de légumes croquants.

PRÉPARATION 10 minutes | **CUISSON** 10 minutes

INGRÉDIENTS POUR 1 PERSONNE

¼ d'oignon
2 fines tranches de rôti de veau cuites (100 g)
1 fine tranche de bacon
1 Toastinette (fromage en tranches)
2 c. à s. de coulis de tomate nature
1 c. à c. de thym déshydraté
Sel, poivre

1 Préchauffez le four à 180 °C (th. 6).

2 Ciselez l'oignon, faites-le revenir à sec dans une poêle à revêtement antiadhésif jusqu'à ce qu'il soit translucide.

3 Prenez un plat à gratin. Déposez-y l'oignon précuit, une tranche de rôti de veau, la tranche de bacon, puis le fromage.
Poivrez. Terminez par la deuxième tranche de rôti.

4 Arrosez de coulis de tomate, salez et saupoudrez de thym.

5 Enfournez 5 à 10 minutes, le temps que le fromage fonde.

6 Servez immédiatement !

Rumsteck aux herbes

Le rumsteck, viande de bœuf maigre par excellence et alliée de tous les régimes, est ici cuisiné de façon simple avec beaucoup d'arômes. On notera également la présence des herbes aromatiques, riches en antioxydants naturels.

PRÉPARATION 20 minutes | **CUISSON** 15 minutes

INGRÉDIENTS POUR 1 PERSONNE

1 bouquet d'herbes : persil, cerfeuil, estragon
1 c. à c. d'huile d'olive
1 c. à c. de moutarde
1 c. à s. de jus de citron
1 c. à c. de sauce soja ou Maggi
1 échalote
125 g de rumsteck
Fleur de sel, poivre

1 Lavez, essorez et équeutez le bouquet d'herbes. Ciselez-les finement.

2 Dans un bol, mélangez l'huile d'olive, la moutarde, le jus de citron, la sauce soja ou Maggi, les herbes hachées. Salez et poivrez. Réservez.

3 Pelez et coupez finement l'échalote.

4 Détaillez la viande en lamelles d'environ 0,5 cm.

5 Faites revenir l'échalote dans une poêle bien chaude à revêtement antiadhésif, réservez.

6 Dans la même poêle, faites revenir les lamelles de viande à feu vif en remuant sans cesse. Salez et poivrez. Laissez cuire 3 à 5 minutes, selon les préférences de cuisson.

7 Ajoutez l'échalote et la préparation aux herbes hachées. Mélangez pendant 1 minute et servez.

Rôti de porc aux olives, sauce fraîche au fromage blanc

Tout réside dans l'allégement de la sauce. La crème est ici remplacée par du fromage blanc. Le filet est une des parties les plus maigres du porc,intéressant lors d'un programme minceur.

PRÉPARATION 20 minutes | **CUISSON** 25 minutes

INGRÉDIENTS POUR 4 PERSONNES

60 g d'olives vertes dénoyautées
2 oignons
500 g de rôti de porc (filet)
2 citrons
2 pincées de piment d'Espelette
2 branches de persil
400 g de fromage blanc nature à 0 % de MG
1 c. à c. de concentré de tomate
Sel, poivre

1 Préchauffez le four à 200 °C (th. 6/7).

2 Coupez les olives en deux et ciselez les oignons finement.

3 Faites des entailles dans tout le pourtour du rôti et insérez les olives vertes.

4 Mélangez le jus des citrons, le sel, le poivre, 1 pincée de piment d'Espelette, 1 branche de persil haché et l'oignon ciselé. Badigeonnez le rôti de cette préparation et enfournez pendant 25 minutes.

5 Pendant ce temps, préparez la sauce : mélangez le fromage blanc, le concentré de tomate, 1 branche de persil haché, un peu de sel, de poivre et 1 pincée de piment d'Espelette.

6 Sortez le rôti du four, coupez-le en quatre tranches égales. Servez accompagné d'une portion de sauce fromage blanc-tomate.

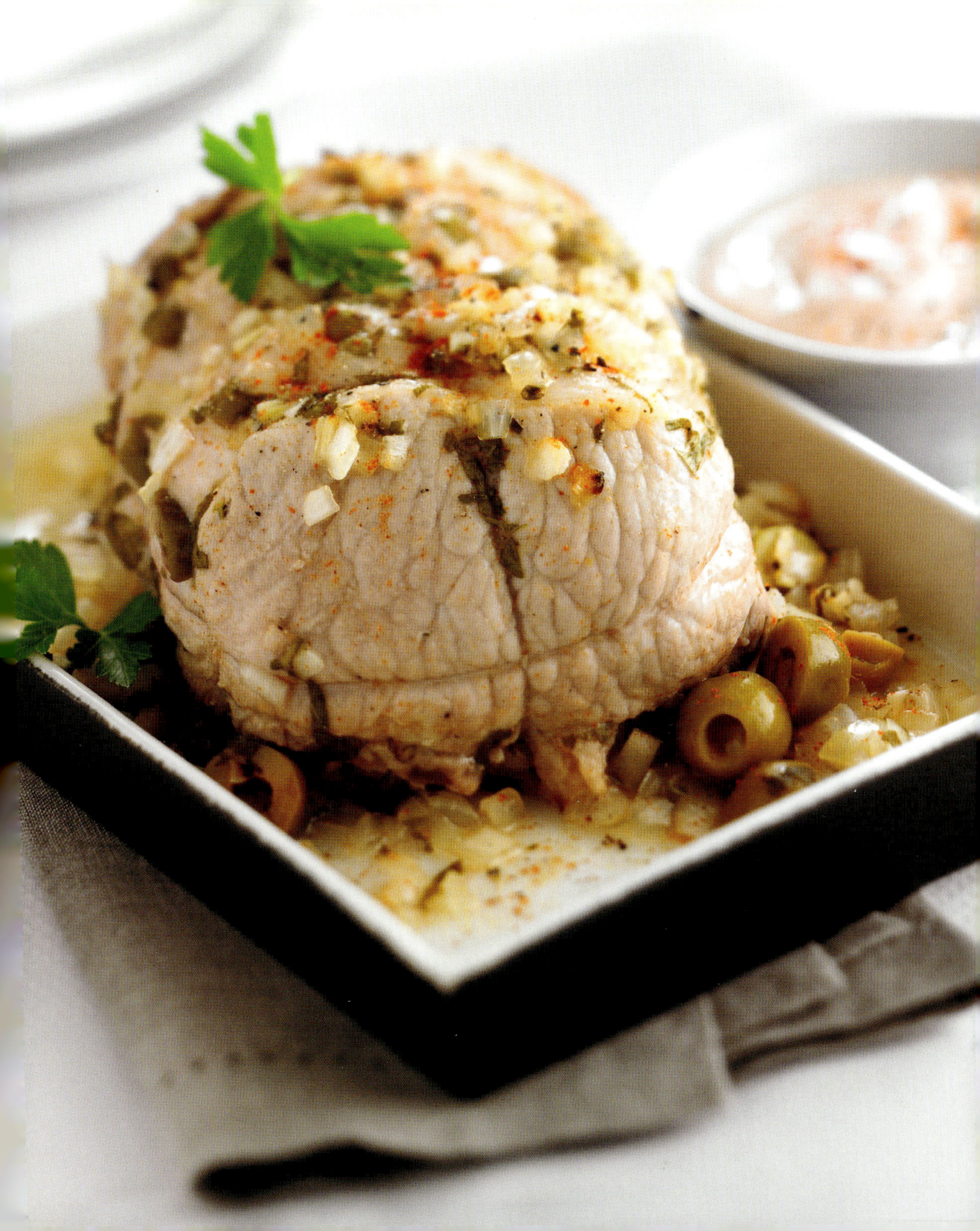

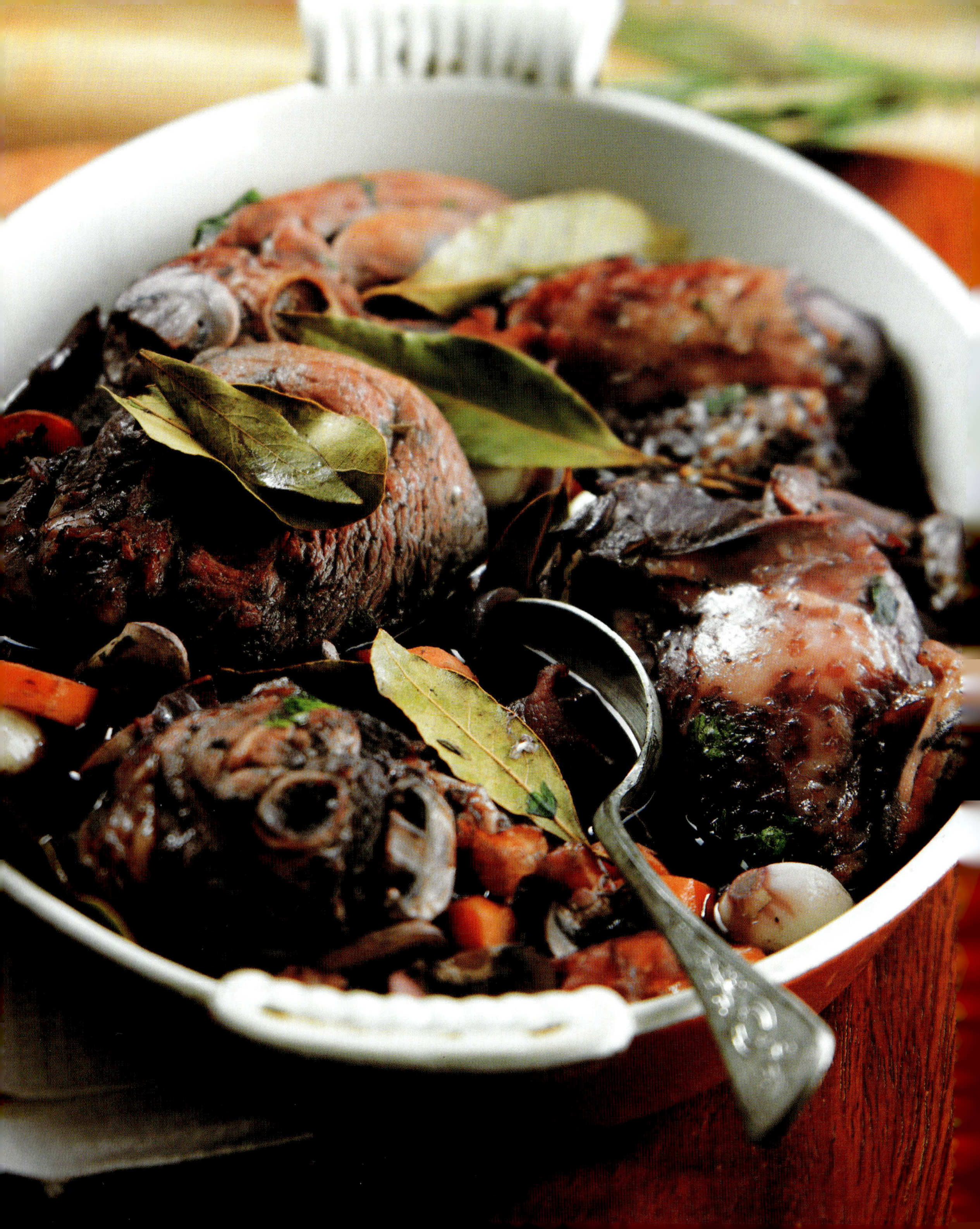

Coq au vin

Cette recette franc-comtoise est un classique de la gastronomie française. L'intégrer dans un régime minceur est donc indispensable ! Retrouvez ici un coq entouré de bacon plutôt que de lard et une marinade légère.

PRÉPARATION 45 minutes | **MARINADE** 24 heures | **CUISSON** 1 h 50

INGRÉDIENTS POUR 4 PERSONNES
1 coq de 1,8 kg
2 carottes
2 oignons
2 gousses d'ail
100 g de filet de bacon émincé
1 bouquet garni
250 g de champignons de Paris
16 petits oignons grelots
Sel, poivre

POUR LA MARINADE
2 carottes
2 gousses d'ail
2 gros oignons
1 bouquet de persil
1 c. à c. de grains de poivre
2 feuilles de laurier
2 branches de thym
1,5 litre de vin rouge

1 Préparez la marinade : pelez les carottes, lavez-les et coupez-les en rondelles. Pelez l'ail et écrasez-le. Pelez les oignons et émincez-les. Mettez dans une terrine et ajoutez-y le persil, le poivre en grains, le laurier et le thym. Coupez le coq en morceaux. Mettez-les dans la terrine, arrosez de vin, couvrez et laissez mariner au frais pendant 24 heures.

2 Égouttez les morceaux de coq et épongez-les. Filtrez la marinade et conservez le liquide. Pelez les carottes, lavez-les et coupez-les en rondelles. Pelez les oignons (pas les grelots) et émincez-les. Pelez l'ail et écrasez-le. Faites chauffer le four à 140 °C (th. 4-5).

3 Dans une cocotte allant au four, faites revenir sans ajout de matière grasse les morceaux de coq de tous les côtés et réservez-les. Dans la même cocotte, faites revenir quelques minutes le bacon émincé, les rondelles de carottes et les oignons émincés. Réservez et retirez l'excédent de graisse. Remettez la garniture dans la cocotte et ajoutez les morceaux de coq, le bouquet garni et l'ail écrasé. Salez et poivrez. Arrosez avec le liquide de la marinade et portez doucement à ébullition. Couvrez et glissez la cocotte dans le four pendant 1 heure.

4 Ôtez la partie sableuse des champignons, essuyez-les. Pelez les oignons grelots. Ajoutez les champignons entiers et les oignons grelots dans la cocotte. Laissez cuire encore 30 minutes au four et vérifiez la cuisson du coq. Les morceaux doivent être tendres. Si le jus de cuisson est trop abondant, retirez les morceaux de coq et faites réduire.

5 Servez bien chaud.

Poule au pot farcie

Ce plat traditionnel remonterait à l'époque d'Henri IV qui, soucieux du bien-être de ses sujets, aurait déclaré : « Je veux que chaque laboureur de mon royaume puisse mettre la poule au pot le dimanche. » Découvrez cette fameuse recette dans une version légère avec notamment une farce plus diététique.

PRÉPARATION 45 minutes | **CUISSON** 2 h 50

INGRÉDIENTS POUR 4 PERSONNES ET PLUS

1 oignon
1 gousse d'ail
1 branche de céleri
1 poule de 2 kg avec ses abattis à part : tête, cou, pattes, ailerons, foie, gésiers
1 os à moelle
1 pincée de noix de muscade
1 bouquet garni
250 g de carottes
250 g de navets
2 blancs de poireaux
4 feuilles de chou vert
4 pommes de terre
Sel, poivre

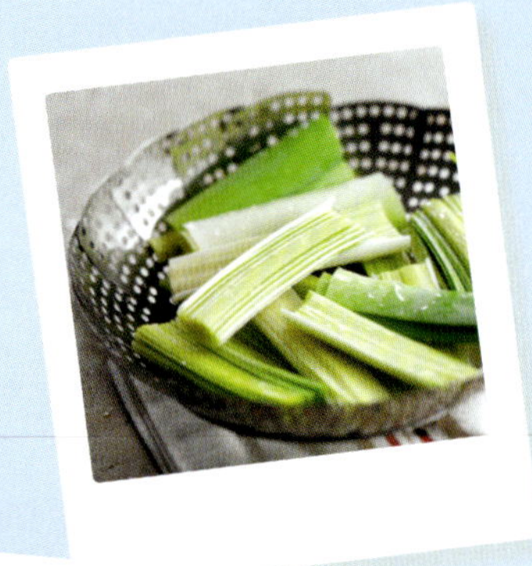

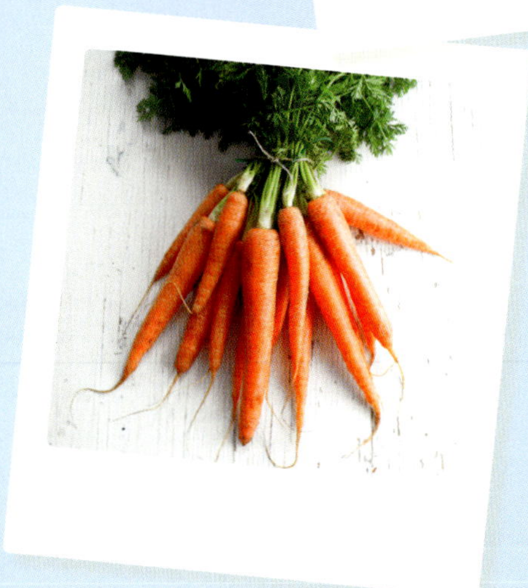

POUR LA FARCE

100 g de filet de bacon fumé
60 g de mie de pain
2 c. à s. de lait écrémé
1 échalote
2 gousses d'ail
1 bouquet de persil
1 bouquet de cerfeuil
125 g de jambon blanc dégraissé et découenné
1 œuf entier
Sel, poivre

1 Préparez un bouillon : pelez l'oignon et l'ail, lavez la branche de céleri. Mettez de côté le foie, nettoyez les autres abattis et déposez-les dans un grand faitout avec l'os à moelle, l'oignon, l'ail, le céleri, la muscade et le bouquet garni. Ajoutez 3 litres d'eau, salez, poivrez, couvrez et laissez cuire à feu doux pendant 1 heure.

2 Préparez la farce : ôtez les parties verdâtres du foie, lavez-le, épongez-le avec un papier absorbant et faites-le revenir sans matière grasse dans une poêle pendant 3 minutes. Ajoutez dans la poêle le bacon émincé et faites revenir encore 2 minutes. Réservez. Émiettez la mie de pain dans un plat et arrosez-la de lait.

3 Pelez l'échalote et l'ail. Lavez le persil et le cerfeuil et essorez bien. Hachez le tout finement avec le foie, le bacon refroidi et le jambon. Ajoutez cette préparation hachée à la mie de pain gorgée de lait. Battez l'œuf et incorporez-le. Salez et poivrez. Mettez de côté l'équivalent de 4 cuillerées à soupe de cette farce et farcissez la poule avec le reste. Bridez-la.

4 Pelez les carottes et les navets. Lavez-les, ainsi que les blancs de poireaux et coupez-les en tronçons.

5 Après 1 heure de cuisson, filtrez le bouillon et remettez-le dans le faitout. Portez à ébullition et plongez-y la poule farcie. Dès le retour de l'ébullition, ajoutez les carottes, navets et poireaux. Couvrez et laissez mijoter 1 h 30.

6 Pendant ce temps, placez les feuilles de chou dans un plat et recouvrez-les d'eau bouillante. Laissez tremper 5 minutes jusqu'à ce qu'elles deviennent tendres, puis laissez-les refroidir. Déposez 1 cuillerée à soupe de farce sur chaque feuille de chou et formez un ballotin à sceller avec de la ficelle de cuisine.

7 Lavez les pommes de terre. Après 1 h 30 de cuisson, ajoutez-les dans le faitout avec les ballotins de chou farcis. Laissez cuire encore 20 minutes.

8 Au moment de servir, égouttez la poule, ôtez toutes les ficelles (celles des choux comprises). Dégraissez le bouillon. Servez un morceau de poule par personne et une tranche de farce accompagnés de divers légumes, d'un chou farci et d'une pomme de terre par personne.

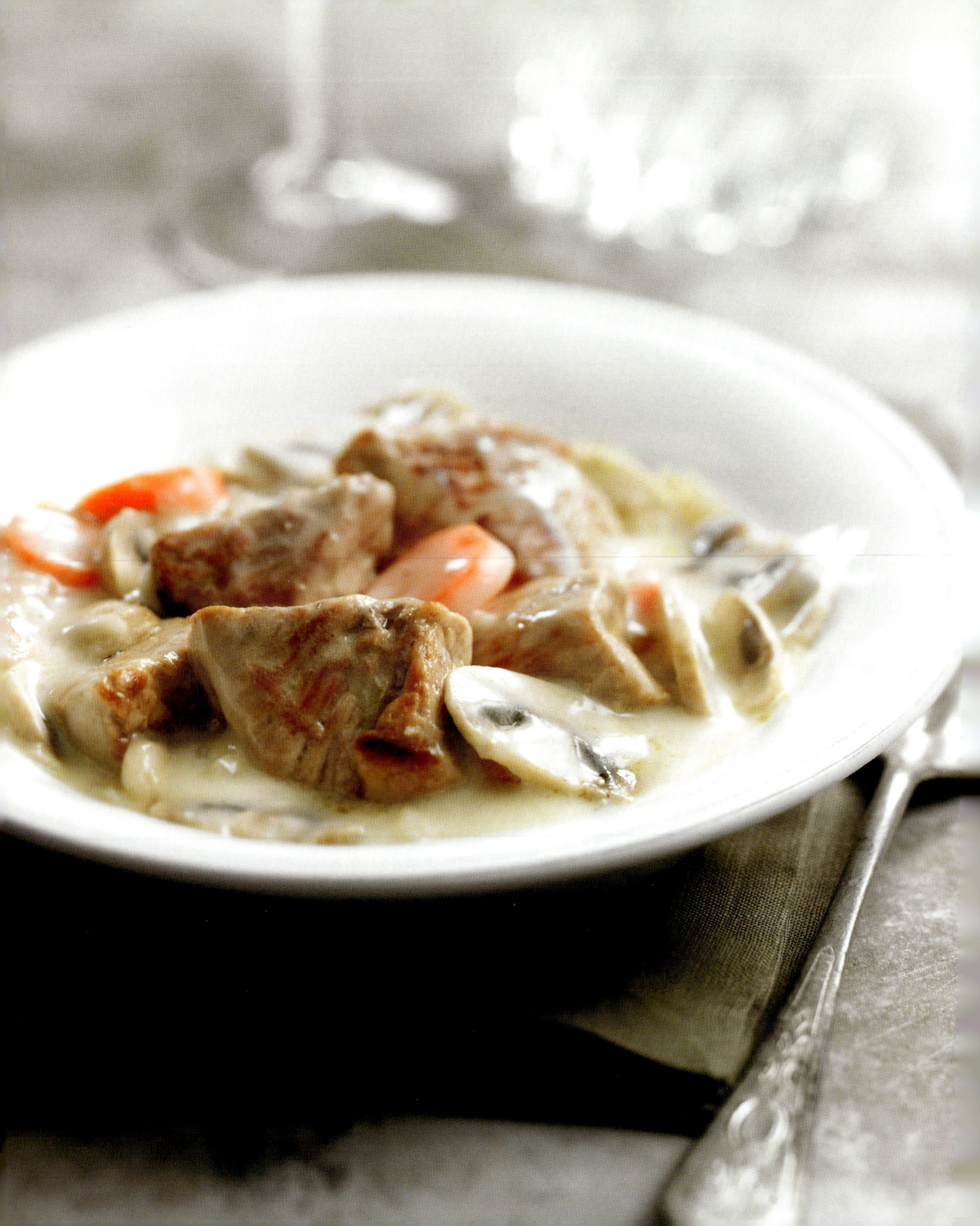

Blanquette de veau allégée

Ce classique de la cuisine française se prépare habituellement avec un roux blanc allongé au bouillon et épaissi au jaune d'œuf et à la crème entière. La blanquette se voit ici allégée du superflu calorique et préservée dans sa saveur et sa délicatesse. Le choix d'utiliser uniquement de la fécule de maïs et une crème allégée suffit à redonner à cette recette ses lettres de noblesse sans complexes.

PRÉPARATION 35 minutes | **CUISSON** 2 heures

INGRÉDIENTS POUR 4 PERSONNES

600 g de veau dégraissé, pour blanquette
2 oignons
2 gousses d'ail
1 carotte
1 cube de bouillon de veau dégraissé
1 branchette de thym
1 feuille de laurier
500 g de champignons de Paris
2 c. à s. de fécule de maïs
1 c. à c. de moutarde
4 c. à s. de crème fraîche épaisse à 5 % de MG
Sel, poivre

1 Faites dorer la viande dans une poêle à revêtement antiadhésif sans ajout de matières grasses. Épluchez et émincez les oignons finement. Ajoutez dans la poêle et poursuivez la cuisson à feu doux.

2 Épluchez et émincez l'ail, ajoutez-le et faites cuire encore quelques minutes à feu doux. Lavez, épluchez et coupez la carotte en rondelles épaisses et incorporez-la. Salez, poivrez et couvrez d'eau. Ajoutez le cube de bouillon de veau, le thym, le laurier et laissez cuire 1 h 30 à feu doux.

3 Coupez le pied des champignons, passez-les sous l'eau et émincez-les. Ajoutez-les et poursuivez la cuisson 10 minutes. Égouttez la préparation et récupérez le bouillon de cuisson.

4 Hors du feu, versez le bouillon de cuisson petit à petit sur la fécule de maïs en remuant afin d'éviter les grumeaux. Portez sur le feu dans une casserole en mélangeant continuellement jusqu'à épaississement. Ajoutez la moutarde et la crème fraîche. Mélangez avec la viande et les légumes et portez à nouveau 5 minutes à feu doux.

5 Servez bien chaud.

Bœuf bourguignon diététique

Dans ce plat traditionnel, le vin rouge riche en tanins dans lequel la viande est mise à macérer avec les légumes et aromates la parfume, l'attendrit et sert de base à une délicieuse sauce. Lorsque la viande est rigoureusement sélectionnée et l'assaisonnement contrôlé, cette recette est tout à fait diététique.

PRÉPARATION 25 minutes | **CUISSON** 2 h 15 | **MARINADE** 3 heures

INGRÉDIENTS POUR 4 PERSONNES

600 g de bœuf à fondue
1 carotte
1 ou 2 clous de girofle
4 verres de vin rouge de Bourgogne
2 oignons
1 c. à s. de farine
1 gousse d'ail
1 bouquet garni
Sel, poivre en grains

1 Coupez la viande en cubes de 5 cm environ. Mettez-les dans une terrine avec la carotte en rondelles, les clous de girofle et le poivre en grains. Arrosez avec le vin. Laissez mariner au frais 3 heures au minimum.

2 Pelez et émincez les oignons, puis faites-les revenir dans une cocotte à revêtement antiadhésif. Ajoutez les cubes de viande bien égouttés, saupoudrez de farine, mélangez bien et faites brunir sur feu vif.

3 Ajoutez ensuite l'ail, couvrez avec la marinade et, au besoin, complétez avec un peu d'eau. Salez, poivrez et ajoutez le bouquet garni. Laissez mijoter 2 heures sur feu doux.

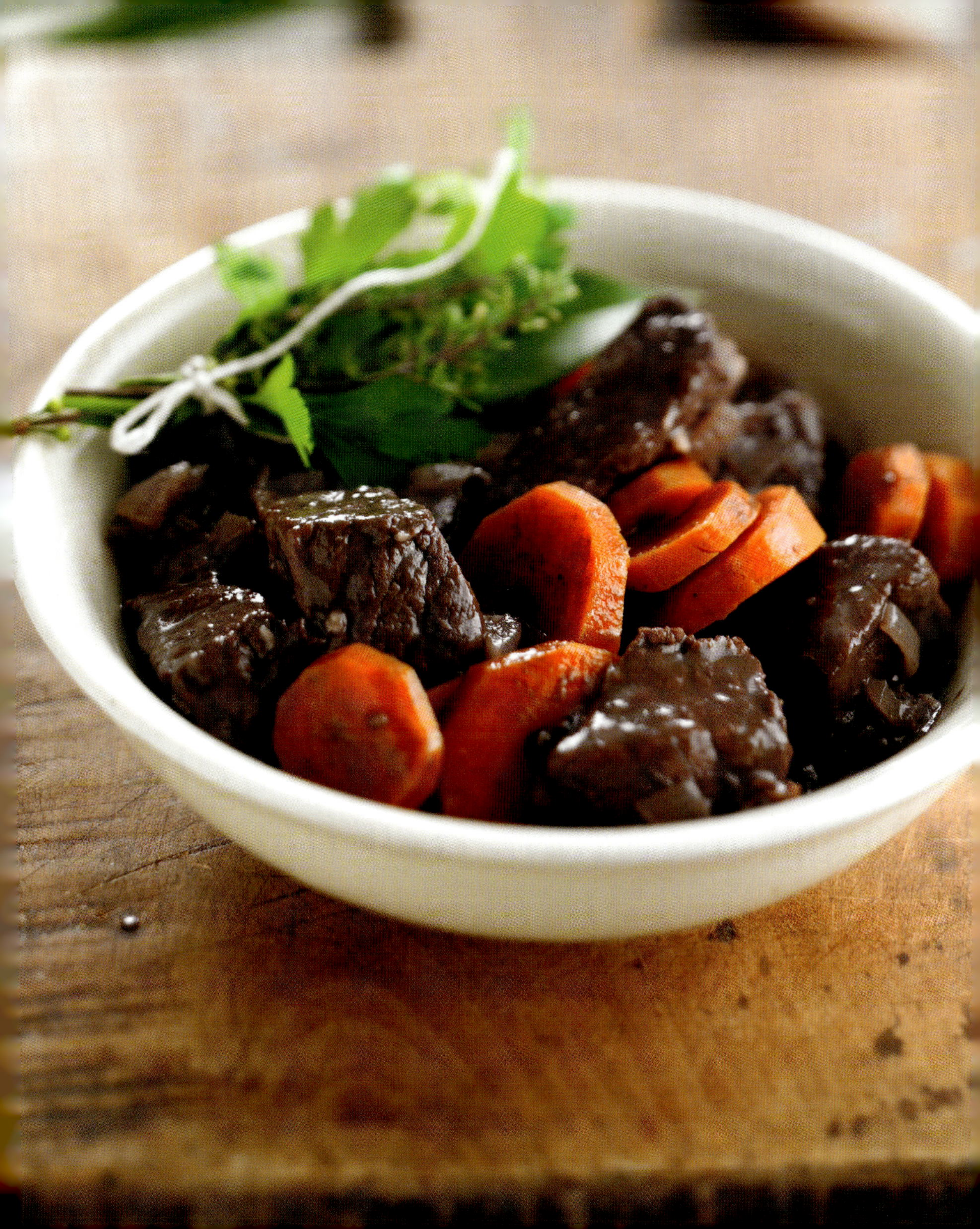

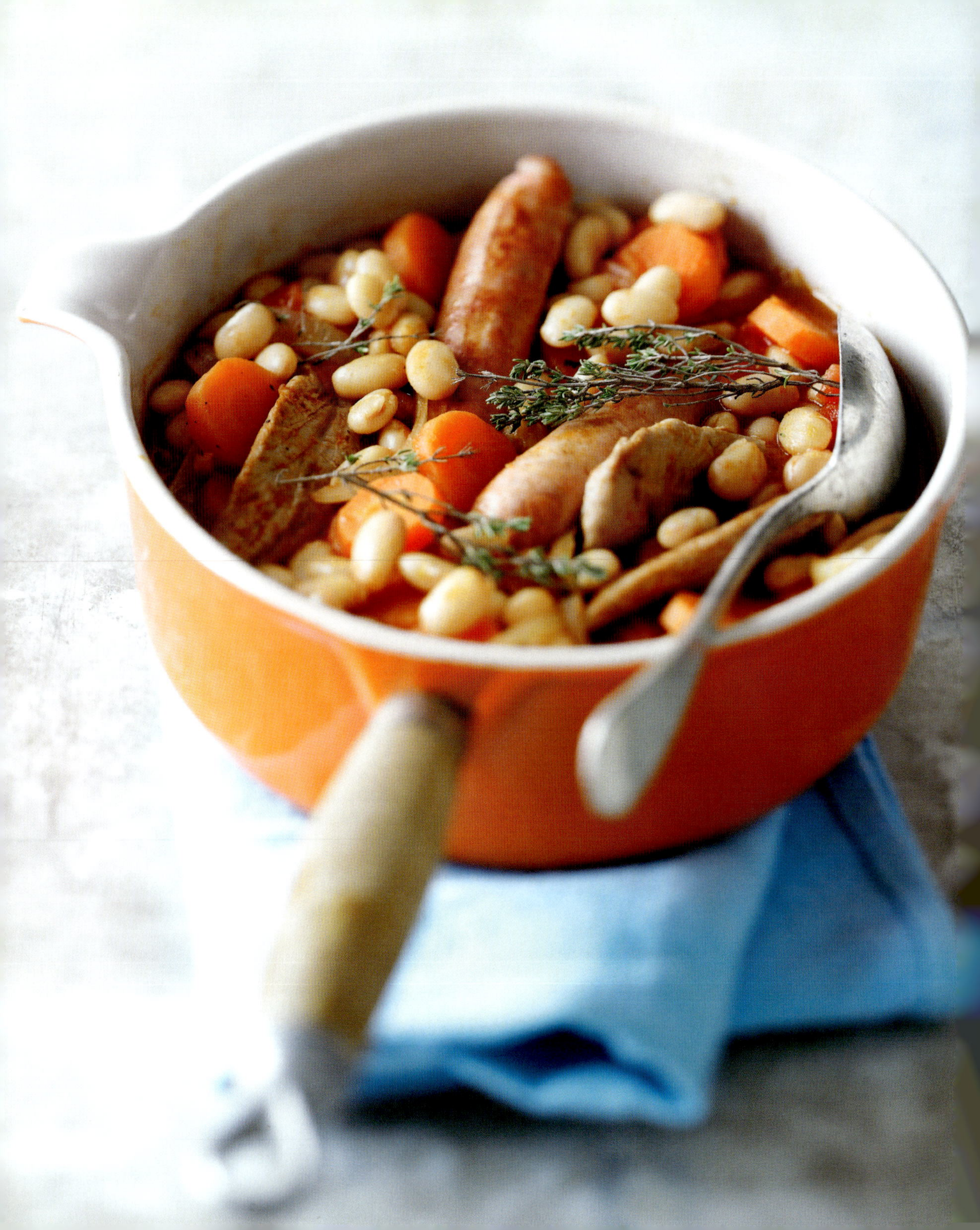

Cassoulet façon minceur

Spécialité régionale du Languedoc, le cassoulet viendrait de Castelnaudary, mais à dire vrai, chaque ville possède sa propre recette, avec pour seul ingrédient commun le haricot blanc. De la même façon, en voici une version minceur avec l'utilisation de viande maigre (aiguillettes de canard) plutôt que du confit, des saucisses de volaille plutôt que de Toulouse, un apport en légumes avec les tomates et les carottes et bien sûr, une quantité limitée de matières grasses, avec de préférence une huile végétale au lieu de graisse d'oie, riche en acides gras saturés.

PRÉPARATION 25 minutes | **CUISSON** 40 minutes

INGRÉDIENTS POUR 4 PERSONNES
100 g de carottes
4 saucisses de volaille
1 oignon
1 c. à c. d'huile d'olive
400 g d'aiguillettes de canard
500 g de haricots blancs en conserve
1 petite boîte de pulpe de tomate
2 gousses d'ail
1 branche de thym
2 c. à c. de concentré de tomate
Sel, poivre

1 Lavez, épluchez et précuisez les carottes à la vapeur pendant 15 minutes.

2 Faites griller les saucisses à sec dans une poêle à revêtement antiadhésif. Réservez-les dans une assiette.

3 Dans la même poêle, faites revenir l'oignon dans la cuillerée à café d'huile, ajoutez les aiguillettes de canard coupées en deux, jusqu'à ce qu'elles soient bien dorées. Incorporez les haricots, la pulpe de tomate, les carottes coupées en rondelles, l'ail écrasé, le thym, le sel et le poivre. Déposez les saucisses sur le dessus.

4 Délayez le concentré de tomate dans 2 verres d'eau et versez dans la casserole. Ajoutez la branche de thym et laissez mijoter 20 minutes. Ajustez l'eau en cours de cuisson si nécessaire.

5 Servez bien chaud.

Choucroute minceur

Véritable emblème alsacien, la choucroute a toute une histoire. Facile à conserver et riche en vitamine C, elle a participé à la lutte contre le scorbut chez les marins lors de longs voyages et à l'amélioration de la santé des populations lors de l'hiver. La choucroute, sans son accompagnement, est particulièrement diététique et joue un rôle bénéfique sur le transit intestinal. Aussi, en prenant le soin de la cuisiner à la maison et de la garnir de morceaux de viande maigre, elle reste un plat convivial dont on peut se délecter toute l'année.

PRÉPARATION 25 minutes | **CUISSON** 2 h 10

INGRÉDIENTS POUR 4 PERSONNES
200 g de choucroute crue non cuisinée (rayon charcuterie)
1 oignon
1 bouquet de persil
4 c. à c. de baies de genièvre
125 ml de vin blanc sec d'Alsace
500 g de jarret de porc cuit (non pané)
4 tranches de jambon blanc découenné dégraissé
4 petites saucisses de volaille
Sel, poivre

1 Faites bouillir une cocotte d'eau non salée et plongez-y la choucroute 10 minutes. Égouttez et rincez. Renouvelez cette étape entièrement une seconde fois.

2 Épluchez et émincez l'oignon. Faites-le revenir dans le fond d'une cocotte à revêtement antiadhésif. Ajoutez le persil, les baies de genièvre puis le vin blanc. Incorporez la choucroute, salez, poivrez, versez de l'eau à mi-hauteur et laissez cuire à couvert 1 h 30 à feu doux en remuant.

3 Déposez sur la choucroute le jarret préalablement dégraissé, les tranches de jambon roulées et les saucisses. Couvrez et laissez cuire 15 minutes.

4 Servez bien chaud.

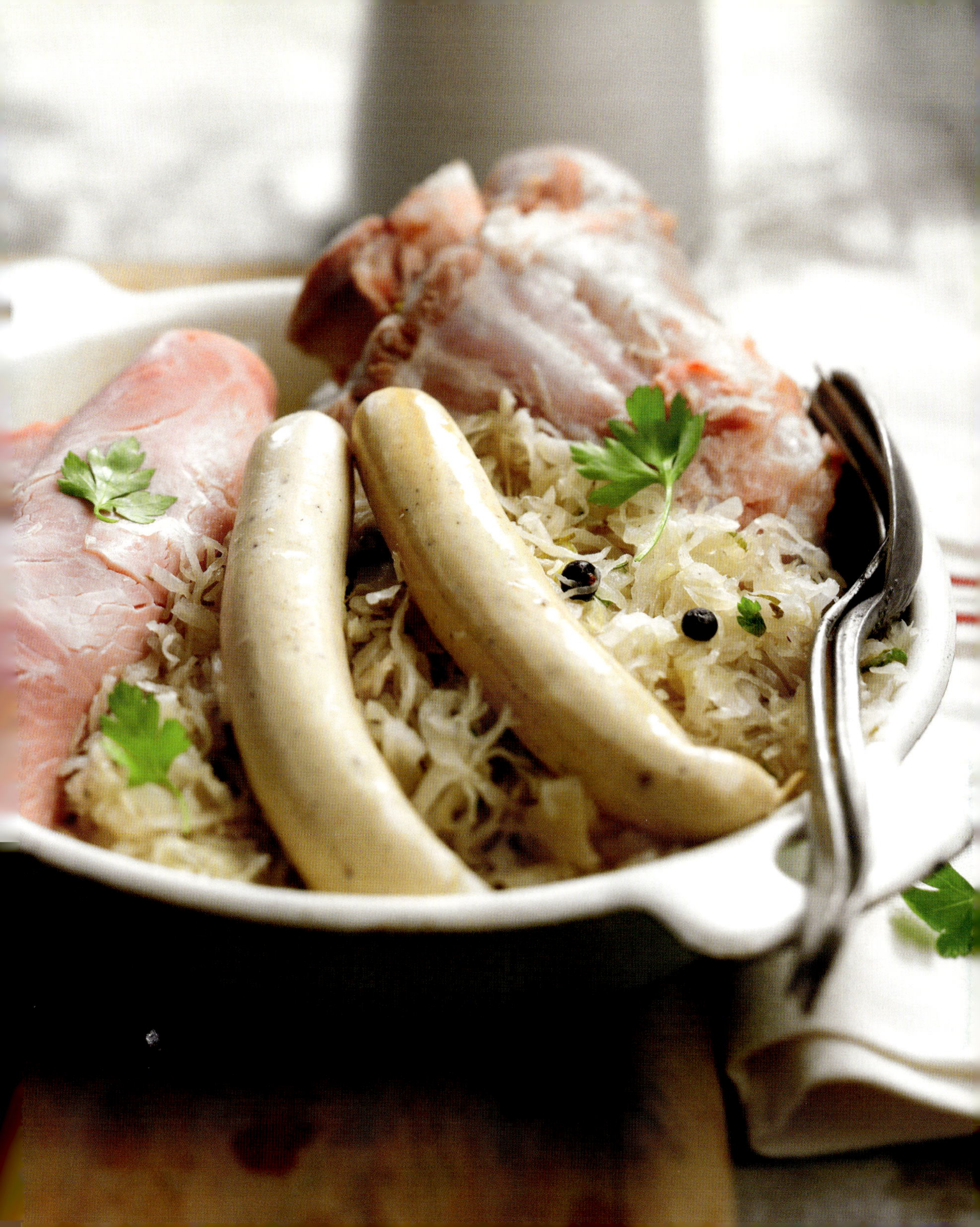

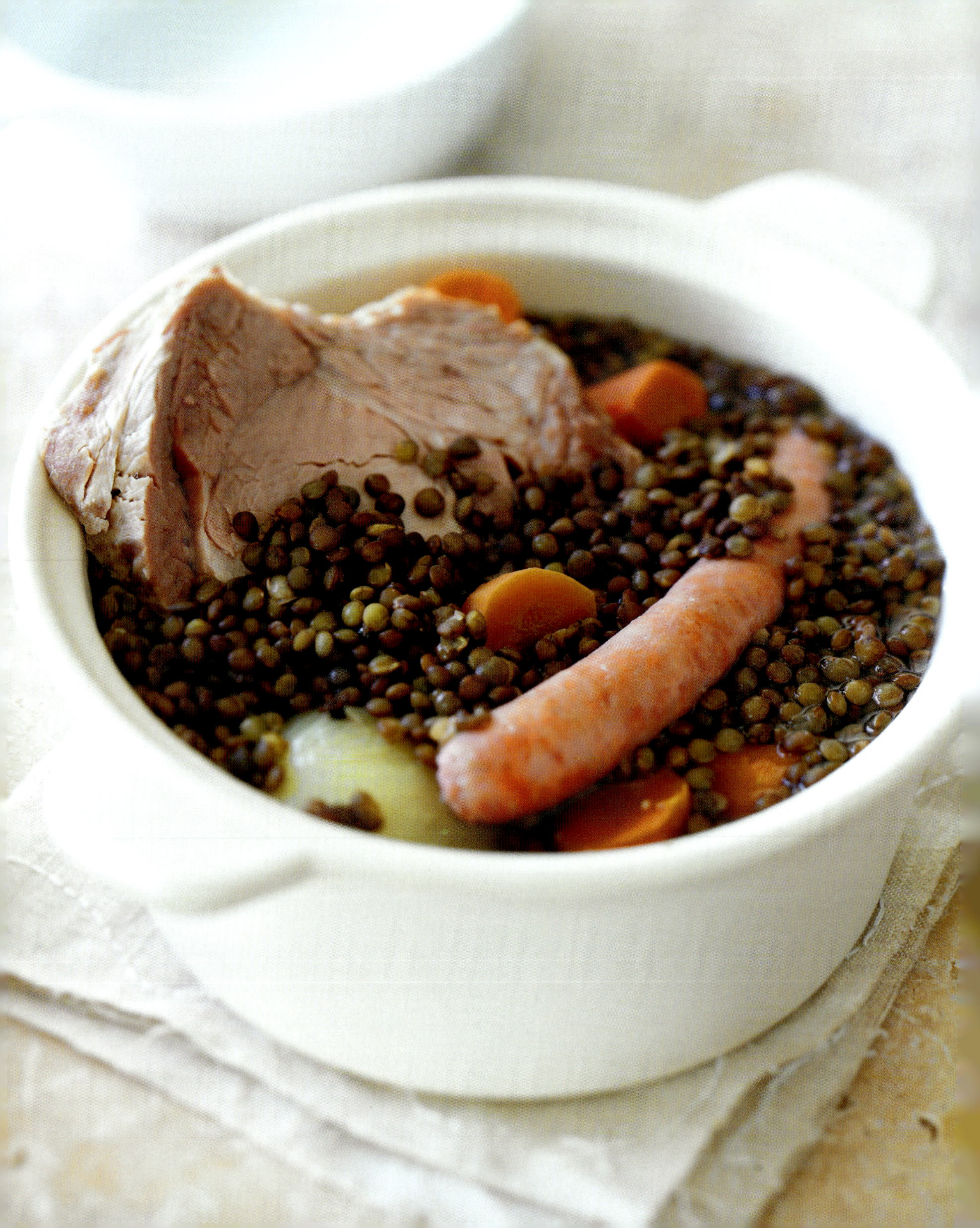

Petit salé aux lentilles

L'astuce pour ce plat traditionnel réside principalement dans le choix de la viande et des charcuteries. Une seule saucisse de volaille (plus maigre) par personne et une viande de porc peu grasse dont on prendra soin de supprimer les parties grasses apparentes. Le tout cuisiné à la Cocotte-Minute avec des épices et aromates pour un maximum de goût et un minimum de calories !

TREMPAGE 2 heures | **PRÉPARATION** 30 minutes | **CUISSON** 2 h 30

INGRÉDIENTS POUR 4 PERSONNES
650 g de petit salé de porc
2 carottes
2 gros oignons
10 clous de girofle
1 bouquet garni
400 g de lentilles vertes
4 saucisses de volaille
Sel, poivre

1 Si votre boucher ne vous a pas fourni une viande dessalée, trempez-la pendant 2 heures dans de l'eau froide, en changeant l'eau de temps en temps. Égouttez-la. À l'aide d'un couteau de cuisine, retirez les parties grasses extérieures. Mettez-la dans un faitout, couvrez d'eau, poivrez. Faites cuire à petits bouillons pendant 2 heures.

2 Pendant ce temps, épluchez les carottes et les oignons. Plantez les clous de girofle dans les oignons entiers. Mettez carottes, oignons, bouquet garni et lentilles dans une Cocotte-Minute, recouvrez bien d'eau, salez légèrement et poivrez. Faites cuire sous pression environ 20 minutes.

3 À la fin de la cuisson de la viande, sortez-la du faitout, égouttez-la et découpez-la en gros morceaux. Mettez ces morceaux, ainsi que les saucisses préalablement piquées à la fourchette dans la Cocotte-Minute contenant déjà les lentilles. Ajoutez 2 verres du bouillon de viande pour un goût plus prononcé. Faites cuire sans couvercle à petit feu pendant 20 à 30 minutes, en veillant à ce que les lentilles n'attachent pas.

Pot-au-feu minute

Ce plat traditionnel français de bœuf bouilli est réputé pour sa longue cuisson à feu très doux dans un bouillon aromatisé par des légumes et un bouquet garni. Ici, l'allègement se joue essentiellement sur le choix de la viande et la cuisson sans matière grasse.

PRÉPARATION 35 minutes | **CUISSON** 50 minutes

INGRÉDIENTS POUR 4 PERSONNES

6 petites carottes
4 navets
3 poireaux
2 oignons
8 petites pommes de terre
1 branche de céleri
2 c. à s. de gros sel
1 bouquet garni
1 c. à c. de grains de poivre
3 clous de girofle
1 gousse d'ail
800 g de jarret de bœuf
2 hauts de cuisse de poulet
1/2 citron
1 os à moelle

1 Épluchez les carottes, les navets, les poireaux, les oignons, les pommes de terre, la branche de céleri et lavez-les. Coupez en deux morceaux les poireaux.

2 Dans une Cocotte-Minute, mettez à bouillir environ 2 litres d'eau avec le sel, le bouquet garni, les grains de poivre, les oignons piqués des clous de girofle, l'ail et tous les légumes (sauf les pommes de terre). Lorsque l'eau bout, plongez-y la viande, mais pas l'os à moelle. Fermez la cocotte et faites-la monter sous pression sur feu vif. Dès que la soupape chuchote, réduisez le feu et laissez cuire 35 minutes à feu doux.

3 Citronnez les extrémités de l'os à moelle et incorporez-le dans la cocotte avec les pommes de terre. Remontez la cocotte en pression et laissez cuire à feu doux 15 minutes.

4 Servez un morceau de chaque viande entouré de divers légumes et de 2 petites pommes de terre par personne. Accompagnez éventuellement de gros sel, de cornichons, de moutarde et d'un petit bol de bouillon passé. Le restant de bouillon sera d'autant plus savoureux réchauffé le lendemain, après complet refroidissement, afin de le dégraisser.

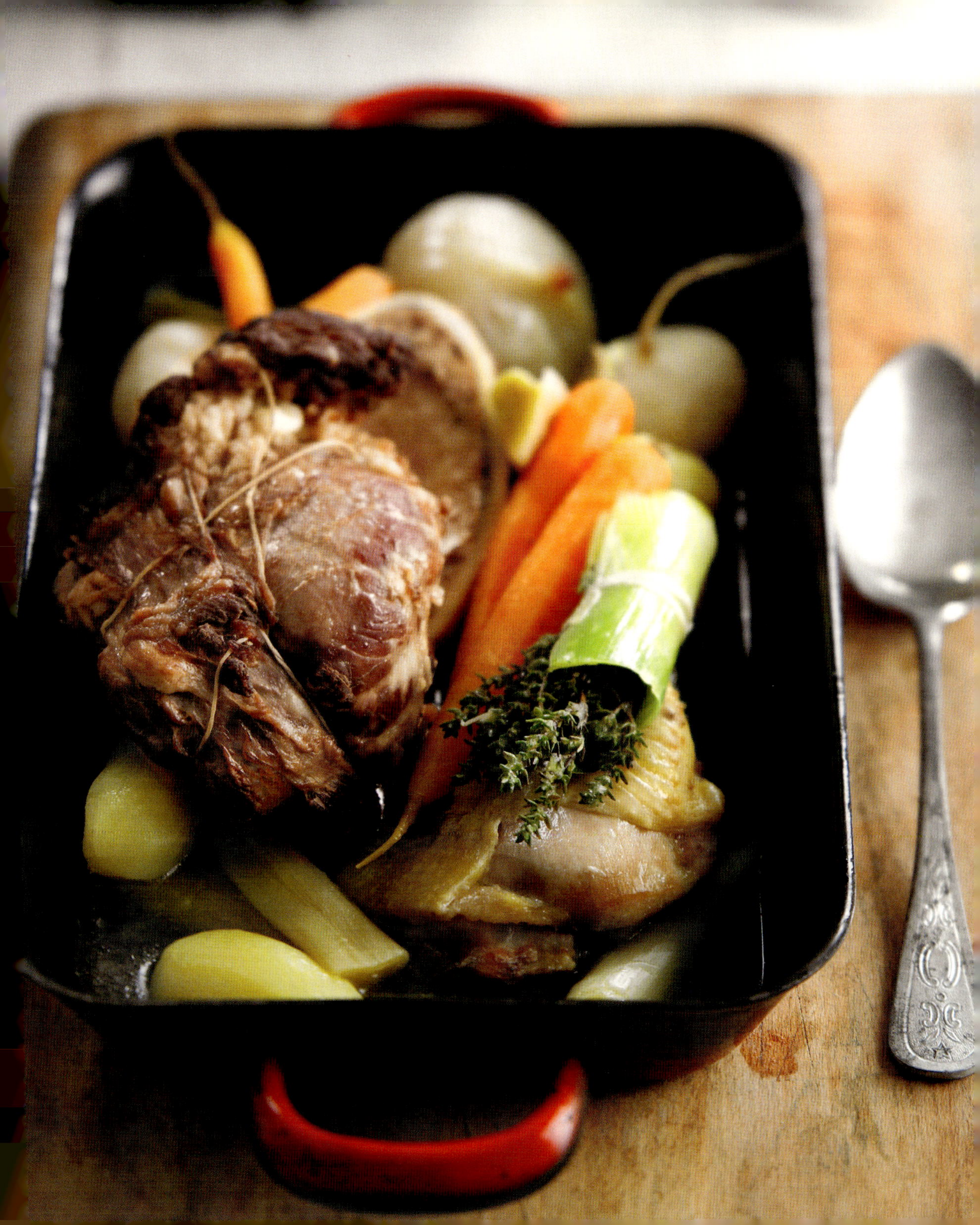

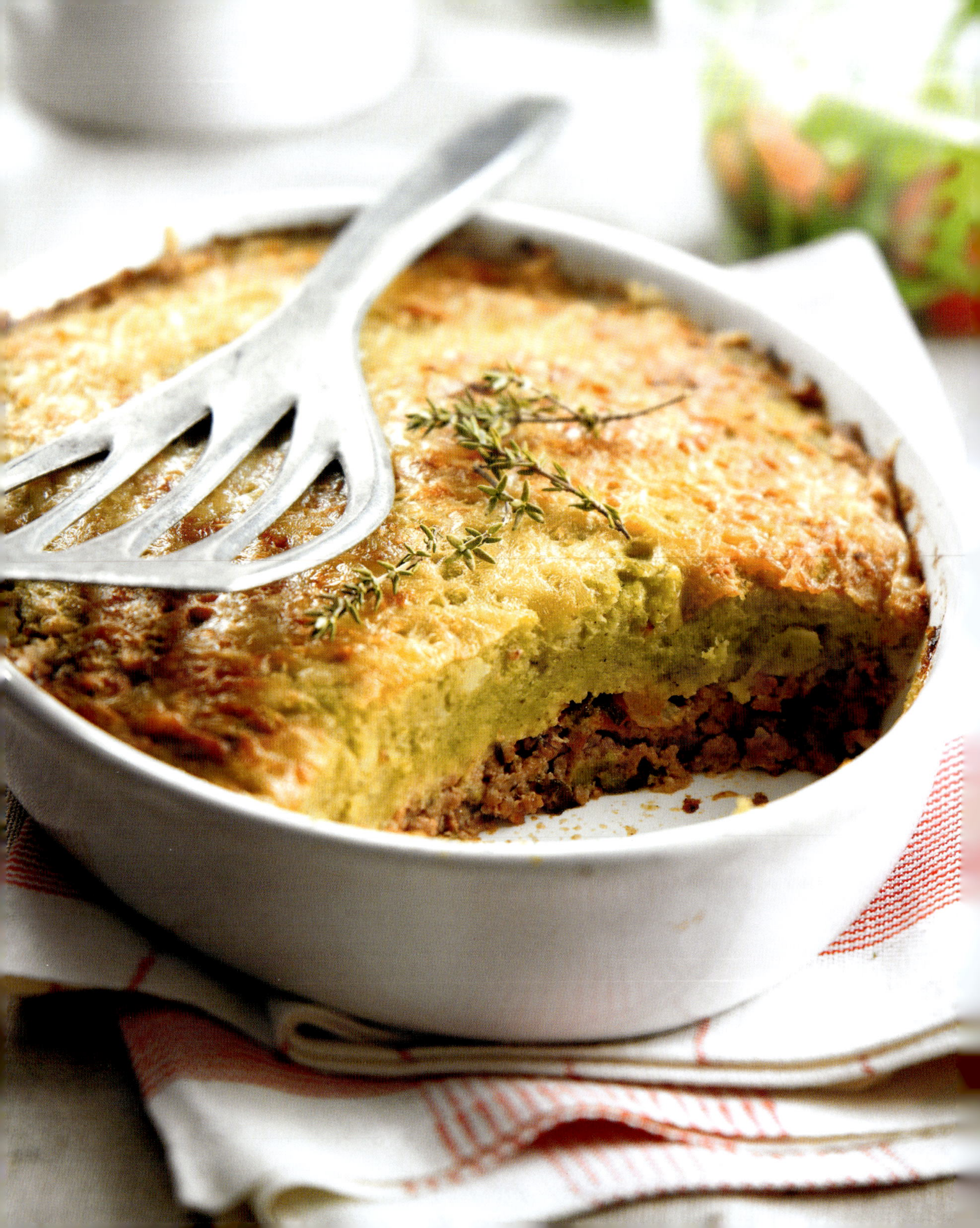

Hachis Parmentier diététique

Plat familial économique, il fait très souvent partie des classiques puisqu'il est habituellement constitué de purée de pommes de terre, peu onéreuse, et de restes de viandes cuisinées hachées. Pour rendre ce plat unique plus équilibré, remplacez la moitié de purée de pommes de terre par de la purée de légumes, brocolis par exemple. Vous pouvez aussi prendre des carottes ou des courgettes ou même les panacher.

PRÉPARATION 25 minutes | **CUISSON** 45 minutes

INGRÉDIENTS POUR 4 PERSONNES

400 g de pommes de terre
2 oignons
1 gousse d'ail
400 g de viande de bœuf hachée à 5 % de MG
200 g de tomates pelées au jus
2 c. à c. de thym
1 petit bouquet de persil
2 œufs entiers
800 g de purée de brocolis fraîche ou surgelée (sans féculents ni matières grasses) ou autre
1 c. à c. de noix de muscade râpée
100 g d'emmental râpé
Sel, poivre

1 Préchauffez le four à 190 °C (th. 6-7).

2 Lavez et pelez les pommes de terre, puis faites-les cuire à la vapeur.

3 Émincez les oignons et pressez la gousse d'ail. Faites-les revenir à sec dans une poêle à revêtement antiadhésif jusqu'à ce qu'ils soient translucides, puis ajoutez la viande hachée. Une fois que la viande est bien dorée, ajoutez les tomates pelées et un peu de leur jus, le thym et le persil haché, laissez cuire 2-3 minutes, puis laissez tiédir hors du feu. Incorporez les œufs battus et assaisonnez.

4 Décongelez la purée de brocolis au four à micro-ondes, ajoutez les pommes de terre préalablement écrasées à la fourchette. Salez, poivrez et ajoutez la noix de muscade râpée.

5 Dans un plat à gratin, déposez une couche de bœuf à la tomate, puis la couche de purée. Recouvrez d'emmental râpé et enfournez environ 25 minutes.

6 Servez bien chaud.

Bœuf-carottes diététique

Petit plat mijoté dans l'esprit du bœuf bourguignon, ce bœuf-carottes conserve sa place à la table familiale. Choisissez soigneusement des morceaux de bœuf à fondue, bien moins gras que le paleron ou le gîte habituellement utilisés. Il en va de même pour sa sauce au vin rouge légèrement épaissie avec un peu de fécule de maïs plutôt que montée au beurre.

PRÉPARATION 30 minutes | **MARINADE** 3 heures | **CUISSON** 2 h 15

INGRÉDIENTS POUR 4 PERSONNES
600 g de viande de bœuf à fondue
800 g de carottes
1 ou 2 clous de girofle
150 ml de vin rouge de Bourgogne
2 oignons
2 c. à s. de fécule de maïs
2 gousses d'ail
1 bouquet garni
Sel, poivre en grains

1 Coupez la viande en gros cubes. Lavez, épluchez et coupez les carottes en rondelles. Mettez la viande dans une terrine avec les carottes en rondelles, les clous de girofle et le poivre en grains. Arrosez avec le vin. Laissez mariner au frais 3 heures au minimum.

2 Pelez et émincez les oignons. Faites-les revenir dans une cocotte à revêtement antiadhésif. Ajoutez les cubes de viande bien égouttés, saupoudrez de fécule de maïs, mélangez bien et faites brunir sur feu vif. Incorporez ensuite l'ail écrasé, couvrez avec la marinade en remuant bien et, au besoin, complétez avec un peu d'eau. Salez, poivrez et ajoutez le bouquet garni.

3 Laissez mijoter 1 h 30 sur feu doux, ajoutez les carottes et poursuivez la cuisson 30 minutes. Servez bien chaud avec de la moutarde à l'ancienne.

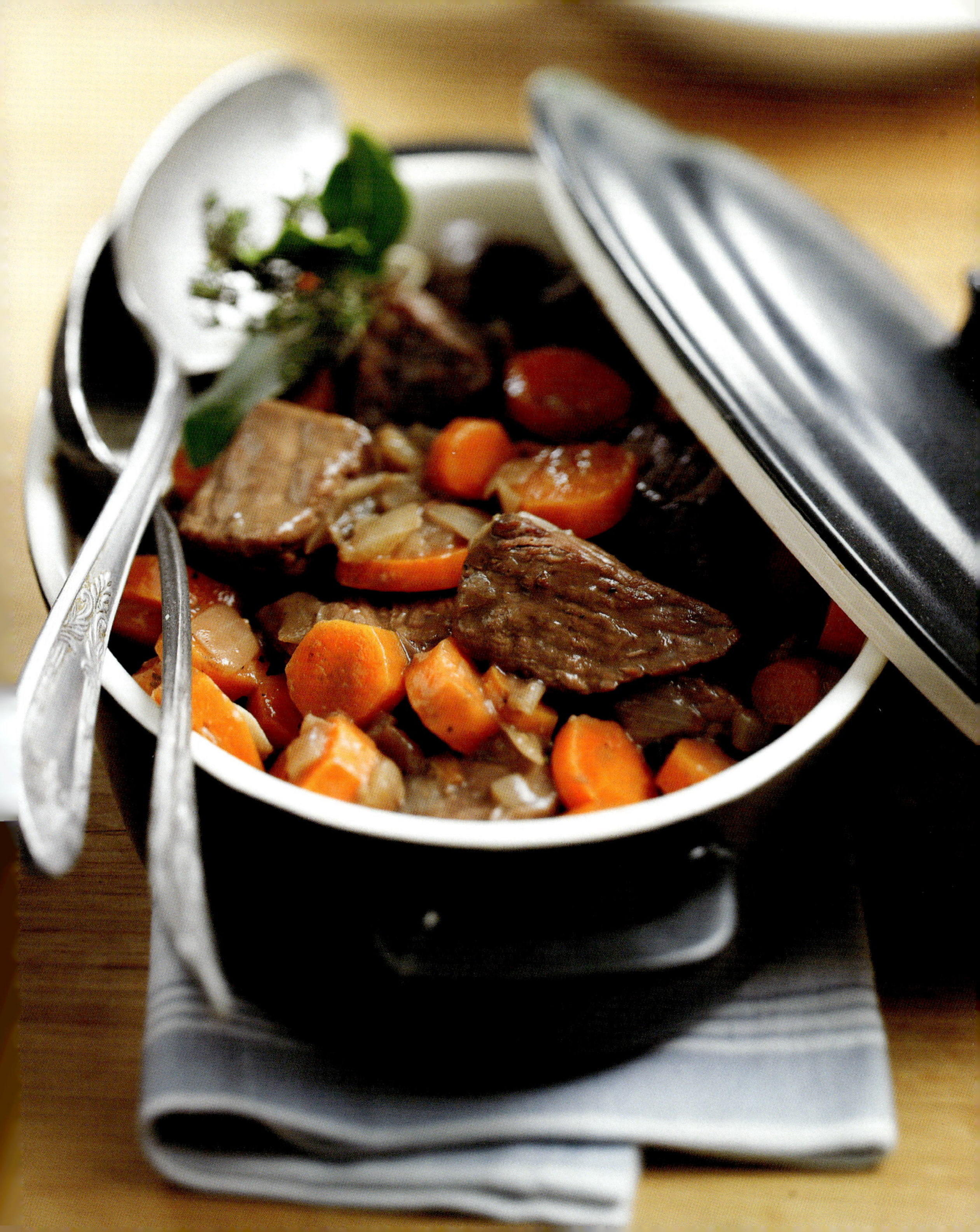

Fondue bourguignonne

La fondue bourguignonne est dramatiquement calorique pour deux raisons : sa cuisson dans l'huile et son accompagnement de sauces grasses. L'allègement consiste donc d'une part à cuire la viande dans un bouillon dégraissé et d'autre part à réaliser des sauces savoureuses et légères pour assaisonner merveilleusement la viande.

INGRÉDIENTS POUR 4 PERSONNES
600 g de viande de bœuf à fondue dégraissée
Bouillon de bœuf reconstitué (4 cubes de bouillon de bœuf dégraissé et 2 l d'eau)

1 Découpez la viande en petits morceaux et disposez dans un plat.
Préparez les différentes sauces (voir recettes ci-dessous).

2 Faites bouillir le bouillon de bœuf dégraissé et versez-le dans le poêlon à fondue.
Chacun peut alors piquer un morceau de viande et le faire cuire dans le bouillon, puis l'assaisonner avec la ou les sauces de son choix (moutarde, ketchup allégé en sucre ou sauces maison, voir ci-dessous) avant de le déguster.

Chutney de tomates

PRÉPARATION 15 minutes | **CUISSON** 15 minutes

INGRÉDIENTS POUR 4 PERSONNES
3 tomates bien mûres
1 pomme
2 gousses d'ail
1 c. à c. de moutarde à l'ancienne
1/2 c. à c. de coriandre en poudre
1/2 c. à c. de gingembre en poudre
1 pincée de piment doux en poudre
10 cl de vinaigre balsamique
30 g de raisins secs
Sel

1 Pelez, épépinez et coupez les tomates et la pomme en petits morceaux.
Épluchez et mixez l'ail.

2 Faites chauffer dans une casserole la moutarde, les épices, le vinaigre et l'ail pendant quelques secondes puis ajoutez les dés de tomates, de pomme et les raisins secs. Salez.
Mélangez et laissez cuire à feu moyen pendant 10 minutes.

Sauce aux câpres

PRÉPARATION 10 minutes | **RÉFRIGÉRATION** 15 minutes

INGRÉDIENTS POUR 4 PERSONNES
1 oignon
1 citron
4 fromages blancs nature à 0 % de MG
20 câpres
Sel, poivre

1 Ciselez l'oignon finement, pressez le citron. Mélangez tous les ingrédients ensemble.

2 Réservez au frais jusqu'au service.

Sauce barbecue

PRÉPARATION 15 minutes | **CUISSON** 25 minutes

INGRÉDIENTS POUR 4 PERSONNES
400 g de tomates
2 oignons
4 gousses d'ail
4 pincées de piment de Cayenne
2 c. à c. de concentré de tomate
Sel, poivre

1 Pelez les tomates et coupez-les en dés. Émincez les oignons et l'ail.

2 Dans une poêle à revêtement antiadhésif, faites revenir les oignons et l'ail, puis ajoutez les dés de tomates et 1 verre d'eau. Assaisonnez et ajoutez le piment et le concentré de tomate. Faites réduire à feu doux pendant 15 minutes.

Tomates à la farce légère

Chaque famille a sa recette de tomates farcies, mais bien souvent garnie de chair à saucisses, de mie de pain, elle n'est pas toujours des plus diététiques. En élaborant sa farce soi-même à partir d'un mélange de viande de bœuf maigre, de jambon blanc et éventuellement de jambon sec pour un goût fumé, la teneur en matières grasses de la farce est bien plus légère. Agrémenter la farce avec quelques légumes comme des champignons permet également de limiter l'apport calorique.

PRÉPARATION 30 minutes | **CUISSON** 45 minutes

INGRÉDIENTS POUR 4 PERSONNES
8 grosses tomates à farcir
100 g de champignons de Paris
1 oignon
2 gousses d'ail
1 petit bouquet de persil plat
2 tranches de jambon blanc dégraissé découenné
2 tranches de jambon sec dégraissé
300 g de viande de bœuf hachée à 5 % de MG
1 pincée de piment d'Espelette
Sel, poivre

1 Préchauffez le four à 210 °C (th. 7).

2 Lavez les tomates, découpez un chapeau sur chacune et évidez-les (conservez la chair de deux tomates). Salez l'intérieur et laissez-les dégorger à l'envers dans une assiette.

3 Ôtez la partie sableuse des champignons et essuyez-les à l'aide d'un torchon humide. Émincez en duxelles et faites-les revenir quelques minutes sans matière grasse dans une poêle. Réservez. Pelez l'oignon et l'ail, lavez le persil et mixez le tout avec le jambon blanc, le jambon sec et une partie de la chair de tomate réservée (évitez d'en mettre trop pour obtenir une farce suffisamment compacte).

4 Dans un saladier, mélangez la viande de bœuf, la garniture mixée et la duxelles de champignons. Salez, poivrez et ajoutez le piment d'Espelette. Farcissez les tomates de ce mélange et faites cuire 40 minutes au four. À mi-cuisson, glissez dans le plat les chapeaux des tomates.

5 Servez bien chaud, 2 tomates farcies par personne avec leurs chapeaux respectifs.

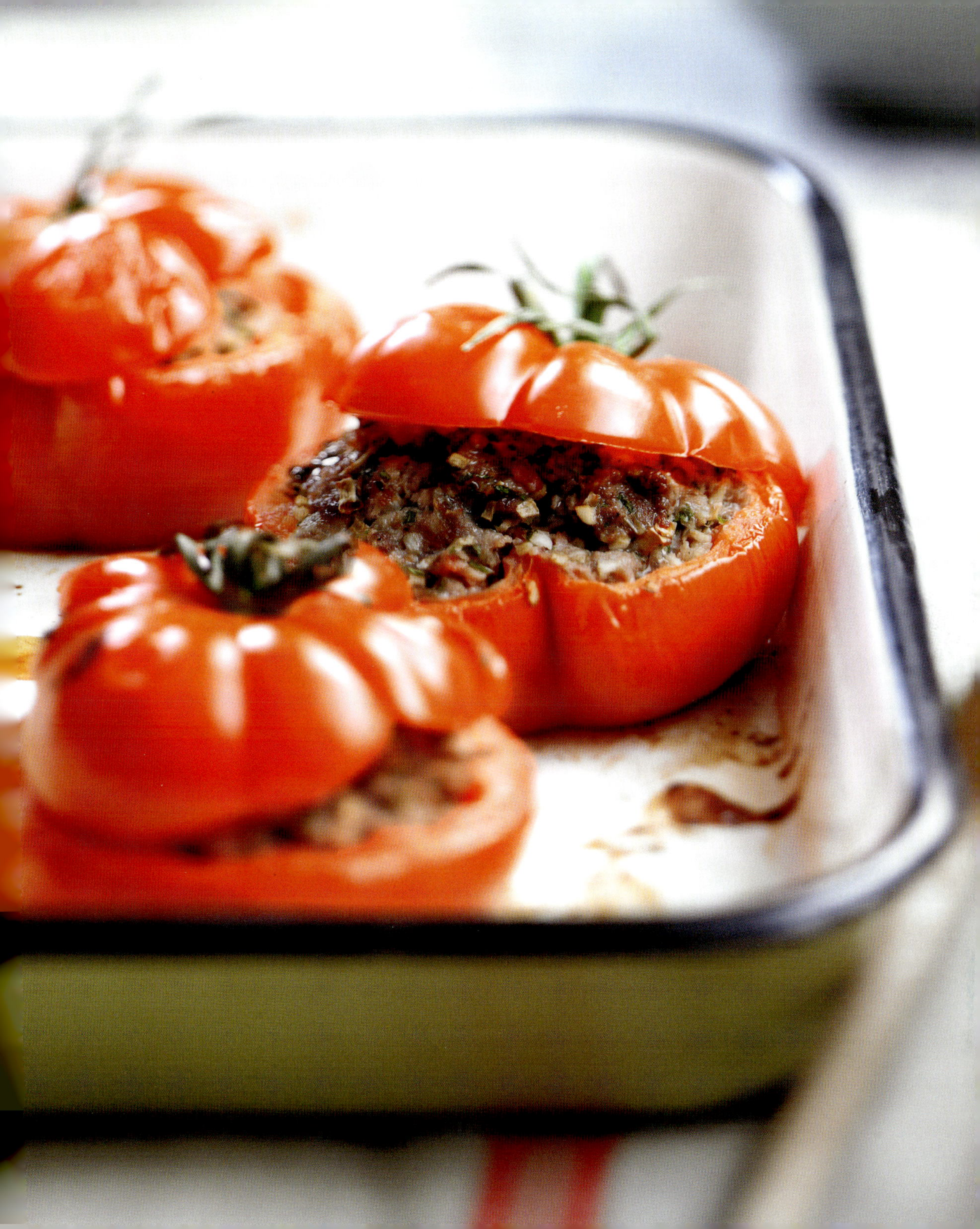

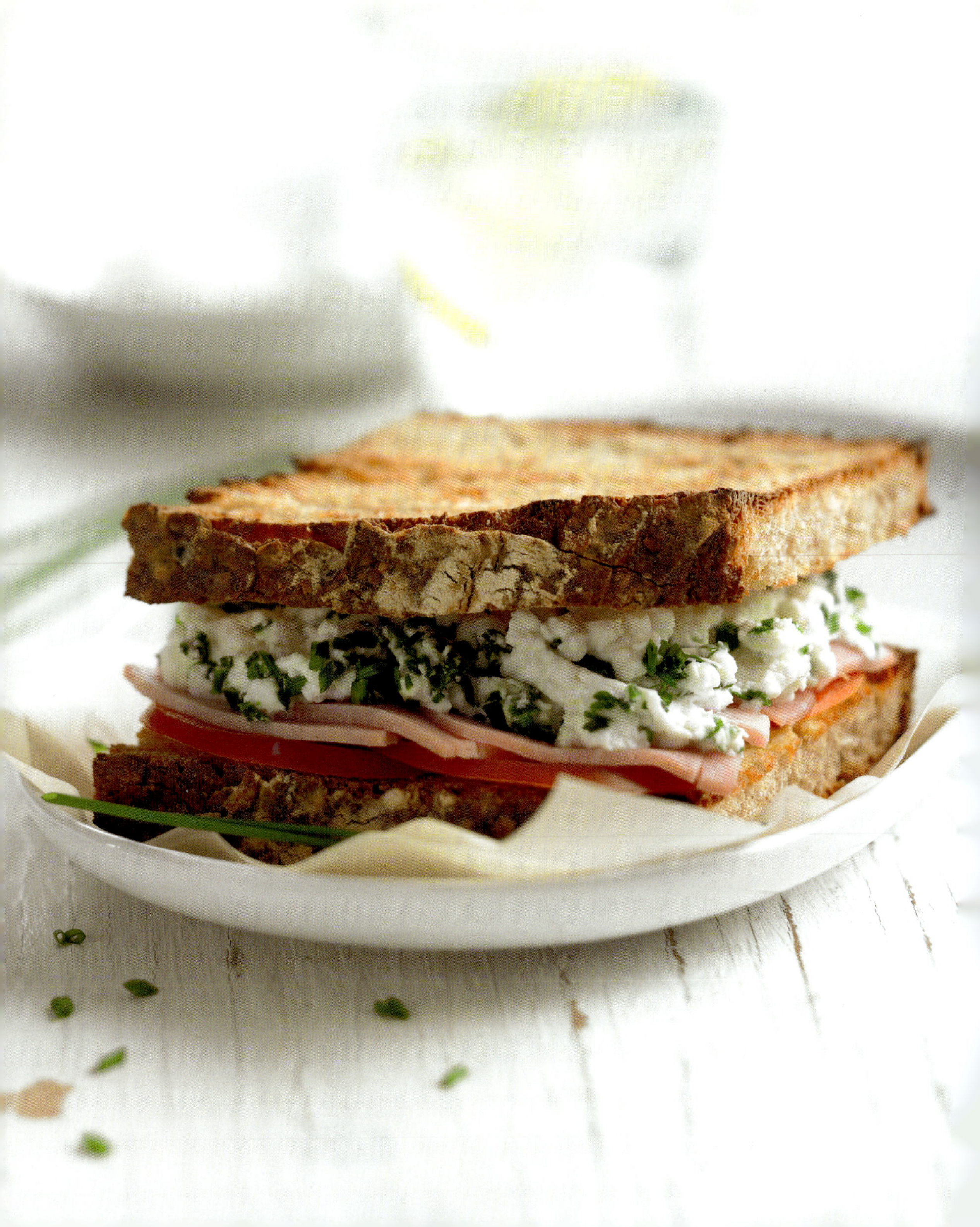

Croque-monsieur au chèvre frais

Sandwich chaud préféré des Français, le croque-monsieur est habituellement préparé à partir de deux tranches de pain de mie garnies de jambon, parfois de béchamel, d'emmental et ensuite grillé. Pour rendre ce croque plus équilibré, l'utilisation de pain complet ou de seigle permet un apport en fibres tout en limitant celui en graisses et en sucres du pain de mie. Un ajout de tomate pour un soupçon de légume et du chèvre frais réduisent l'apport en matières grasses, tout en préservant le calcium.

PRÉPARATION 15 minutes | **CUISSON** 5 minutes

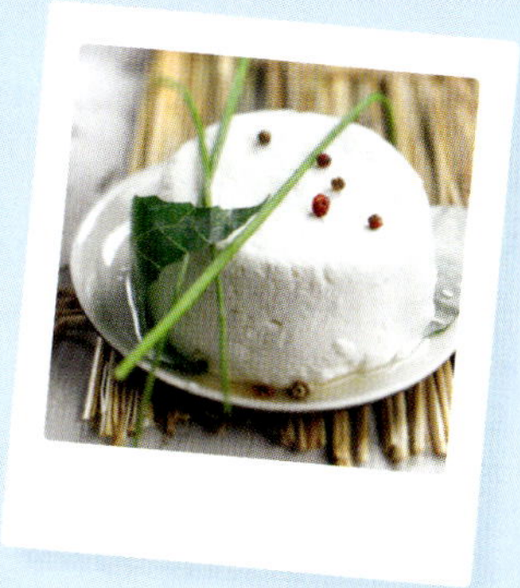

INGRÉDIENTS POUR 4 PERSONNES
8 tranches de pain complet ou de seigle (8 x 20 g)
4 c. à c. de moutarde
Quelques brins de ciboulette ciselée
160 g de chèvre frais
2 tranches de jambon blanc découenné dégraissé
2 tomates
Poivre du moulin

1 Faites griller les tranches de pain au grille-pain. Tartinez chaque tranche de moutarde.

2 Lavez et ciselez la ciboulette. Mélangez la moitié avec le chèvre frais, poivrez et répartissez sur les tranches de pain.

3 Coupez le jambon en fines lanières et répartissez-les sur chaque tranche de pain. Lavez et coupez très finement les tomates en rondelles et disposez-les.

4 Saupoudrez du reste de ciboulette hachée et couvrez avec une tranche de pain grillé. Servez immédiatement sur un lit de salade.

Rouleaux d'aubergine farcis aux œufs brouillés

Du fait de sa richesse en fibres (protopectines), la chair des aubergines agit comme une éponge. À la cuisson, l'eau naturellement présente s'évapore, et en présence de matières grasses, celles-ci sont absorbées. Laisser dégorger les tranches d'aubergines avant de les cuire au four avec simplement une fine couche protectrice d'huile est donc l'idéal.

PRÉPARATION 35 minutes | **CUISSON** 35 minutes

INGRÉDIENTS POUR 1 PERSONNE

250 g d'aubergines
¼ de gousse d'ail
1 c. à c. d'huile d'olive
3 œufs
1 c. à s. de lait écrémé
3 brins de ciboulette
Sel, poivre

1 Lavez les aubergines et coupez-les en fines tranches dans le sens de la longueur. Salez-les, puis laissez-les dégorger 25 minutes sur du papier absorbant. Épongez-les bien. Frottez-les ensuite avec la gousse d'ail et badigeonnez-les d'huile.

2 Préchauffez le four à 180 °C (th. 6).

3 Placez les aubergines sur la plaque du four recouverte de papier sulfurisé. Enfournez pendant 25 minutes.

4 Faites chauffer une poêle à revêtement antiadhésif, ajoutez les œufs, le lait et la ciboulette. Remuez constamment pour brouiller les œufs. Salez, poivrez.

5 Déposez 1 cuillerée d'œufs brouillés sur l'extrémité d'une tranche d'aubergine, roulez-la sur elle-même pour former un rouleau. Faites tenir à l'aide d'un cure-dents.

6 Servez chaud.

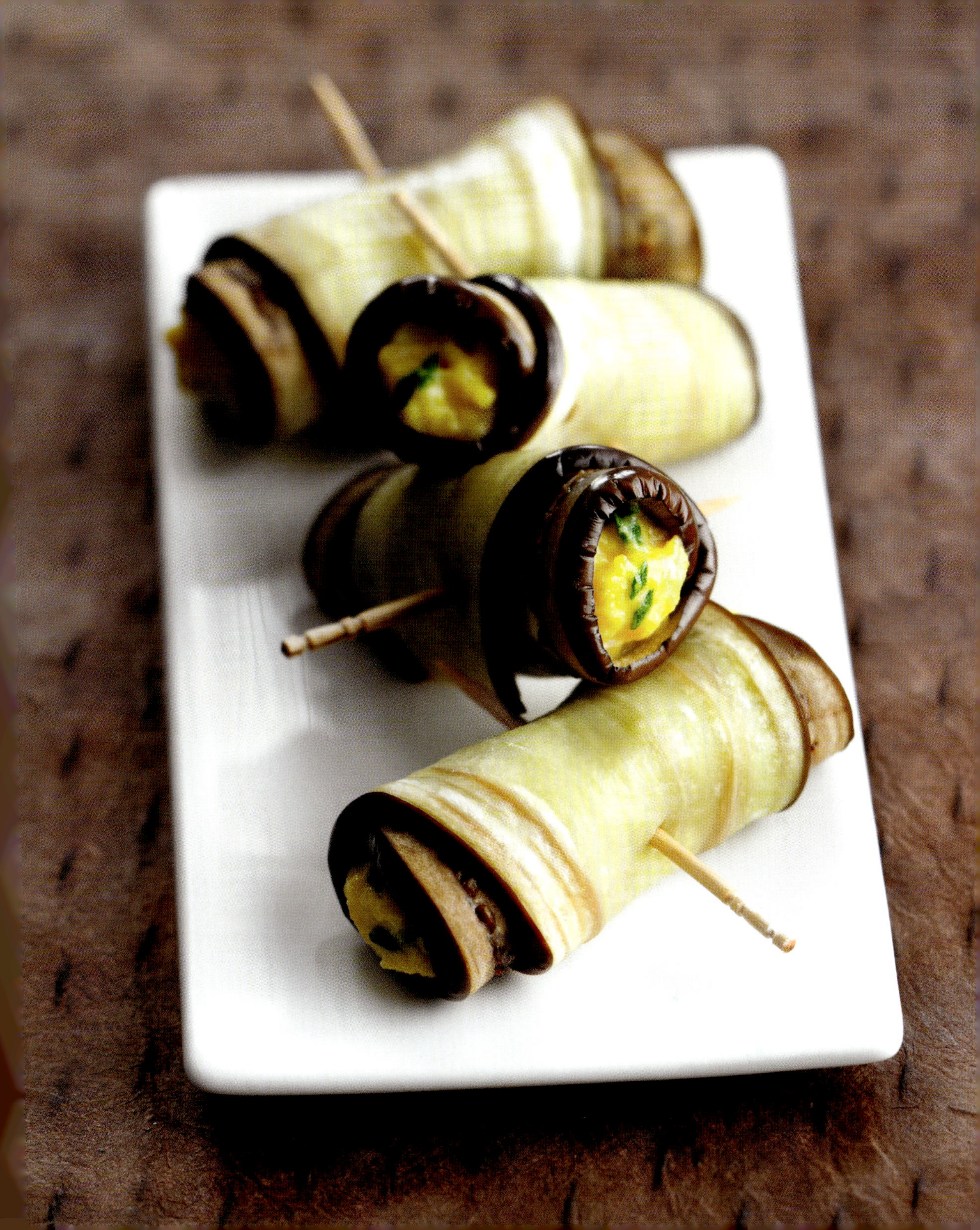

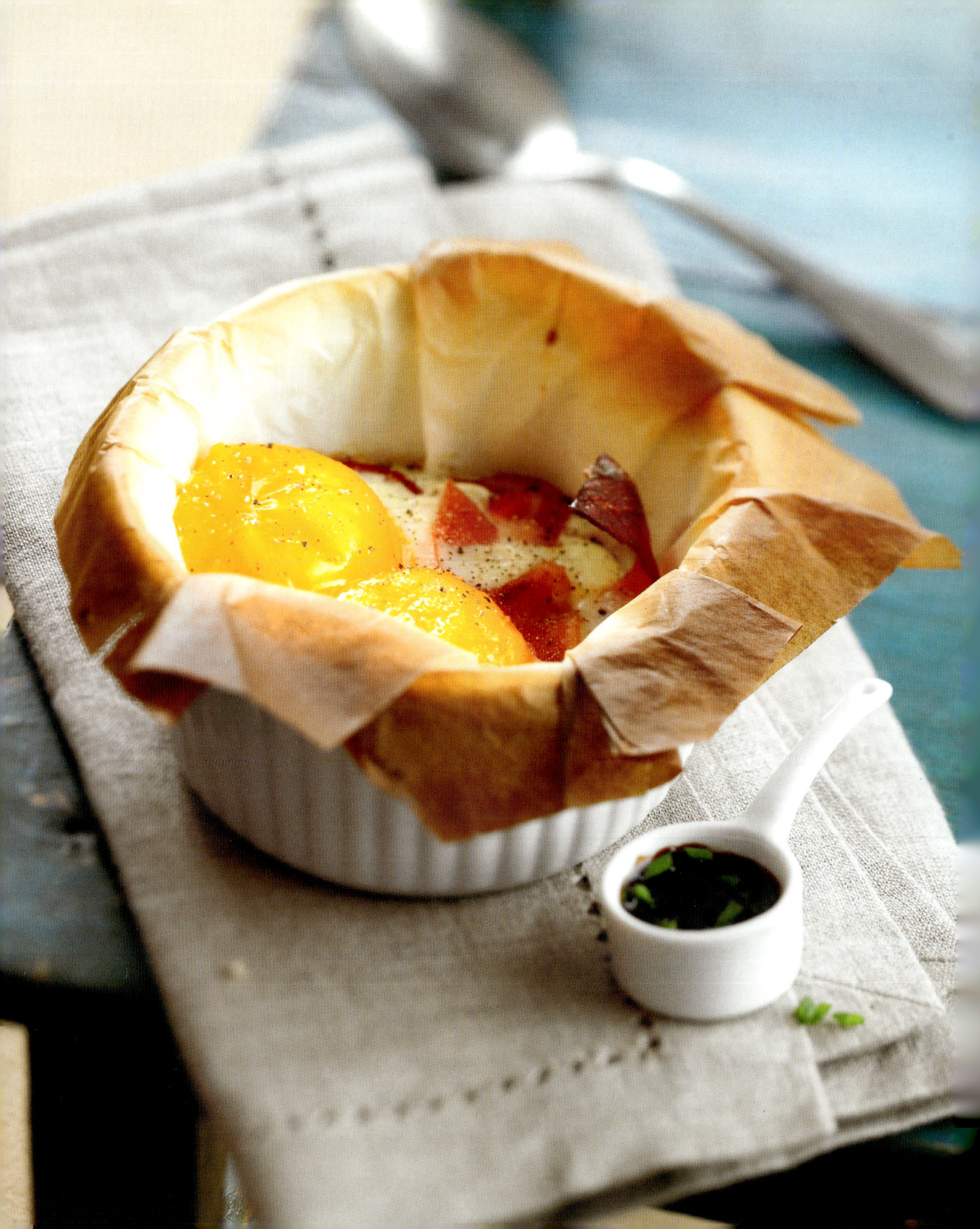

Œufs au bacon en papillote

Aliment basique, mais très intéressant pour sa richesse en protéines de bonne qualité, en vitamines A, D, B2, B5, B12, l'œuf est également riche en cholestérol. En cas d'hypercholestérolémie, limitez votre consommation à 3 jaunes d'œufs par semaine. L'utilisation de bacon maigre à la place de lardons permet de faire une économie de 15 % de matières grasses.

PRÉPARATION 10 minutes | **CUISSON** 10 minutes

INGRÉDIENTS POUR 1 PERSONNE
40 g de filet de bacon fumé
1 c. à c. de vinaigre balsamique
1 c. à c. de ciboulette ciselée
2 œufs
Poivre

1 Préchauffez le four à 240 °C (th. 8).

2 Coupez le bacon en lanières et faites-le griller dans une poêle à revêtement antiadhésif, sans ajouter de matière grasse.

3 Éteignez le feu, sortez le bacon et versez le vinaigre balsamique et la ciboulette ciselée dans la poêle encore tiède.

4 Dans un ramequin allant au four et chemisé de papier sulfurisé, déposez les lanières de bacon puis recouvrez avec les œufs. Poivrez et mettez au four sans refermer la papillote pendant 3 à 5 minutes.

5 Servez bien chaud, recouvert du jus au vinaigre balsamique.

Quiche lorraine allégée

La fameuse quiche lorraine s'invite à toutes les occasions, du simple déjeuner au bureau à l'amuse-bouche des plus grands cocktails. Chacun y va de sa touche personnelle : pâte brisée ou feuilletée, crème ou lait, lardons ou jambon. Eh bien redécouvrez-la encore, en version allégée cette fois !

PRÉPARATION 30 minutes | **RÉFRIGÉRATION** 1 heure | **CUISSON** 50 minutes

INGRÉDIENTS POUR 4 PERSONNES
1 oignon
100 g de filet de bacon fumé
2 œufs entiers
200 ml de lait écrémé
1 pincée de noix de muscade râpée
40 g d'emmental râpé
Sel, poivre

POUR LA PÂTE BRISÉE ALLÉGÉE
180 g de farine
100 g de fromage blanc à 0 % de MG
1 c. à s. d'huile d'olive
3 c. à s. d'eau
2 pincées de sel

1 Préparez la pâte en versant tous les ingrédients dans le bol d'un mixeur. Formez une boule et emballez-la dans un film alimentaire. Laissez reposer au frais au moins 1 heure.

2 Épluchez l'oignon, émincez-le et faites-le revenir dans une poêle à revêtement antiadhésif sans ajouter de matières grasses. Émincez le bacon et ajoutez-le dans la poêle jusqu'à ce qu'il soit bien doré.

3 Battez les œufs en omelette avec le lait. Salez, poivrez, ajoutez la muscade et réservez au frais.

4 Préchauffez le four à 180 °C (th. 6).

5 Farinez un plan de travail propre, sortez la pâte du réfrigérateur et étalez-la à l'aide d'un rouleau à pâtisserie. Chemisez un moule à tarte d'une feuille de papier sulfurisé et garnissez le moule avec la pâte. Faites cuire à blanc 10 minutes.

6 Déposez au fond de la tarte les oignons et le bacon grillés, puis recouvrez de l'appareil œufs/lait. Parsemez d'emmental râpé et enfournez 30 minutes dans la partie basse du four. Terminez la cuisson sur gril si nécessaire.

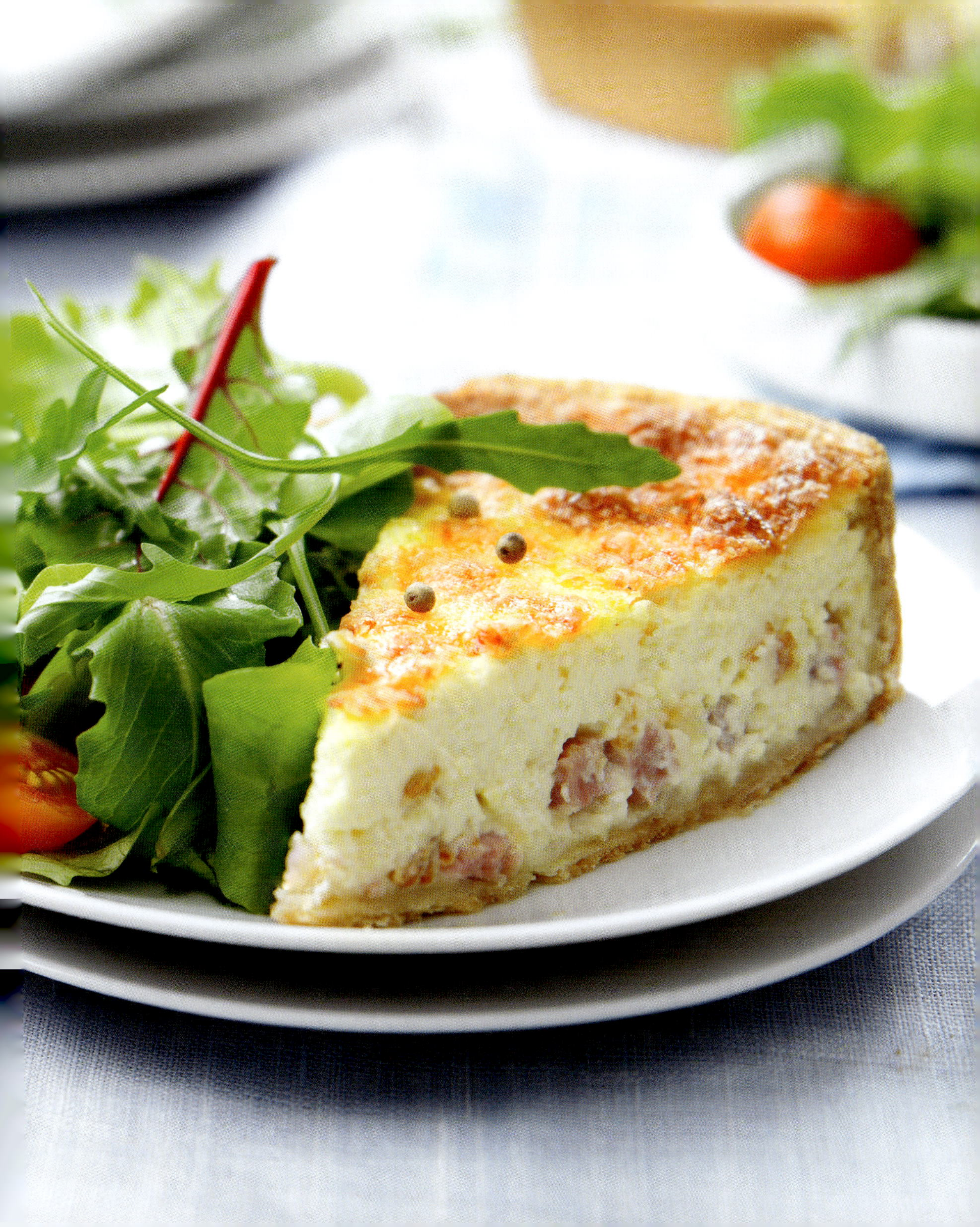

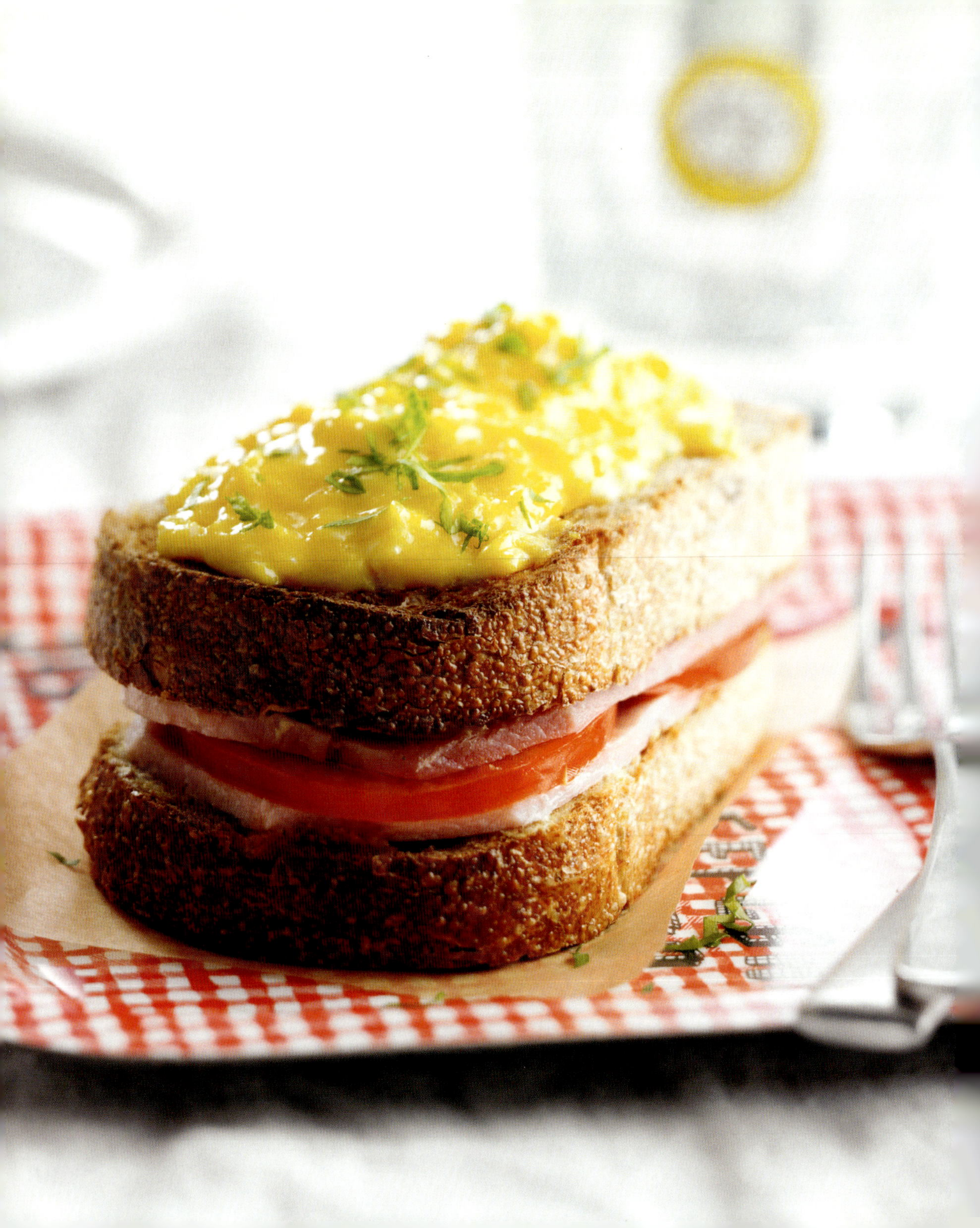

Croque-madame

Le pain de mie blanc, contenant un ajout de matières grasses et parfois même de sucres, est ici remplacé par du pain complet, moins calorique et riche en fibres. Le beurre est changé par de la moutarde. Redécouvrez ainsi le croque-madame dans une version plus saine et moins grasse.

PRÉPARATION 10 minutes | **CUISSON** 5 minutes

INGRÉDIENTS POUR 1 PERSONNE

1 œuf
2 c. à s. de lait écrémé
2 tranches de pain complet ou de seigle
2 c. à c. de moutarde
1 tranche de jambon dégraissé découenné (50 g)
1 tomate
1 c. à s. de persil haché
Sel, poivre

1 Faites chauffer une poêle à revêtement antiadhésif à feu vif et mettez-y à cuire l'œuf battu avec le lait. Salez, poivrez.

2 Faites griller les deux tranches de pain au grille-pain.

3 Tartinez chaque tranche de moutarde, puis déposez sur chacune d'elles une demi-tranche de jambon.

4 Lavez et coupez très finement la tomate en rondelles. Disposez-les sur les tranches de pain.

5 Déposez pour finir l'œuf brouillé sur le pain et saupoudrez de persil haché.

6 Servez et dégustez immédiatement.

Tartines alsaciennes

Voici comment redécouvrir la flammeküeche, tant appréciée pour la simplicité de sa réalisation que pour sa dégustation. En remplaçant la pâte par une fine tranche de pain complet grillée, les lardons par du filet de bacon et la crème fraîche entière par du fromage blanc battu à 0 % de MG, cette tartine alsacienne peut s'inviter régulièrement à votre table, aussi bien en guise d'apéritif, d'entrée, que de plat avec une belle salade – été comme hiver !

PRÉPARATION 15 minutes | **CUISSON** 15 minutes

INGRÉDIENTS POUR 4 PERSONNES
400 g de filet de bacon
2 oignons
8 tranches de pain complet (120 g)
200 g de fromage blanc à 0 % de MG
Sel, poivre

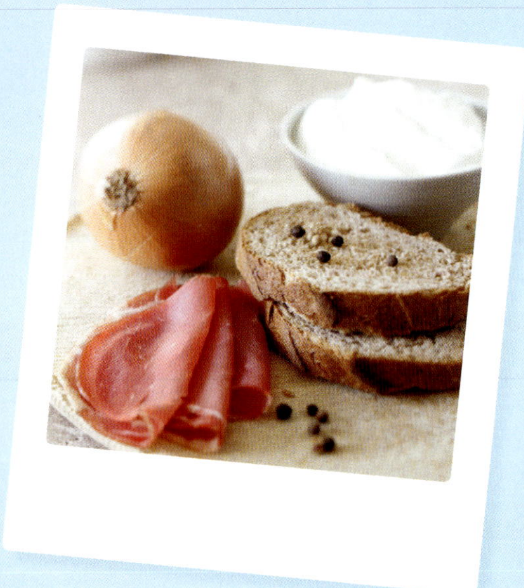

1 Dans une poêle à revêtement antiadhésif, faites revenir rapidement le bacon émincé en lamelles, puis réservez. Dans la même poêle, faites revenir les oignons émincés, ajoutez si besoin un peu d'eau pour déglacer.

2 Pendant ce temps, faites griller vos tartines de pain sous le gril du four ou au grille-pain, attention à bien surveiller.

3 Ajoutez le bacon cuit dans la poêle et hors du feu, complétez avec le fromage blanc. Salez, poivrez. Versez le mélange sur les tartines grillées et consommez de suite.

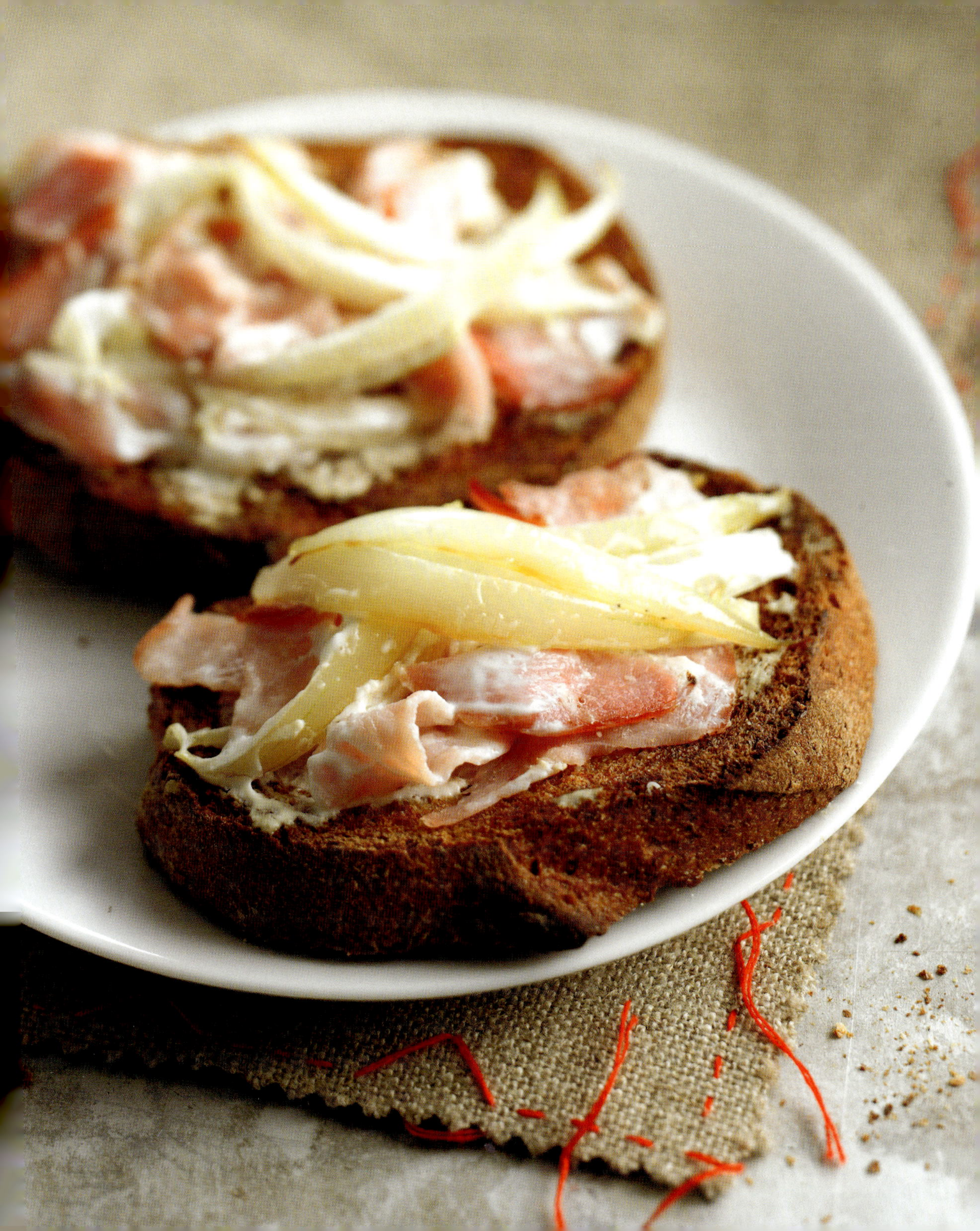

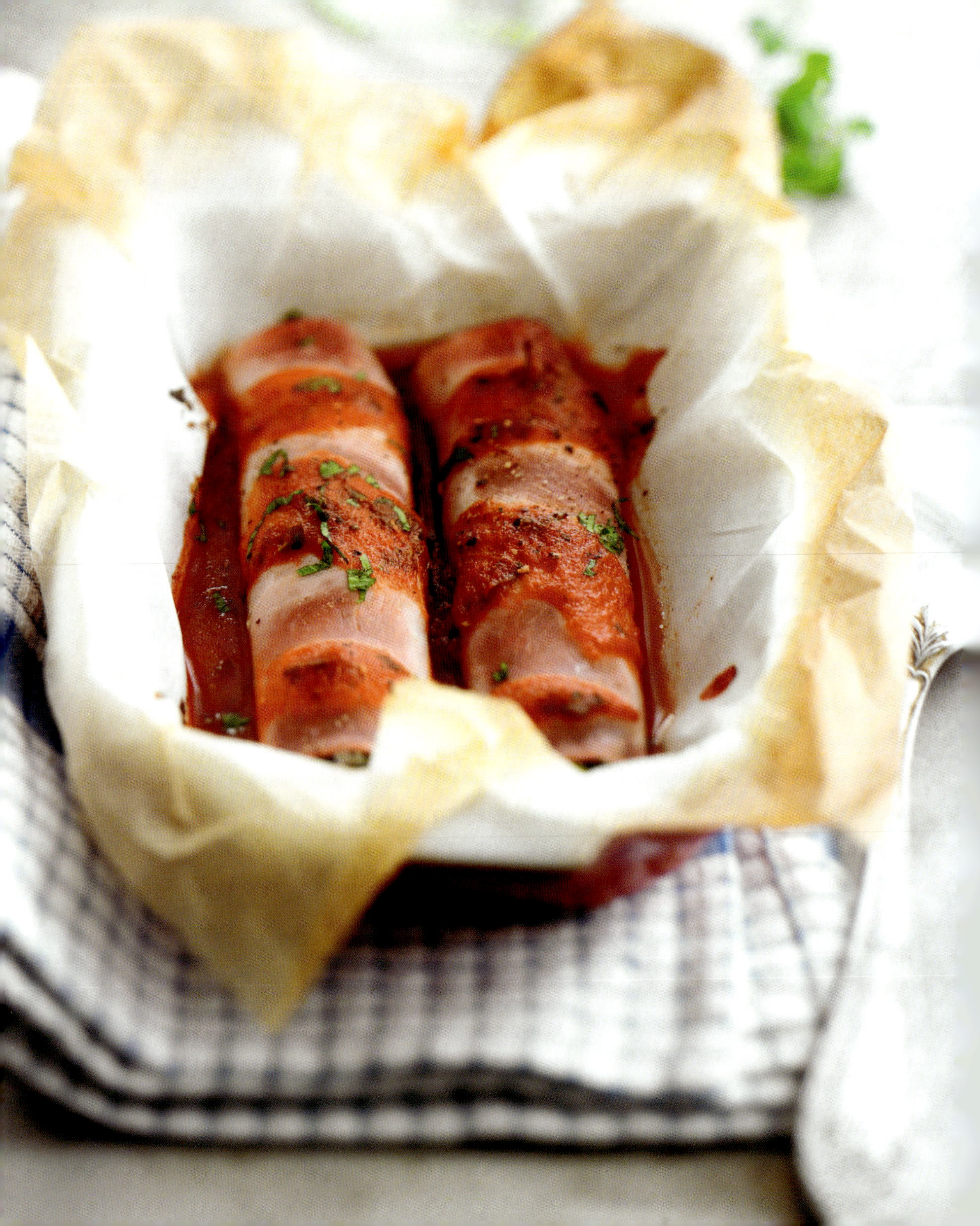

Cannelloni de jambon

Comment revisiter un plat familial de cannelloni maison ? Remplacez les pâtes par de fines tranches de jambon blanc, qui apporteront des protéines. Côté farce, la crème fraîche laisse place à des petits-suisses à 0 %. Les légumes restent inchangés, mais sont consommés plus facilement sous cette forme par toute la famille.

PRÉPARATION 25 minutes | **CUISSON** 20 minutes

INGRÉDIENTS POUR 1 PERSONNE

100 g d'épinards
100 g de courgettes
½ oignon
2 petits-suisses nature à 0 % de MG
1 c. à c. de persil
125 g de jambon cuit supérieur découenné et dégraissé en tranches
50 g de coulis de tomate nature
Sel, poivre

1 Préchauffez le four à 220 °C (th. 7/8).

2 Lavez et émincez les épinards. Râpez les courgettes. Faites cuire ces deux légumes dans une poêle à revêtement antiadhésif, avec l'oignon ciselé, pendant 10 minutes.

3 Mélangez les petits-suisses aux légumes, salez, poivrez, ajoutez du persil haché.

4 Étalez cette farce sur chaque tranche de jambon, roulez-les pour former des cannelloni.

5 Déposez les rouleaux dans un plat à gratin tapissé de papier sulfurisé, recouvrez de sauce tomate, de poivre et d'un peu de persil, enfournez pendant 10 minutes.

6 Servez bien chaud !

Endives au jambon diététiques

Les endives cuites, souvent repoussées en raison de leur amertume, sont pourtant un légume riche en fibres, en minéraux et oligo-éléments (potassium, manganèse, zinc, iode, sélénium), tout un complexe d'antioxydants. Cuisinées avec une béchamel diététique qui vient enrober l'amertume des endives et le jambon blanc, elles totalisent moins de 3 % de lipides.

PRÉPARATION 20 minutes | **CUISSON** 35 minutes

INGRÉDIENTS POUR 1 PERSONNE
2 belles endives
2 tranches de jambon cuit supérieur découenné et dégraissé

POUR LA BÉCHAMEL
2 g de fécule de maïs
50 ml de lait écrémé
Un peu de noix de muscade râpée
Sel, poivre

1 Faites précuire les endives entières à l'étouffée 15 minutes.

2 Sortez les endives de la sauteuse et enroulez-les dans le jambon. Disposez-les dans un plat adapté.

3 Préchauffez le four à 180 °C (th. 6).

4 Préparez la béchamel diététique : mettez la fécule de maïs dans un bol et ajoutez 10 ml de lait froid en mélangeant bien. Portez le reste de lait à ébullition. Versez-le sur le mélange, puis portez le tout sur le feu en remuant sans cesse jusqu'à épaississement, soit environ 5 secondes. Assaisonnez avec le sel, le poivre et la noix de muscade.

5 Versez la béchamel sur les endives au jambon. Faites cuire 15 minutes.

Grand aïoli, sauce légère à l'ail

Cette fameuse sauce provençale est en fait une mayonnaise sans moutarde à base d'huile d'olive et d'ail pilé cru. Vous connaissiez sûrement la mayonnaise diététique, découvrez maintenant l'aïoli allégé !

PRÉPARATION 30 minutes | **CUISSON** 35 minutes | **RÉFRIGÉRATION** 10 minutes

INGRÉDIENTS POUR 4 PERSONNES
400 g de chou-fleur
400 g de haricots verts
400 g de carottes
400 g de pommes de terre
600 g de bulots cuits
2 c. à s. de court-bouillon déshydraté
500 g de filets de cabillaud

POUR LA SAUCE
2 gousses d'ail
1 œuf dur
2 c. à c. de moutarde
2 petits-suisses à 0 % de MG
300 g de fromage blanc à 0 % de MG
Sel, poivre

1 Lavez et épluchez les légumes. Faites-les cuire séparément à la vapeur.

2 Dressez joliment les légumes détaillés sur le pourtour d'un plat et ajoutez les bulots au centre.

3 Préparez le court-bouillon et faites cuire le cabillaud à frémissement. Égouttez, laissez refroidir et dressez dans le même plat au centre.

4 Préparez la sauce légère à l'ail : épluchez et pressez les gousses d'ail. Écrasez finement l'œuf dur et mélangez avec la moutarde, l'ail écrasé et les petits-suisses. Salez, poivrez et ajoutez le fromage blanc. Réservez au frais jusqu'au service.

5 Servez le plat garni de poisson et de légumes avec la sauce légère à l'ail.

Sauté de bœuf à la chinoise

Ce plat exotique est intéressant pour sa variété de fruits et légumes proposés en un seul mets. Ananas, pousses de soja, poivron vert et champignons noirs vous apportent une multitude de vitamines et minéraux nécessaires au bon fonctionnement de l'organisme.

PRÉPARATION 40 minutes | **CUISSON** 30 minutes | **MARINADE** 30 minutes

INGRÉDIENTS POUR 1 PERSONNE
1 c. à s. de sauce soja
1 pincée de gingembre en poudre
1 pincée de poivre de Sichuan
150 g de filet de bœuf
50 g de champignons noirs
100 g d'ananas frais
ou au sirop léger égoutté
1 gousse d'ail
50 g de poivron vert
100 g de pousses de soja
1 c. à c. de vinaigre de cidre
1 c. à c. de fécule de maïs

1 Dans un saladier, mélangez la sauce soja, le gingembre et le poivre. Ajoutez le bœuf coupé en fines lanières et laissez mariner 30 minutes.

2 Faites tremper les champignons noirs 30 minutes dans l'eau tiède, puis rincez-les et coupez-les en fines lamelles. Coupez l'ananas en petits dés. Pelez et écrasez l'ail. Lavez le poivron et découpez-le en lanières. Égouttez et rincez les pousses de soja.

3 Dans une poêle à revêtement antiadhésif bien chaude ou un wok, faites revenir à feu vif sans matière grasse l'ail écrasé et les lamelles de bœuf égouttées (ne jetez pas la marinade). Ajoutez les lanières de poivron et les dés d'ananas. Laissez cuire à feu vif pendant 5 minutes. Ajoutez les pousses de soja et les champignons noirs et laissez cuire encore 10 minutes sur feu moyen.

4 Mélangez à froid le vinaigre avec un verre d'eau, la marinade et la fécule de maïs. Versez dans une casserole et portez à ébullition, laissez cuire 2 minutes.

5 Au moment de servir, répartissez le contenu de la poêle dans une assiette et nappez avec la sauce. Savourez, c'est prêt !

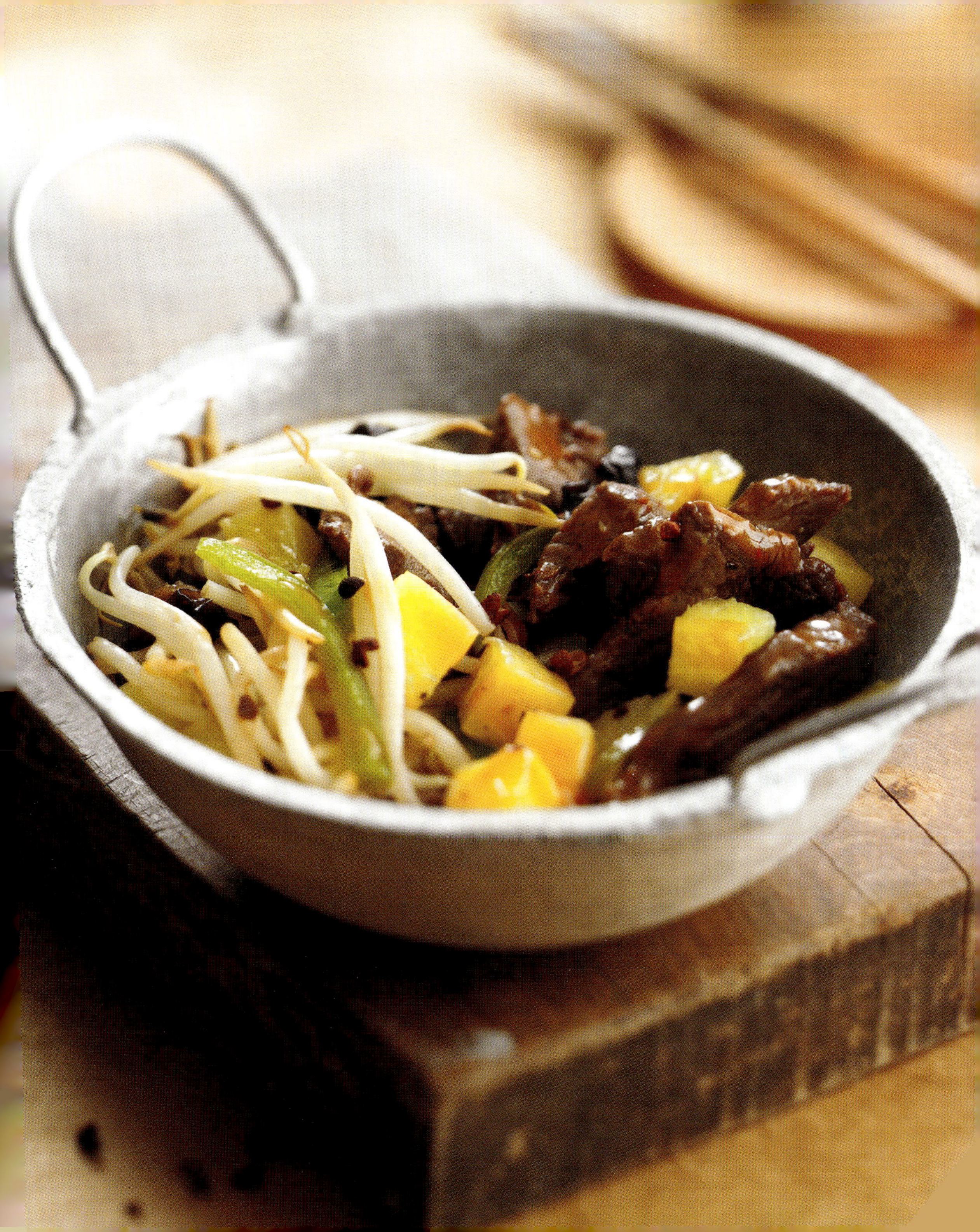

Kebab minceur

Ce sandwich est habituellement une véritable bombe calorique. Mais on peut rétablir l'équilibre côté garniture : choix du gigot d'agneau, partie noble de l'agneau la moins grasse, richesse en crudités, absence de frites, le pain faisant déjà office de féculent, et une sauce légère, onctueuse et digeste à base de yaourt à 0 % et d'herbes.

PRÉPARATION 15 minutes | **CUISSON** 15 minutes

INGRÉDIENTS POUR 1 PERSONNE

100 g de gigot d'agneau
1 pincée de cumin en poudre
½ oignon
100 g de tomate
2 grandes feuilles de laitue
1 pita

POUR LA SAUCE

1 gousse d'ail
1 yaourt nature à 0 % de MG
½ citron
2 brins de ciboulette
2 feuilles de menthe
Sel, poivre

1 Coupez l'agneau en fines lanières et faites-le dorer dans une poêle à revêtement antiadhésif sans ajouter de matière grasse. Saupoudrez de cumin.

2 Épluchez et émincez l'oignon. Lavez la tomate et les feuilles de salade, coupez finement.

3 Préparez la sauce. Épluchez la gousse d'ail et mixez-la avec le yaourt, le jus de citron, la ciboulette hachée et la menthe ciselée. Salez et poivrez.

4 Réchauffez la pita quelques minutes au four à micro-ondes. Coupez-la en deux dans le sens de la longueur et disposez la salade, l'oignon, la tomate et l'agneau. Nappez de sauce au yaourt.

Moussaka grecque

Les secrets d'une moussaka allégée ? Une béchamel sans beurre et à base de lait écrémé, et l'utilisation de viande hachée à 5 % de MG. Voilà une belle économie calorique, sans pour autant atténuer le plaisir.

PRÉPARATION 35 minutes | **CUISSON** 55 minutes

INGRÉDIENTS POUR 1 PERSONNE

1 petite aubergine
½ oignon
150 g de tomates
125 g de viande de bœuf hachée à 5 % de MG
½ c. à c. de cumin en poudre
½ c. à c. de cannelle en poudre
¼ de cube de bouillon de volaille dégraissé
Sel

POUR LA BÉCHAMEL

12 g de fécule de maïs
150 ml de lait écrémé
½ c. à c. de noix de muscade
Sel, poivre

1 Lavez les légumes. Coupez l'aubergine en fines tranches dans la longueur. Parsemez de sel et laissez dégorger 30 minutes. Faites griller chaque tranche sans matière grasse.

2 Pendant ce temps, faites revenir l'oignon à sec dans une poêle à revêtement antiadhésif. Ajoutez la viande de bœuf hachée, le cumin et la cannelle. Incorporez les dés de tomate, ainsi que le cube de bouillon de volaille dégraissé. Versez un peu d'eau si les tomates n'en rendent pas suffisamment.

3 Pour la béchamel diététique : délayez la fécule de maïs avec un peu de lait froid. Portez le reste de lait à ébullition, puis versez sur le premier mélange. Remettez le tout dans la casserole et portez sur le feu jusqu'à épaississement. Assaisonnez de sel, de poivre et de muscade râpée.

4 Préchauffez le four à 180 °C (th. 6).

5 Dans un plat à gratin, alternez les tranches d'aubergine et la viande en sauce. Terminez par la couche de béchamel diététique. Enfournez 45 minutes et servez chaud.

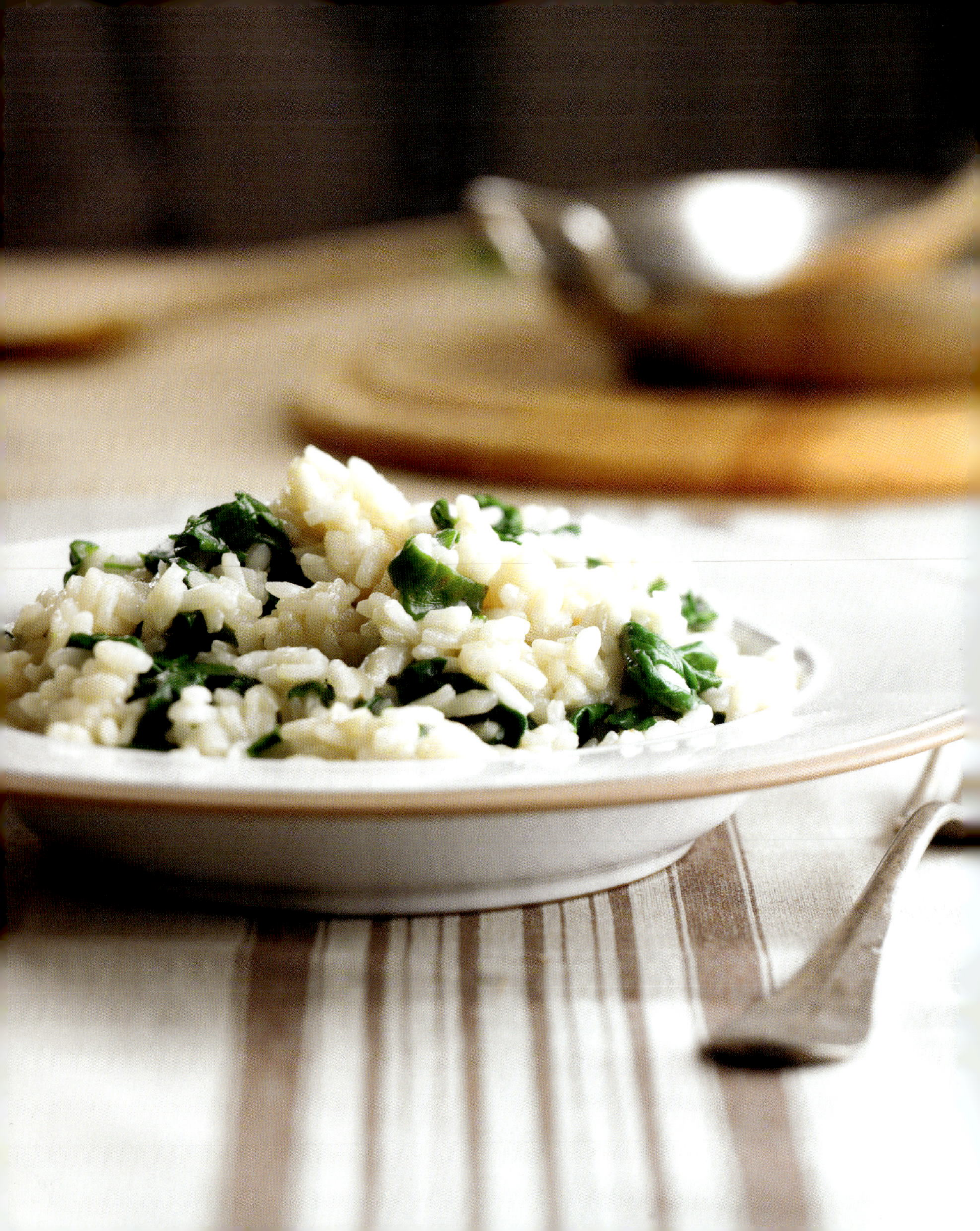

Risotto aux épinards

Élaboré avec des épinards, le risotto s'enrichit d'une palette de minéraux, vitamines et fibres. Le potassium arrive en tête, avec le calcium, de même que le sodium, le fer et le magnésium. Côté vitamines, les épinards ont une teneur élevée en provitamine A et renferment des vitamines C, B9, K et E.

PRÉPARATION 15 minutes | **CUISSON** 30 minutes

INGRÉDIENTS POUR 1 PERSONNE
1 échalote
1 c. à s. d'huile d'olive
50 g de riz rond type arborio
200 ml de bouillon de légume ou 2 cubes de bouillon dégraissé + eau chaude
200 g d'épinards nature surgelés
1 pincée de noix de muscade râpée
Sel, poivre

1 Émincez l'échalote. Faites-la revenir dans une casserole avec l'huile d'olive.
Versez le riz, puis faites-le revenir 2 minutes à feu vif pour qu'il blanchisse légèrement.
Mettez à feu doux et mouillez avec un tiers du bouillon.
Laissez cuire jusqu'à complète absorption du bouillon, sans cesser de remuer.

2 Répétez l'opération avec un tiers du bouillon, puis le restant.

3 Versez les épinards décongelés, le sel, le poivre et la noix de muscade.
Complétez avec un peu d'eau, selon la cuisson voulue du risotto.

4 En fin de cuisson, le riz doit être *al dente* et la préparation très souple.

Sandwich indien

Ce sandwich est particulièrement sain : de la baguette naturellement pauvre en lipides, un émincé de volaille maigre et riche en protéines pour un effet rassasiant, des carottes riches en provitamine A, de la tomate dont la cuisson augmente la quantité de lycopène (antioxydant) biodisponible et de l'oignon, une des meilleures sources végétales de sélénium.

PRÉPARATION 20 minutes | **CUISSON** 15 minutes

INGRÉDIENTS POUR 1 PERSONNE

100 g de fromage blanc nature à 0 % de MG
1 branche de persil
1 c. à c. de curry en poudre
60 g de baguette au pavot
125 g d'escalope de dinde
½ tomate (50 g)
½ oignon rouge
50 g de carottes râpées
Quelques feuilles de salade verte
Sel, poivre

1 Mélangez le fromage blanc, le persil haché et ½ cuillerée à café de curry. Salez, poivrez. Tartinez légèrement la mie de la baguette avec cette préparation.

2 Coupez l'escalope en petits morceaux, enrobez-les du reste de curry. Détaillez la tomate en fines rondelles.

3 Émincez finement l'oignon. Faites-le revenir dans une poêle à revêtement antiadhésif sans matière grasse. Ajoutez les morceaux d'escalope et faites-les dorer de tous les côtés. Assaisonnez légèrement.

4 Prenez la baguette badigeonnée de sauce fromage blanc au curry, répartissez les carottes râpées, puis la volaille au curry et aux oignons rouges. Terminez par les rondelles de tomate, les feuilles de salade et ajoutez éventuellement le restant de sauce au fromage blanc par-dessus.

5 Dégustez immédiatement !

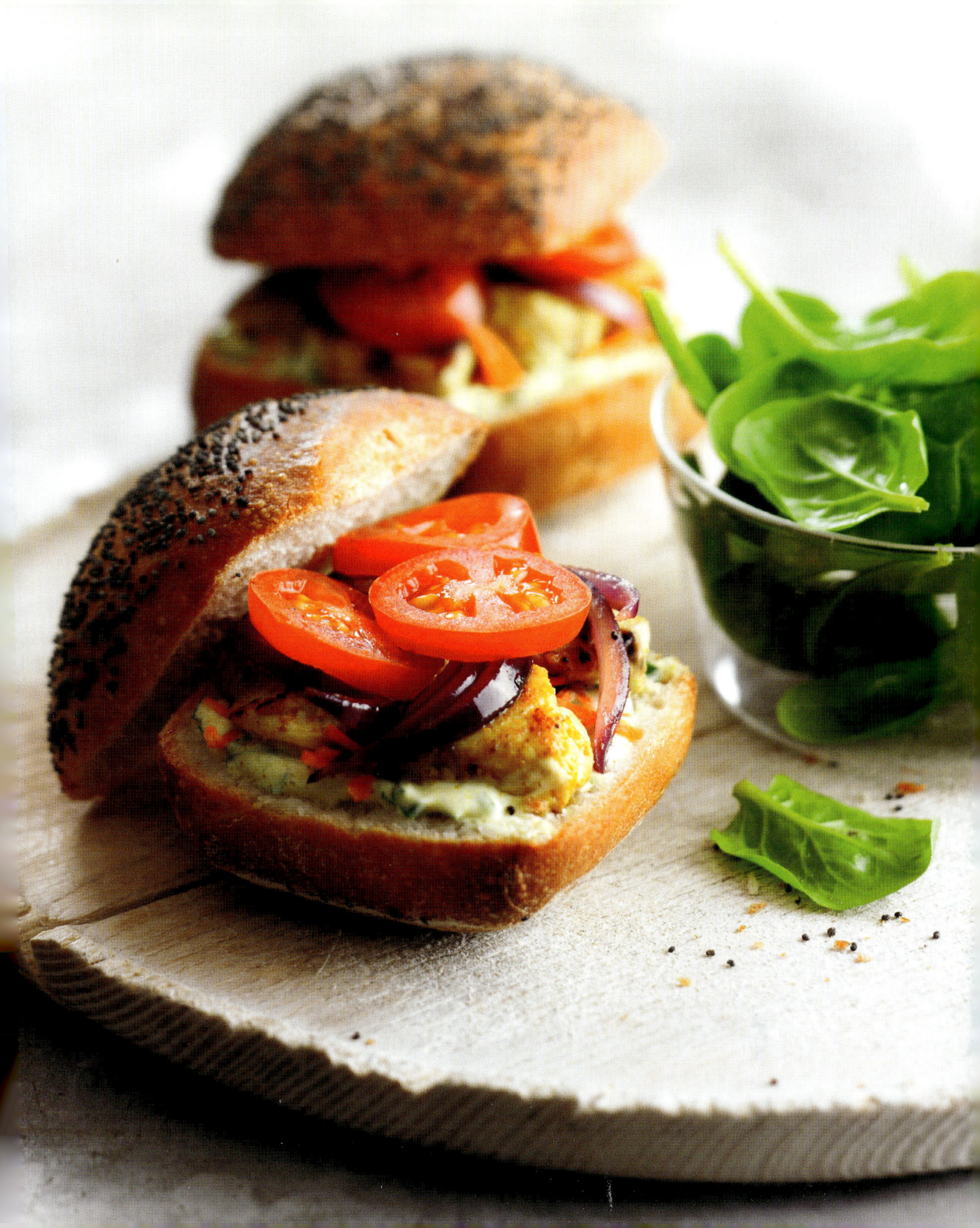

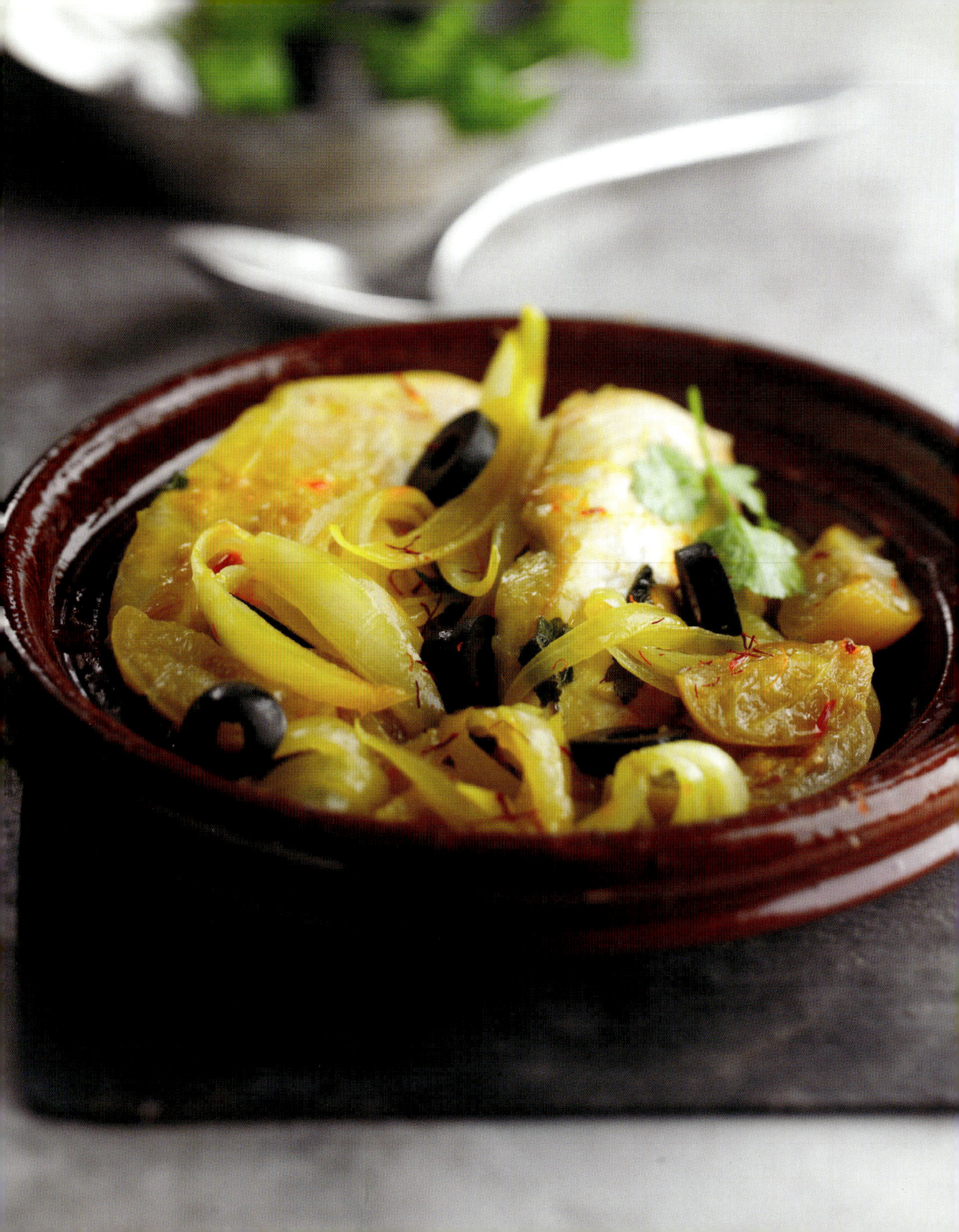

Tajine de poulet aux citrons confits

Le tajine permet une cuisson lente du poulet, afin d'attendrir la viande et que tous les arômes des épices se diffusent lentement. Il ne nécessite pas d'ajout de matière grasse, ce qui en fait une préparation parfaitement recommandable sur le plan diététique. Ce tajine peut être accompagné de légumes cuits à part ou incorporés en cours de cuisson.

PRÉPARATION 20 minutes | **CUISSON** 1 heure

INGRÉDIENTS POUR 4 PERSONNES

600 g de blancs de poulet
2 oignons
2 gousses d'ail
1 c. à c. de coriandre
Quelques brins de persil
1 petite dose de pistils de safran
3 citrons confits
4 olives noires
Sel, poivre

1 Faites dorer les blancs de poulet dans une poêle à revêtement antiadhésif sans matière grasse. Réservez.

2 Épluchez et coupez les oignons et l'ail en lamelles. Faites-les blondir dans la poêle, puis ajoutez la coriandre, le persil et le safran. Salez, poivrez. Ajoutez le poulet et les citrons confits coupés en petits dés. Recouvrez d'eau et laissez mijoter à petit feu, à couvert, pendant 45 minutes.

3 Retirez les morceaux de poulet et faites réduire la sauce. Ajoutez les olives coupées en rondelles.

4 Dressez dans un plat les morceaux de poulet nappés de sauce.

Desserts

Œufs au lait chocolat/cannelle

Comment rendre inoubliable une rudimentaire crème aux œufs tout en restant dans la légèreté ? Simplement en y ajoutant une pointe de cacao ! Le goût de chocolat ravira toujours les gourmands et la balance ne s'emballera pas.

PRÉPARATION 25 minutes | **CUISSON** 35 minutes | **RÉFRIGÉRATION** 2 heures

INGRÉDIENTS POUR 4 PERSONNES
500 ml de lait écrémé
1 bâton de cannelle
4 jaunes d'œufs
4 c. à c. d'édulcorant en poudre spécial cuisson
1/2 c. à c. de cannelle en poudre
4 c. à s. de poudre de cacao maigre non sucré

1. Préchauffez le four à 180 °C (th. 6).
2. Portez le lait à ébullition avec le bâton de cannelle, éteignez le feu et laissez infuser.
3. Battez les jaunes d'œufs avec l'édulcorant jusqu'à blanchissement, incorporez la cannelle en poudre et le cacao.
4. Retirez le bâton de cannelle, portez de nouveau le lait à ébullition, puis versez-le sur le mélange au cacao sans cesser de remuer. Versez la crème dans des ramequins résistant à la chaleur, mettez ceux-ci dans un plat spécial four. Remplissez le plat d'eau chaude pour une cuisson au four au bain-marie et enfournez pendant 20 minutes.
5. Laissez les crèmes refroidir, puis mettez-les au frais pendant 2 heures avant de les déguster.

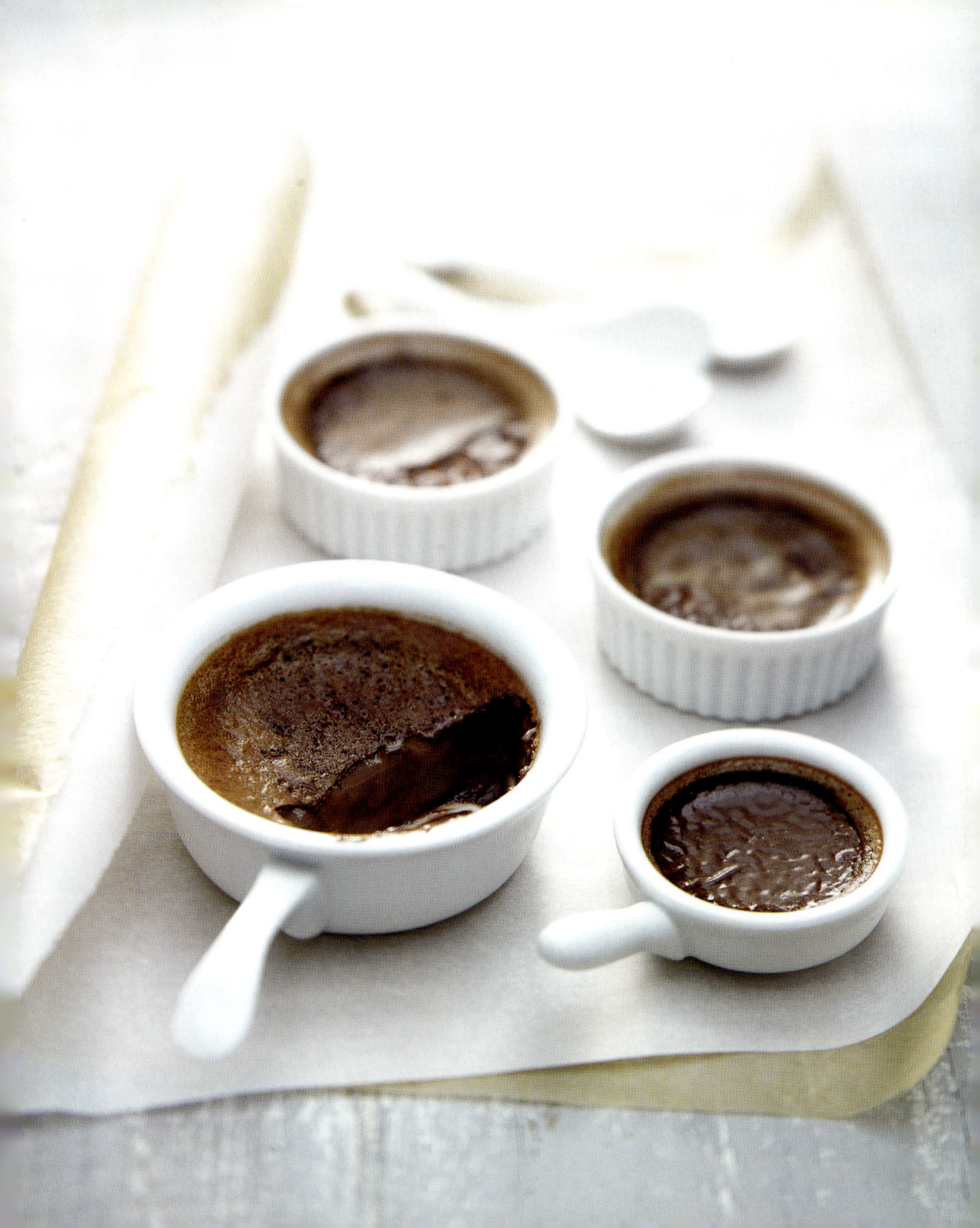

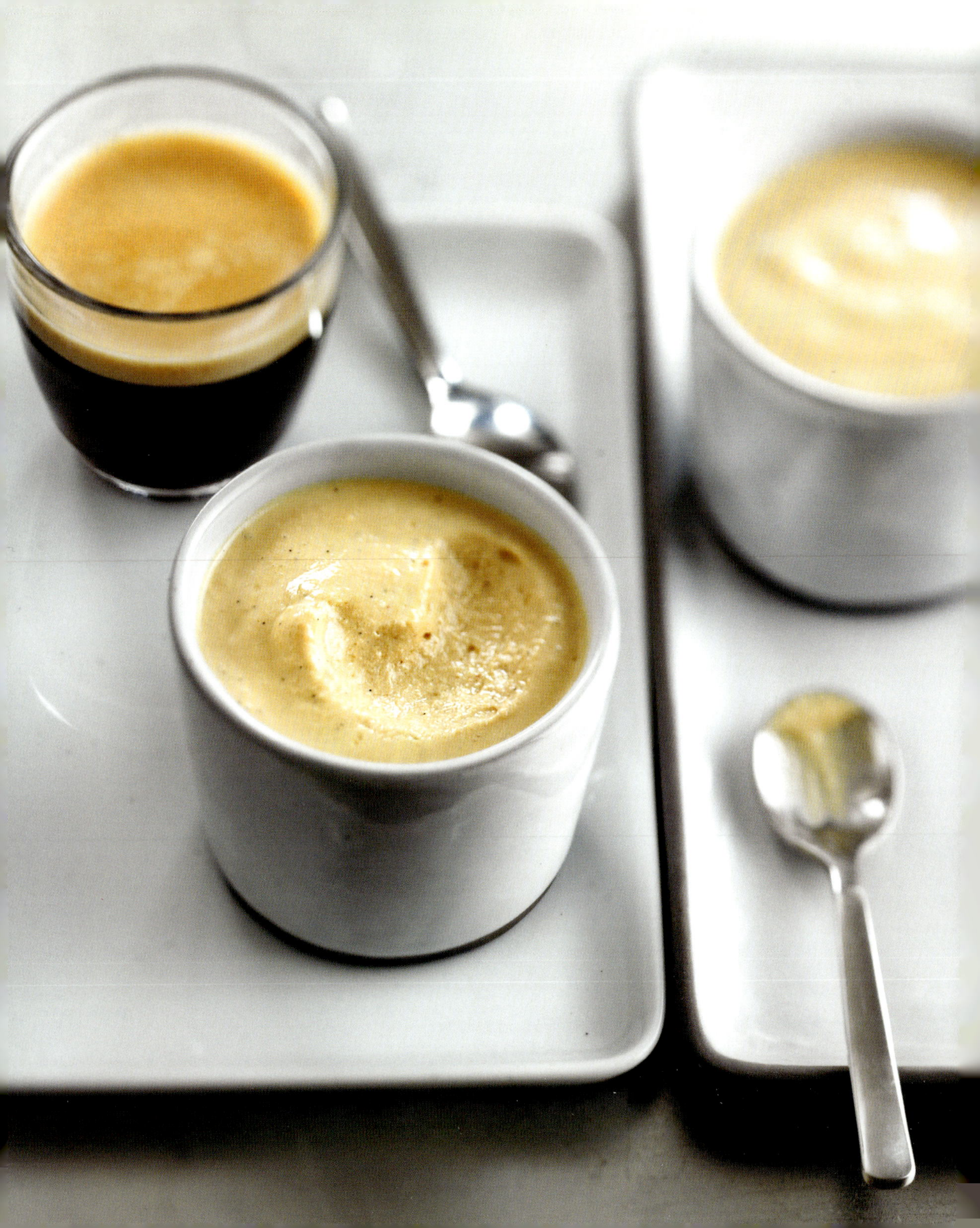

Mousse légère au café

Toute l'astuce de l'allégement de cette recette réside dans l'utilisation de petits-suisses à 0 % additionnés d'un blanc d'œuf monté en neige. Si vous êtes sujet aux ballonnements, n'abusez pas des mousses. L'incorporation d'air dans ces préparations risquerait d'en augmenter les symptômes.

PRÉPARATION 10 minutes | **CONGÉLATION** 20 minutes

INGRÉDIENTS POUR 1 PERSONNE
0,5 cm de gousse de vanille
2 petits-suisses nature à 0 % de MG
½ c. à c. rase de café soluble ou de chicorée
1 c. à c. d'édulcorant (à doser selon votre goût)
1 blanc d'œuf

1 Grattez la gousse de vanille, puis mélangez les grains aux petits-suisses. Ajoutez le café et l'édulcorant. Fouettez bien pour homogénéiser la préparation.

2 Battez le blanc d'œuf en neige ferme. Incorporez-le délicatement au mélange à l'aide d'une spatule, pour ne pas le faire retomber.

3 Placez au congélateur pendant 15 à 20 minutes, puis dégustez bien frais !

Crème de framboise en coque croustillante

Avec 200 g de framboises, ce dessert vous apporte 50 mg de vitamine C, soit 45 % des apports quotidiens recommandés. Par ailleurs, les fibres de framboise accélèrent le transit. Si vous êtes particulièrement fragile de la muqueuse intestinale, ou que vous avez des diverticules, il est préférable de passer le coulis au tamis fin.

PRÉPARATION 20 minutes | **CUISSON** 25 minutes | **RÉFRIGÉRATION** 30 minutes

INGRÉDIENTS POUR 1 PERSONNE

20 g de pistaches non salées
1 œuf
Édulcorant (facultatif, à doser selon votre goût)
200 g de framboises
125 ml de lait écrémé
¼ de citron non traité
10 g de fécule de maïs
Quelques feuilles de menthe

1 Préchauffez le four à 160 °C (th. 5/6).

2 Hachez les pistaches pour les réduire en poudre.

3 Séparez l'œuf et réservez le jaune. Battez le blanc en neige ferme. Incorporez un peu d'édulcorant, puis ajoutez délicatement la poudre de pistache, sans faire retomber le blanc d'œuf, à l'aide d'une spatule.

4 Chemisez l'intérieur d'un cercle à pâtisserie individuel ou d'un ramequin de papier sulfurisé. Étalez uniformément pour former un « fond de tarte ». Enfournez pendant 20 à 25 minutes environ.

5 Pendant ce temps, mixez 60 g de framboises, passez-les éventuellement au chinois pour enlever les petits grains. Mélangez ce coulis avec le lait écrémé et le zeste de citron. Portez à ébullition.

6 Mélangez le jaune d'œuf avec la fécule de maïs à l'aide d'un fouet. Versez le lait dessus, tout en fouettant. Remettez le tout à chauffer dans la casserole. Remuez constamment à l'aide d'une cuillère en bois, jusqu'à épaississement de la préparation. Versez dans un ramequin, réservez au frais pendant 30 minutes.

7 Démoulez délicatement la coque croustillante de pistache et laissez refroidir à température ambiante.

8 Versez la crème de framboise dans la coque, décorez de quelques feuilles de menthe. Servez immédiatement, accompagné du reste de framboises (soit 140 g).

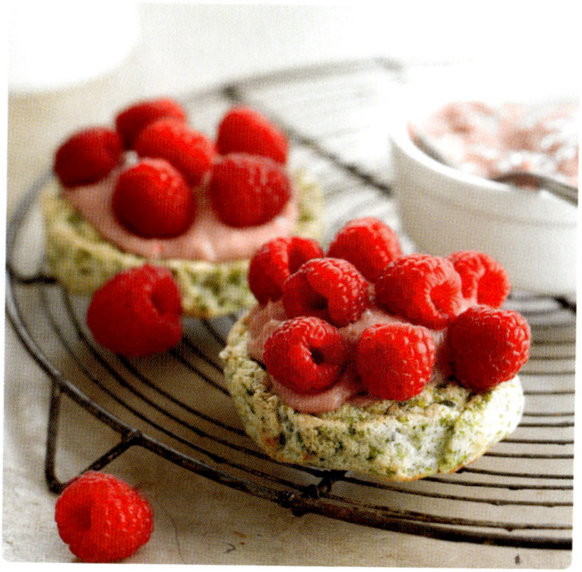

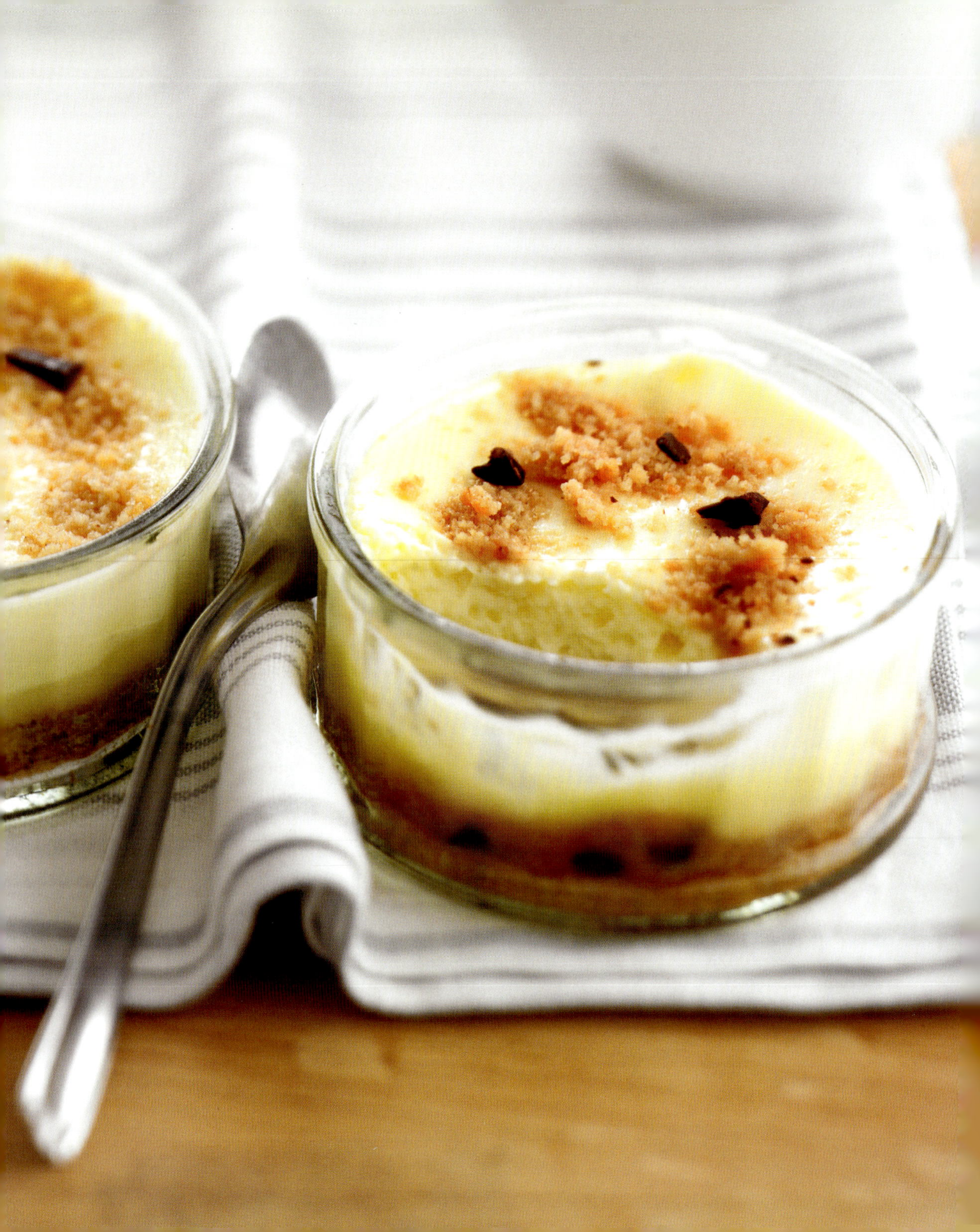

Cheesecake diététique

Cette version allégée conserve la fraîcheur du dessert original, tout en réalisant une belle économie calorique en remplaçant les biscuits (460 kcal/100 g) par des céréales (380 kcal/100 g) et en troquant le cottage cheese (5 % de lipides) contre du fromage blanc à 0 % de MG.

PRÉPARATION 20 minutes | **CUISSON** 30 minutes | **CONGÉLATION** 15 minutes | **RÉFRIGÉRATION** 1 nuit

INGRÉDIENTS POUR 1 PERSONNE

25 g de céréales type pétales au blé complet
15 g de chocolat noir dessert à 70 % de cacao
2 c. à s. de lait écrémé
Un peu de cannelle en poudre
0,5 cm de gousse de vanille
100 g de fromage blanc nature à 0 % de MG
1 œuf
Édulcorant résistant à la chaleur
(à doser selon votre goût)
5 g de fécule de maïs

1 Préchauffez le four à 180 °C (th. 6). Mettez les céréales dans un sachet en plastique et broyez-les à l'aide d'un rouleau à pâtisserie. Faites fondre le chocolat noir avec le lait au four à micro-ondes (attention à ne pas surchauffer). Ajoutez un peu de cannelle et mélangez aux céréales.

2 Tapissez un petit ramequin de papier sulfurisé. Étalez le fond de tarte croustillant au chocolat et céréales à l'aide du dos d'une cuillère. Aplatissez bien. Placez le ramequin au congélateur le temps de préparer la garniture.

3 Grattez la gousse de vanille et mélangez les grains au fromage blanc. Séparez le jaune du blanc d'œuf. Fouettez le jaune avec l'édulcorant, puis ajoutez la fécule de maïs. Battez le blanc d'œuf en neige, ajoutez-le délicatement à la préparation précédente en veillant à ne pas la faire retomber. Versez sur le fond croustillant au chocolat et céréales. Enfournez 30 minutes environ. Laissez refroidir, puis placez le ramequin une nuit au réfrigérateur.

4 Avant de déguster, démoulez le cheesecake sur une petite assiette.

Milk-shake à la banane

Une carence en magnésium peut être responsable d'une fatigue persistante, de tension, de stress et parfois même d'insomnies, de crampes ou même de palpitations cardiaques. L'organisme n'ayant pas de réserves en magnésium, il est important de lui fournir un apport quotidien et régulier. La banane, avec 30 mg/100 g, est idéale.

PRÉPARATION 10 minutes

INGRÉDIENTS POUR 1 PERSONNE
125 ml de lait écrémé
1 banane moyenne (100 g) coupée en rondelles
2 sachets d'édulcorant à la vanille

1 Mélangez les ingrédients dans le bol du mixeur.

2 Mixez jusqu'à l'obtention d'une boisson liquide épaisse.

3 Servez bien frais !

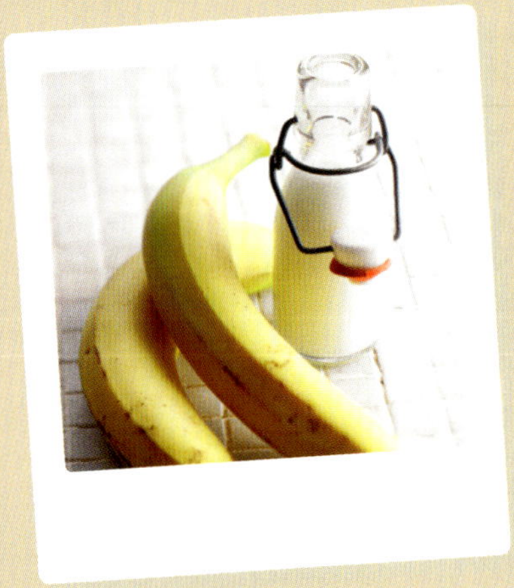

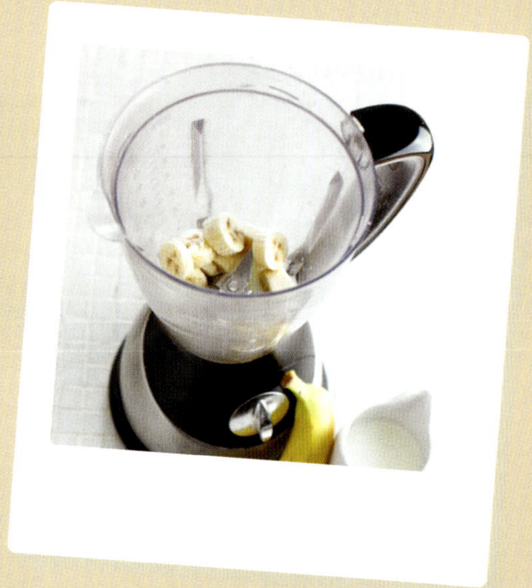

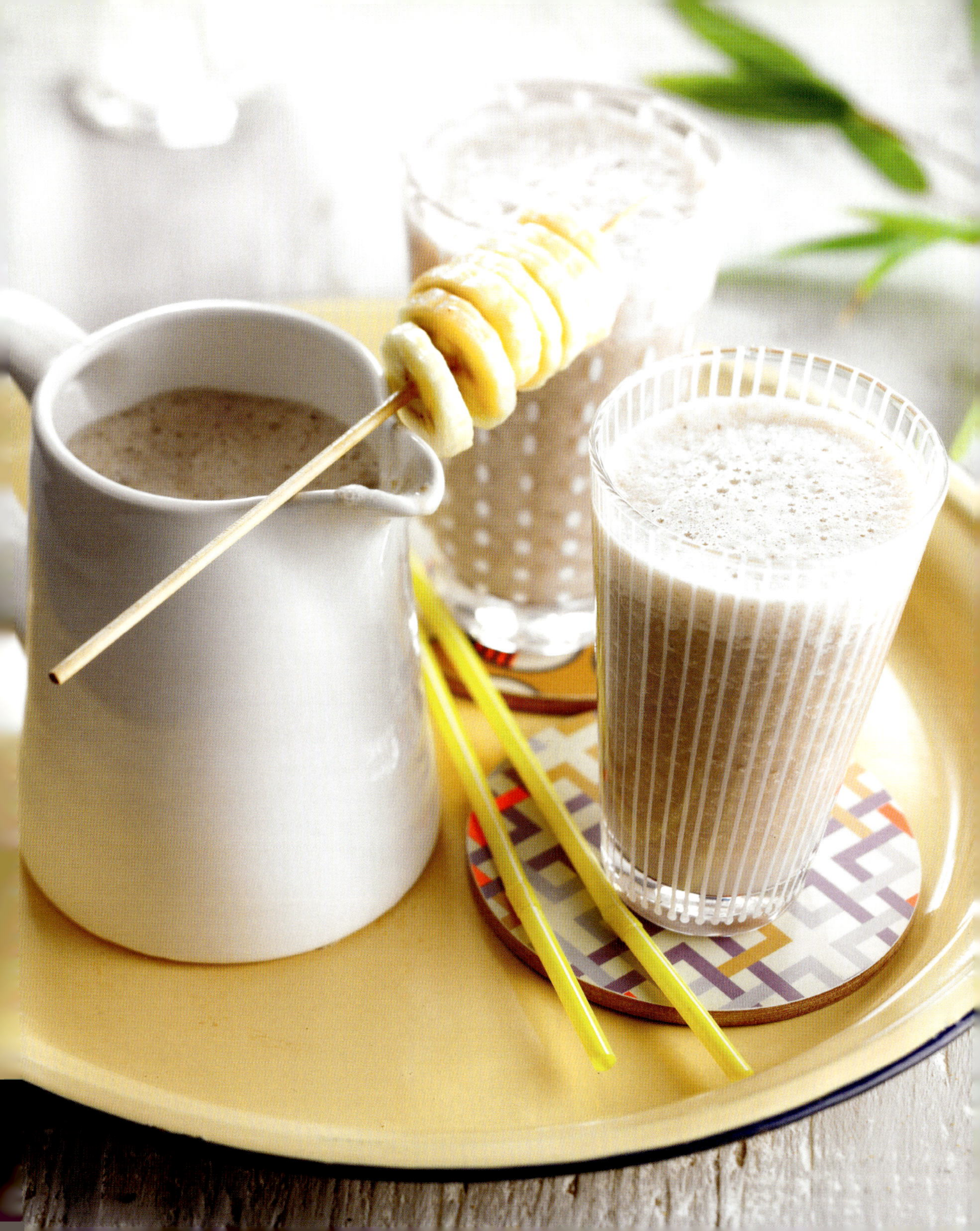

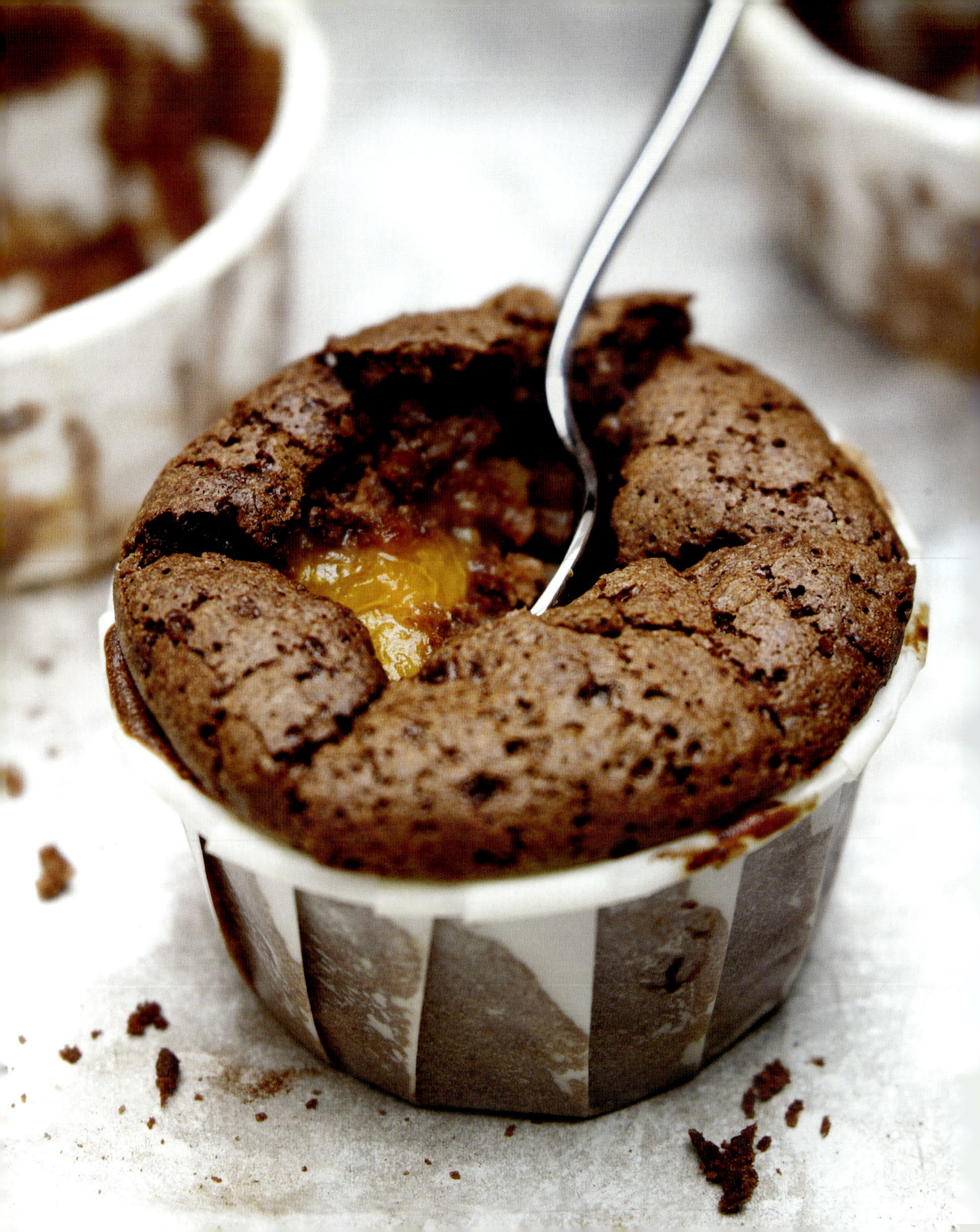

Petits fondants au chocolat, cœur abricot

Nul besoin d'abandonner ce dessert star au cœur coulant ! Fondre de plaisir est permis en allégeant les quantités, en utilisant des laitages à 0 % de matière grasse et en troquant farine contre fécule… le ravissement est le même et vos sens toujours autant en émoi !

PRÉPARATION 25 minutes | **CONGÉLATION** 5 heures minimum | **CUISSON** 40 minutes

INGRÉDIENTS POUR 4 PERSONNES

4 c. à c. de compote d'abricot sans sucres ajoutés
1 œuf
1 c. à s. d'édulcorant en poudre spécial cuisson
1/2 yaourt nature à 0 % de MG
75 g de fécule de maïs
1/4 de sachet de levure chimique
50 ml de lait écrémé
100 g de chocolat noir pâtissier
1 c. à s. d'eau

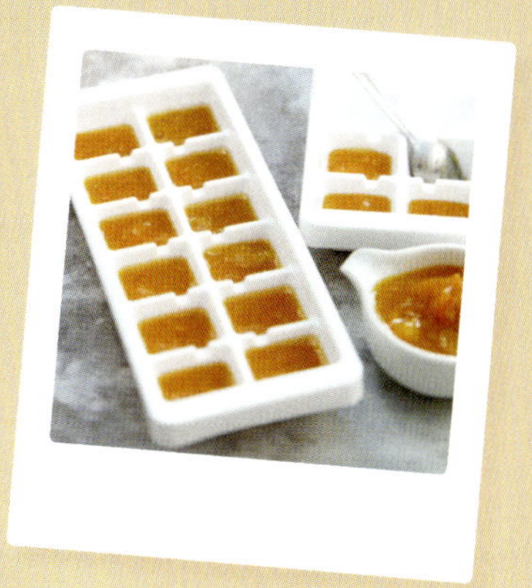

1 Réalisez 4 petits glaçons de compote à l'abricot dans un bac à glaçon. Placez au congélateur au moins 5 heures.

2 Préchauffez le four à 180 °C (th. 6).

3 Mélangez l'œuf et l'édulcorant en poudre. Ajoutez le yaourt, puis la fécule de maïs et la levure. Incorporez le lait petit à petit.

4 Faites fondre le chocolat au bain-marie avec l'eau et ajoutez-le à la préparation.

5 Dans des petits moules individuels, versez un fond de préparation, ajoutez 1 glaçon de compote d'abricot et recouvrez avec le reste de pâte (ne remplissez pas les moules à plus des trois quarts). Faites cuire 35 minutes.

6 Servez les fondants encore tièdes.

Salade d'agrumes

Rien de tel au cœur de l'hiver qu'une bonne cure de vitamine C pour parer aux virus, nombreux en cette période. La particularité des agrumes réside dans l'épaisseur de leur peau qui leur permet de mieux conserver leurs vitamines.

PRÉPARATION 10 minutes | **RÉFRIGÉRATION** 30 minutes

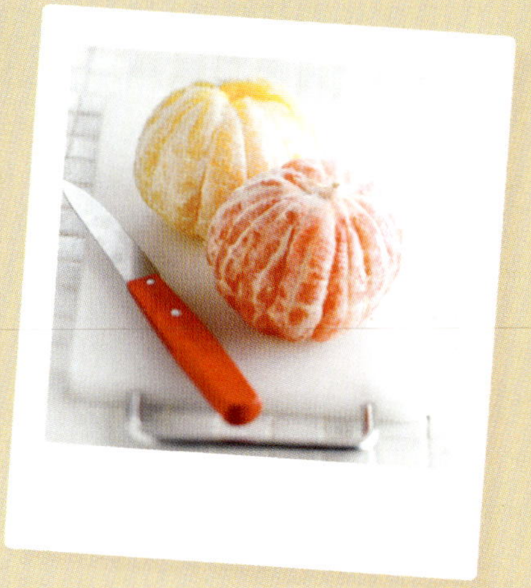

INGRÉDIENTS POUR 1 PERSONNE
½ orange
¼ de pamplemousse
¼ de citron
Édulcorant (facultatif, à doser selon votre goût)

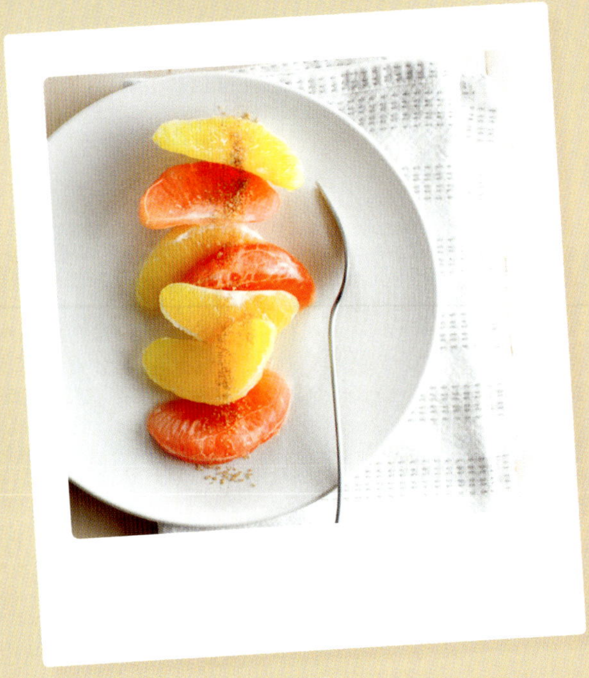

1 Prélevez les quartiers d'orange et de pamplemousse.

2 Pressez le jus de citron et versez-le sur les fruits.

3 Disposez l'ensemble dans une coupe à dessert, saupoudrez d'édulcorant si besoin et réservez au frais jusqu'au service.

Gaspacho aux abricots

L'abricot est une source remarquable de provitamine A : 2 petits abricots fournissent 1,5 à 3 mg de cette vitamine, ce qui correspond pratiquement à 50 % de l'apport conseillé pour l'adulte.

PRÉPARATION 15 minutes | **RÉFRIGÉRATION** 30 minutes

INGRÉDIENTS POUR 1 PERSONNE
150 g d'abricots frais
½ citron
0,5 cm de gousse de vanille
1 c. à c. d'édulcorant
Quelques feuilles de menthe fraîche (décor)

1 Dénoyautez les abricots. Mixez-les avec le jus de citron et ajoutez éventuellement un peu d'eau pour obtenir la consistance d'une soupe.

2 Grattez la gousse de vanille et ajoutez les grains.

3 Édulcorez suivant le goût.

4 Disposez au frais jusqu'au service.

5 Décorez de quelques feuilles de menthe.

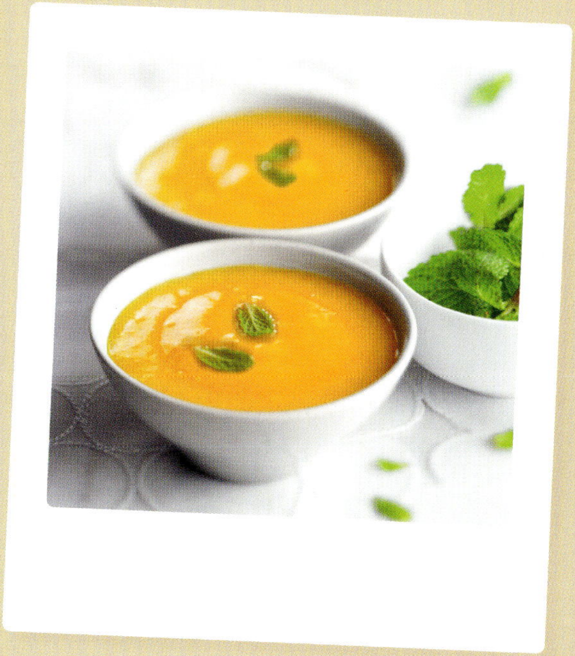

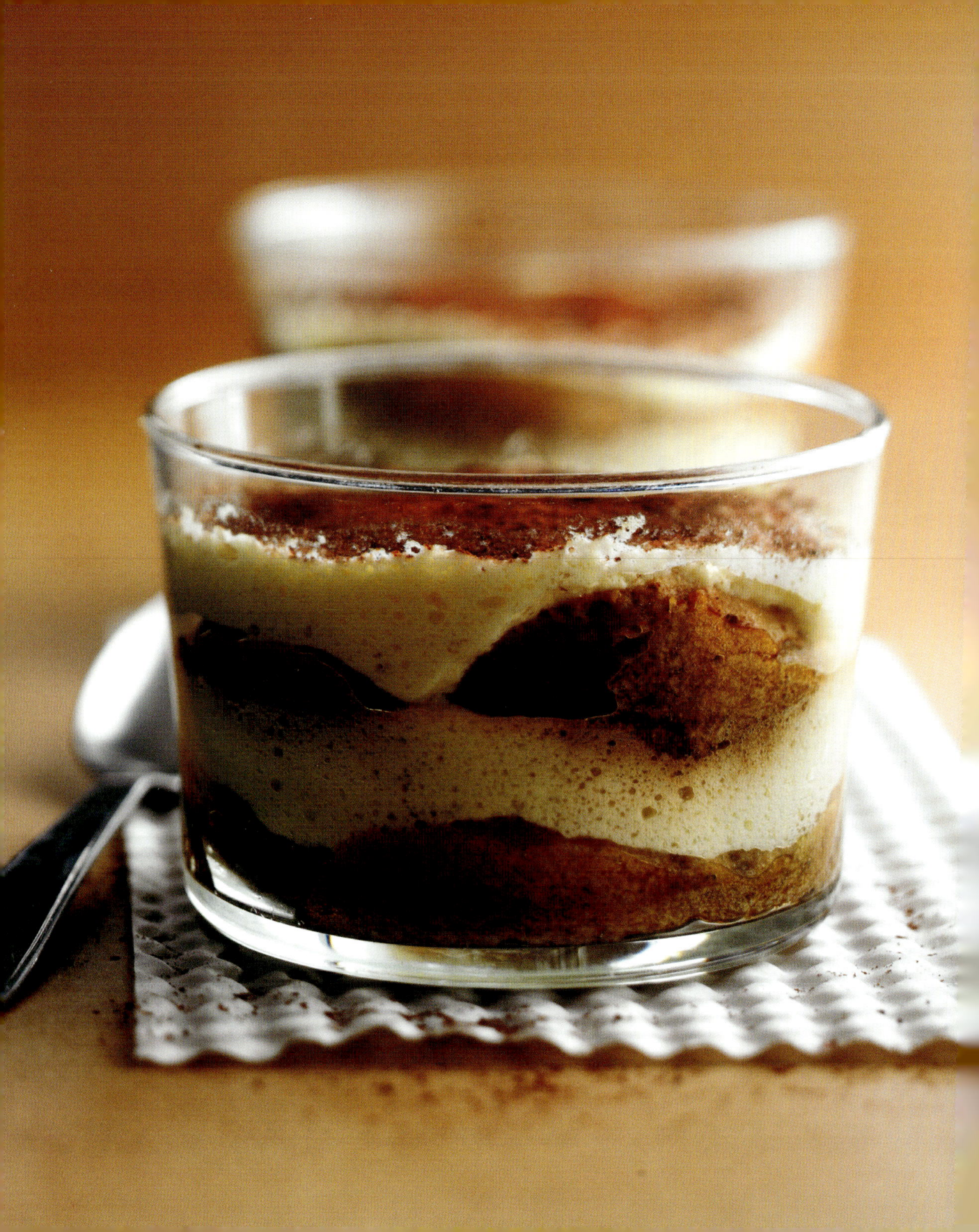

Tiramisu diététique

Le mascarpone, qui entre dans la composition de la recette classique du tiramisu, est un fromage triple crème qui n'apporte pas moins de 418 kcal et 42 % de lipides pour 100 g… une véritable bombe calorique ! À base de faisselle à 0 % de MG, cette recette allégée conserve pourtant toutes les saveurs du célèbre dessert.

PRÉPARATION 20 minutes | **RÉFRIGÉRATION** 4 à 6 heures

INGRÉDIENTS POUR 1 PERSONNE
1 œuf
100 g de faisselle nature à 0 % de MG
Édulcorant (facultatif, à doser selon votre goût)
2 gouttes d'extrait de vanille liquide
3 boudoirs
5 cl de café soluble froid
1 c. à c. de cacao en poudre sans sucre dégraissé

1 Séparez le blanc d'œuf du jaune. Battez le blanc en neige ferme. Fouettez la faisselle avec le jaune d'œuf, un peu d'édulcorant et de l'extrait de vanille liquide. Incorporez délicatement le blanc en neige à l'aide d'une spatule.

2 Trempez rapidement chaque boudoir dans le café soluble froid. Coupez un boudoir en deux parties égales.

3 Mélangez le cacao avec un peu d'édulcorant.

4 Disposez un boudoir entier et une moitié au fond d'un verre transparent assez large. Répartissez dessus la moitié de faisselle fouettée. Saupoudrez de ½ cuillerée à café de cacao édulcoré. Ajoutez par-dessus un boudoir et demi, puis le reste de faisselle fouettée. Tamisez par-dessus le restant de cacao édulcoré. Placez au frais pendant 4 à 6 heures.

5 Dégustez bien frais !

Œufs à la neige au chocolat

Des œufs à la neige sans crème anglaise ? C'est possible en supprimant les jaunes d'œufs et en réalisant une simple sauce au chocolat avec une crème allégée. La quantité de chocolat est limitée et le sucre est évidemment remplacé par de l'édulcorant !

PRÉPARATION 30 minutes | **CUISSON** 15 minutes | **RÉFRIGÉRATION** 20 minutes

INGRÉDIENTS POUR 4 PERSONNES
60 g de chocolat noir pâtissier râpé
320 ml de lait écrémé
4 c. à s. de crème liquide à 15 % de MG
2 c. à s. d'édulcorant en poudre
4 blancs d'œufs
1 pincée de sel
4 c. à c. d'amandes effilées

1 Faites fondre le chocolat au bain-marie avec le lait et la crème. Ajoutez 1 cuillerée à soupe d'édulcorant. Homogénéisez bien et laissez refroidir avant de réserver au frais.

2 Battez les blancs en neige ferme avec une pincée de sel et le reste d'édulcorant.

3 Faites bouillir de l'eau dans une casserole. Moulez les blancs en neige en forme de 8 petites quenelles à l'aide de 2 cuillères à soupe. Déposez-les délicatement dans l'eau bouillante. Pochez-les 1 minute de chaque côté en surveillant. Égouttez-les et déposez-les sur un papier absorbant et réservez au frais.

4 Faites griller les amandes effilées à sec dans une poêle à revêtement antiadhésif.

5 Dans 4 assiettes creuses, versez la sauce au chocolat refroidie, ajoutez les quenelles de blanc d'œuf pochées et décorez d'amandes. Servez frais.

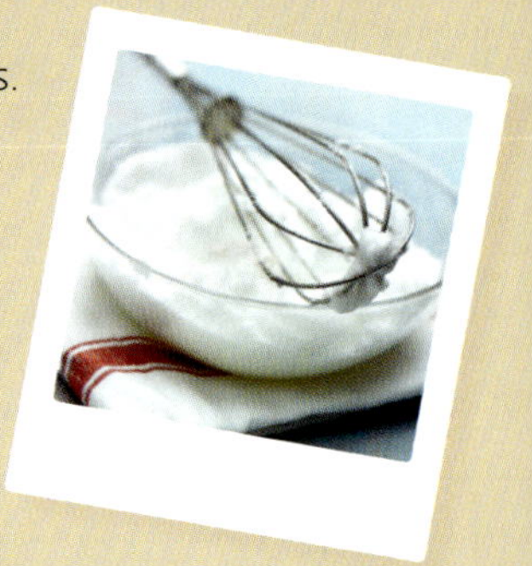

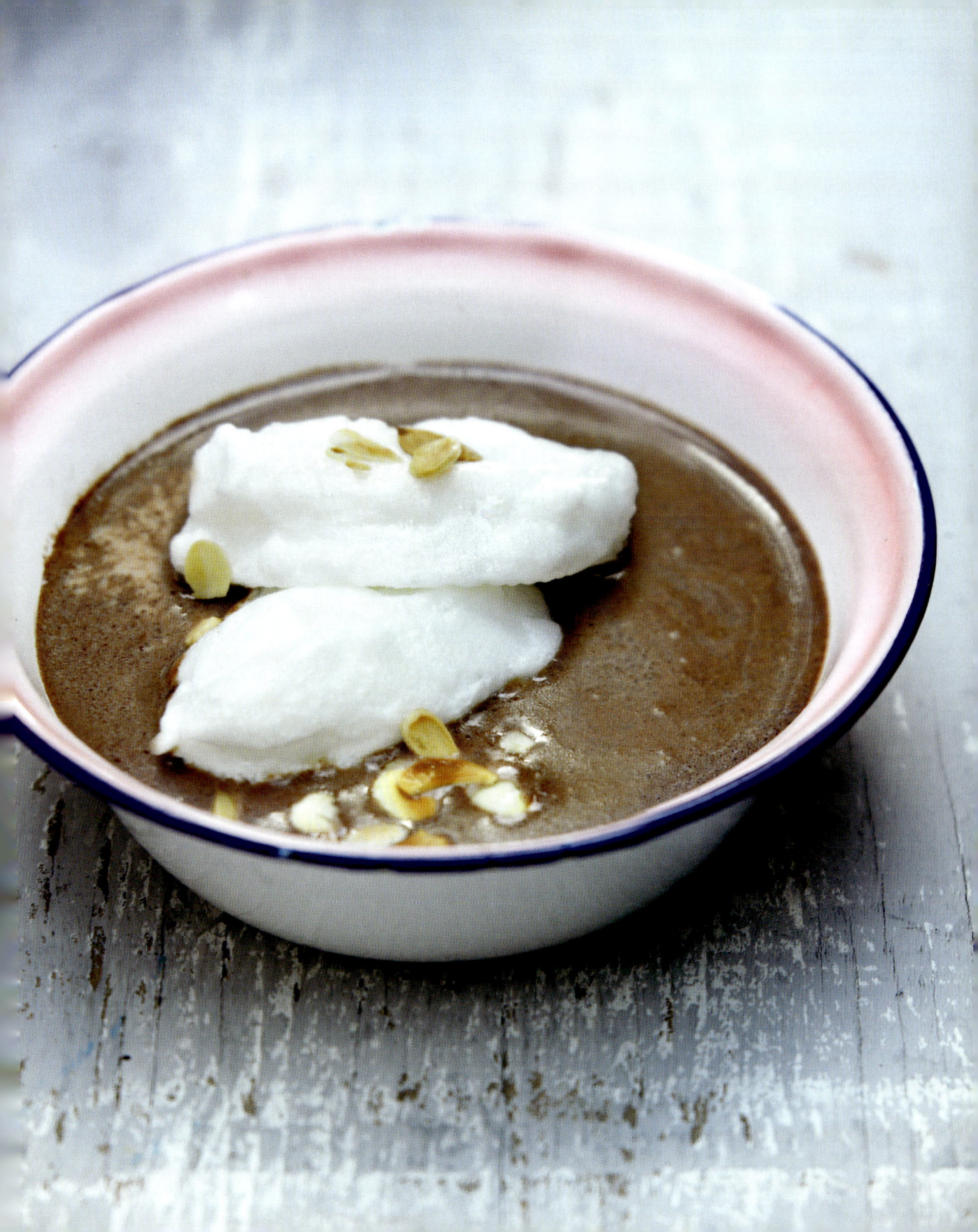

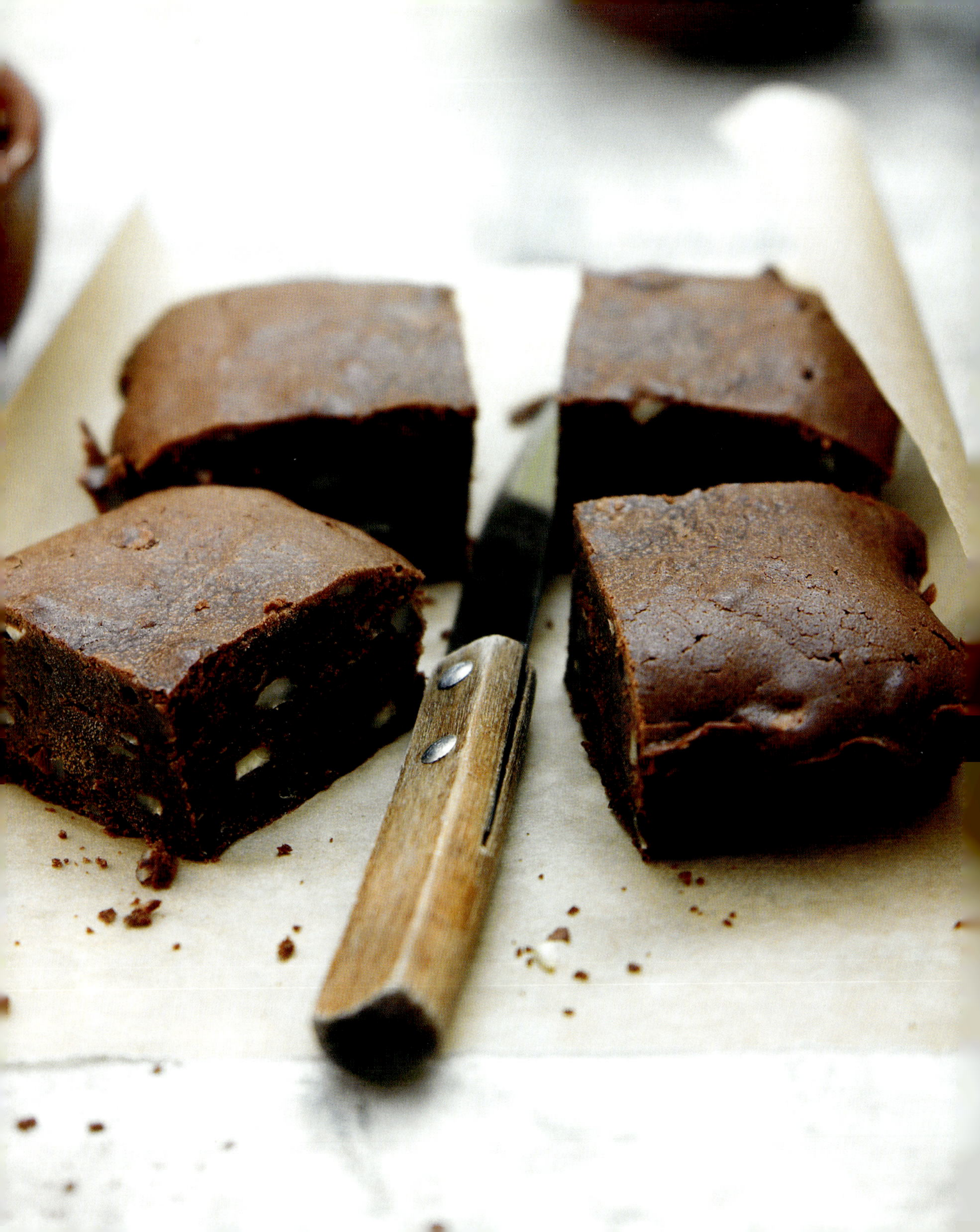

Brownie

Reflet de l'équilibre nutritionnel américain, ce gâteau est un véritable condensé de calories. Et pourtant, en utilisant adroitement du beurre allégé et de la fécule de maïs, vous réalisez d'emblée une économie de calories non négligeable... Ne passez plus à côté de ce célèbre « cake » !

PRÉPARATION 25 minutes | **CUISSON** 30 minutes

INGRÉDIENTS POUR 4 PERSONNES
120 g de chocolat noir pâtissier
1 c. à s. d'eau
50 g de beurre allégé à 41 % de MG
2 c. à s. d'édulcorant en poudre spécial cuisson
2 œufs entiers
40 g de fécule de maïs
30 g de noisettes décortiquées

1 Préchauffez le four à 150 °C (th. 5).

2 Brisez le chocolat en morceaux et mettez-le à fondre au bain-marie ou au four à micro-ondes avec l'eau.

3 Dans un bol, travaillez le beurre et l'édulcorant à la spatule jusqu'à l'obtention d'un mélange lisse. Ajoutez les œufs sans cesser de mélanger, puis versez la fécule de maïs en pluie tout en remuant. Incorporez le chocolat fondu et les noisettes préalablement concassées sans cesser de mélanger.
Remplissez un moule tapissé de papier sulfurisé et mettez au four pendant 30 minutes environ.

4 Laissez refroidir, puis découpez le brownie en carrés.

Mini-galettes à la frangipane légère

Il existe plusieurs gâteaux consommés pour l'Épiphanie : la galette à la frangipane ou la brioche aux fruits confits. La première, la plus consommée, est une véritable bombe calorique à cause de la frangipane qui la garnit. Nous vous proposons ces galettes individuelles à la garniture fondante mais légère aux pommes et aux amandes. Vous pourrez glisser une fève dans l'une d'elles, pour suivre la tradition qui veut qu'à cette occasion on « tire les rois ».

PRÉPARATION 25 minutes | **CUISSON** 35 minutes

INGRÉDIENTS POUR 4 PERSONNES
240 g de pâte feuilletée
2 pommes
1/2 gousse de vanille
60 g de ricotta
60 g de poudre d'amande
4 c. à c. d'édulcorant spécial cuisson
1 jaune d'œuf

1 Faites préchauffer le four à 200 °C (th. 6-7).

2 Découpez à l'emporte-pièce (ou avec un verre) 8 cercles de pâte feuilletée de 30 g chacun.

3 Dans une casserole, mettez les pommes épluchées coupées en petits dés et deux cuillerées à soupe d'eau. Fendez la gousse de vanille et faites glisser les grains sur les pommes. Faites cuire à couvert à feu doux, puis laissez refroidir.

4 Dans un bol, mélangez la ricotta, la poudre d'amande et l'édulcorant. Répartissez cette préparation au centre de 4 cercles de pâte en restant bien éloigné des bords. Ajoutez dessus la compote de pommes vanillée refroidie. Recouvrez d'un autre rond de pâte et soudez bien les bords avec un peu d'eau. Dorez le dessus au jaune d'œuf et éventuellement rayez la pâte avec les dents d'une fourchette. Faites cuire à four chaud 20 minutes jusqu'à ce que la pâte soit bien dorée.

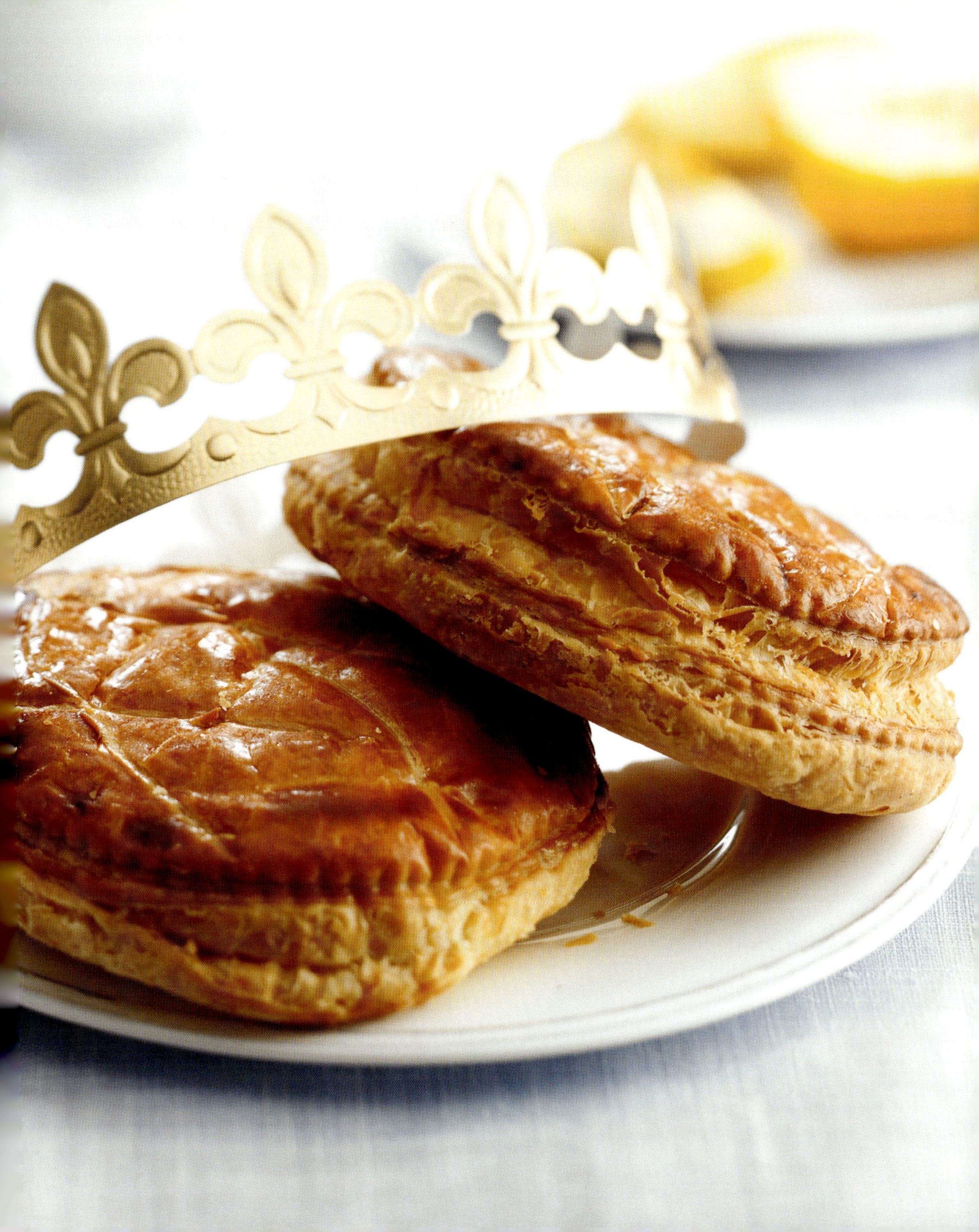

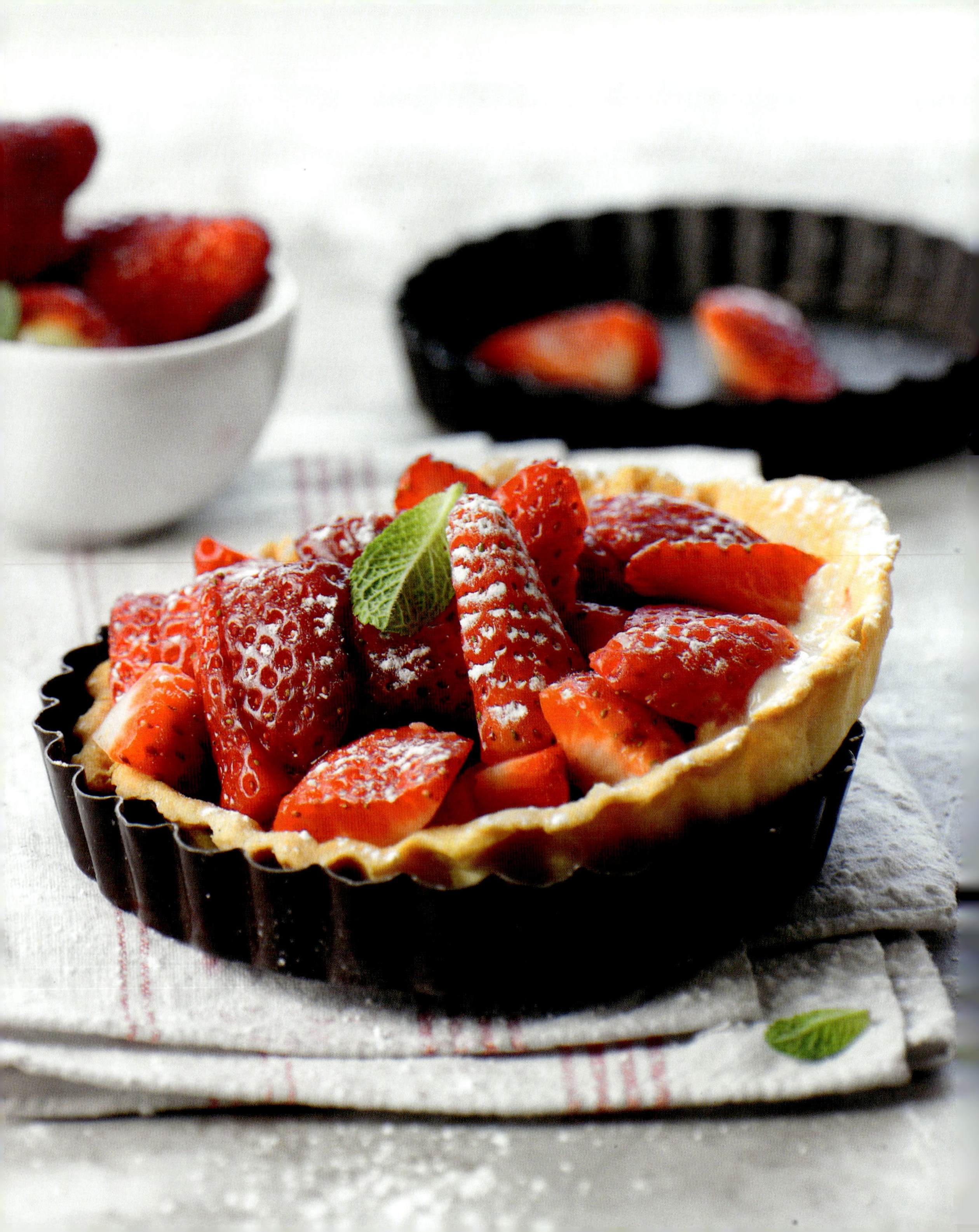

Tartelettes aux fraises allégées

Pâtisserie préservant les fruits crus, elle permet de varier les plaisirs autour de la fraise, tout en conservant les vitamines, notamment la vitamine C. Alors pour en profiter en toute légèreté, la pâte brisée est réalisée avec du beurre allégé et la crème vanillée est au lait écrémé. Les fraises coupées en deux peuvent être disposées en rosace pour un bel effet sur votre table.

PRÉPARATION 40 minutes | **CUISSON** 35 minutes

INGRÉDIENTS POUR 4 PERSONNES
300 ml de lait écrémé
2 cm de gousse de vanille
2 jaunes d'œufs
3 c. à c. d'édulcorant en poudre spécial cuisson
25 g de fécule de maïs
400 g de fraises

POUR LA PÂTE BRISÉE
30 g de fécule de maïs
30 g de farine fluide
30 g de beurre allégé à 41 % de MG
3 c. à s. d'eau

1 Préchauffez le four à 180 °C (th. 6).

2 Préparez la pâte dans un saladier en mélangeant la fécule de maïs, la farine, le beurre mou et l'eau à l'aide d'une fourchette. Déposez sur une planche à pâtisserie et divisez en 4. Étalez chaque pâton en forme de cercle. Chemisez 4 moules à tarte individuels de papier sulfurisé et déposez les cercles de pâte. Piquez le fond des tartes à l'aide d'une fourchette. Enfournez pendant 15 minutes. Laissez refroidir.

3 Mettez le lait dans une casserole et portez-le à ébullition avec la gousse de vanille fendue et grattée, puis laissez infuser hors du feu. Mélangez les jaunes d'œufs et l'édulcorant jusqu'à ce que le mélange blanchisse. Ajoutez la fécule de maïs tamisée. Versez le lait sans la gousse de vanille sans cesser de remuer. Portez la préparation sur le feu en remuant, jusqu'à ce que la crème épaississe. Mettez la crème vanillée dans un bol et laissez refroidir.

4 Lavez puis équeutez les fraises, découpez-les en deux dans le sens de la longueur. Répartissez la crème vanillée sur les 4 fonds de tarte, puis disposez les demi-fraises sur la crème.

Baba au rhum léger

Le baba est un savarin arrosé de sirop aromatisé au rhum sitôt démoulé. On le trouve très souvent accompagné de crème Chantilly et d'une cerise confite augmentant considérablement son apport calorique. Nous vous proposons sa version originale allégée, où vous retrouverez le bon goût de cette pâtisserie punchée à l'alcool ambré.

PRÉPARATION 25 minutes | **CUISSON** 20 minutes

INGRÉDIENTS POUR 4 PERSONNES

3 œufs
20 g de sucre roux en poudre
4 c. à s. d'édulcorant en poudre spécial cuisson
120 g de farine
1 sachet de levure
2 c. à s. de lait écrémé
1 pincé de sel

POUR LE SIROP

4 c. à c. d'édulcorant liquide spécial cuisson
1/2 gousse de vanille
4 c. à s. de rhum ambré

1. Préchauffez le four à 180 °C (th. 6).
2. Séparez les blancs des jaunes d'œufs. Battez les jaunes avec le sucre et l'édulcorant jusqu'à ce que le mélange blanchisse. Ajoutez la farine tamisée, la levure et le lait en remuant bien à l'aide d'un fouet.
3. Battez les blancs en neige avec une pincée de sel et incorporez-les doucement à la préparation précédente.
4. Chemisez un moule de papier sulfurisé. Versez la pâte (elle ne doit pas remplir plus des trois quarts du moule). Faites cuire environ 20 minutes.
5. Pendant ce temps, faites bouillir 350 ml d'eau avec l'édulcorant et la gousse de vanille fendue et grattée. Retirez du feu et ajoutez le rhum.
6. Démoulez le gâteau sur une assiette et arrosez de sirop au rhum. Laissez bien imbiber avant de servir.

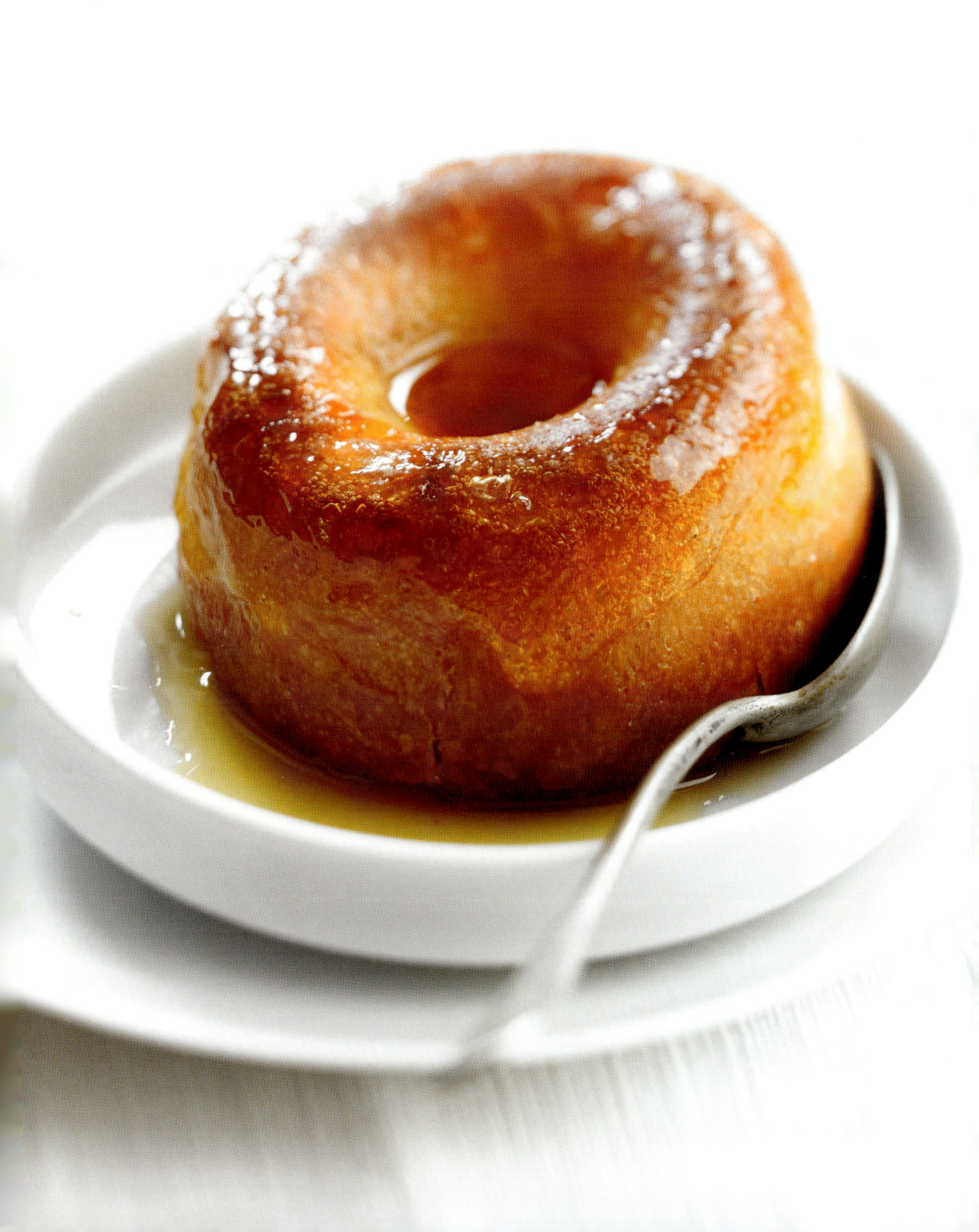

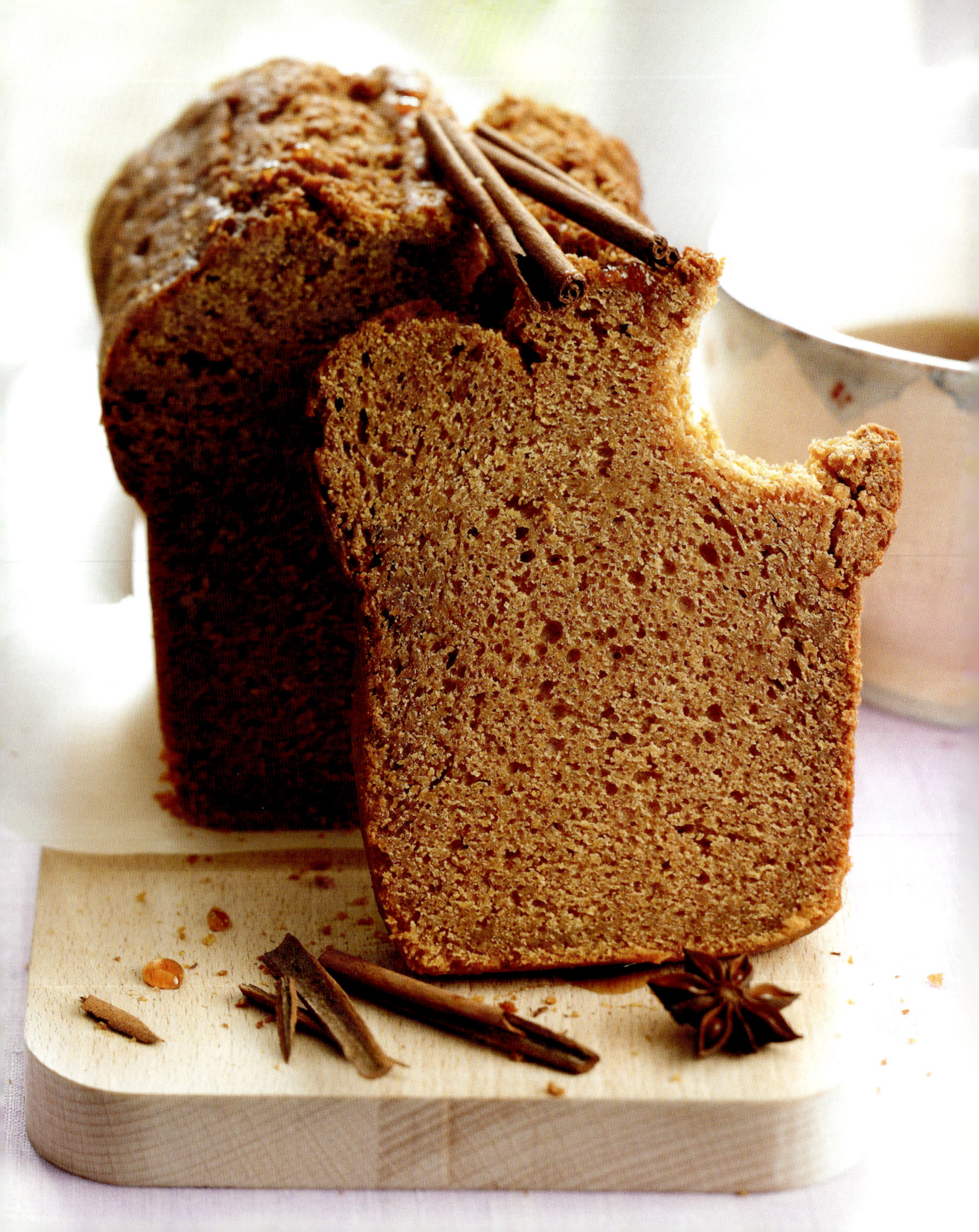

Pain d'épice léger

Le pain d'épice est un gâteau au miel aromatisé d'un mélange d'épices. Traditionnellement, il est réalisé sans œufs ni matière grasse, ce qui en fait une pâtisserie relativement pauvre en lipides. Ici, la quantité de miel est divisée par deux, le sucre est remplacé par un édulcorant, ce qui met l'accent sur les épices.

PRÉPARATION 15 minutes | **CUISSON** 50 minutes

INGRÉDIENTS POUR 4 PERSONNES
200 ml de lait écrémé
125 g de miel
2 cm de gousse de vanille
2 c. à s. d'édulcorant en poudre spécial cuisson
250 g de farine
1/2 sachet de levure chimique
1 c. à c. d'anis vert
1 c. à c. de muscade râpée
1 c. à c. de cannelle en poudre
1 c. à c. de gingembre en poudre

1. Préchauffez le four à 180 °C (th. 6).
2. Faites tiédir le lait avec le miel, la gousse de vanille fendue et grattée et l'édulcorant.
3. Mélangez la farine, la levure et les épices, puis incorporez petit à petit le lait vanillé au miel.
4. Versez dans un moule à cake recouvert de papier sulfurisé et enfournez 45 minutes à mi-hauteur. Démoulez le pain d'épice lorsqu'il a totalement refroidi.

Verrines chocolat/passion

Dessert ordinaire pourrait-on dire, mais la mousse au chocolat peut vite se révéler décevante à vos papilles : trop liquide, trop grasse, trop sucrée... tout dépend du choix des ingrédients et du coup de main. Avec une belle fermeté de blancs en neige édulcorés, à faible densité énergétique, et uniquement du chocolat fondu, sans ajout de crème ou autre liant, la mousse sera des plus réussies et à la hauteur de sa légèreté. Dressée en verrine avec un coulis passion, sa réputation n'en sera que meilleure !

PRÉPARATION 25 minutes | **CUISSON** 5 minutes | **RÉFRIGÉRATION** 20 minutes

INGRÉDIENTS POUR 4 PERSONNES
4 fruits de la passion
80 g de chocolat noir pâtissier
1 c. à s. d'eau
3 blancs d'œufs
1 pincée de sel
4 c. à s. d'édulcorant en poudre

1 À l'aide d'une petite cuillère, récupérez l'intérieur des fruits de la passion et réservez au frais.

2 Faites fondre le chocolat au bain-marie avec l'eau et laissez tiédir.

3 Montez les blancs en neige bien ferme en ajoutant la pincée de sel et l'édulcorant. Incorporez délicatement au chocolat fondu. Réservez 20 minutes au frais.

4 Juste avant de servir, dressez dans 4 verrines en alternant de fines couches de mousse au chocolat et de pulpe de fruits de la passion.

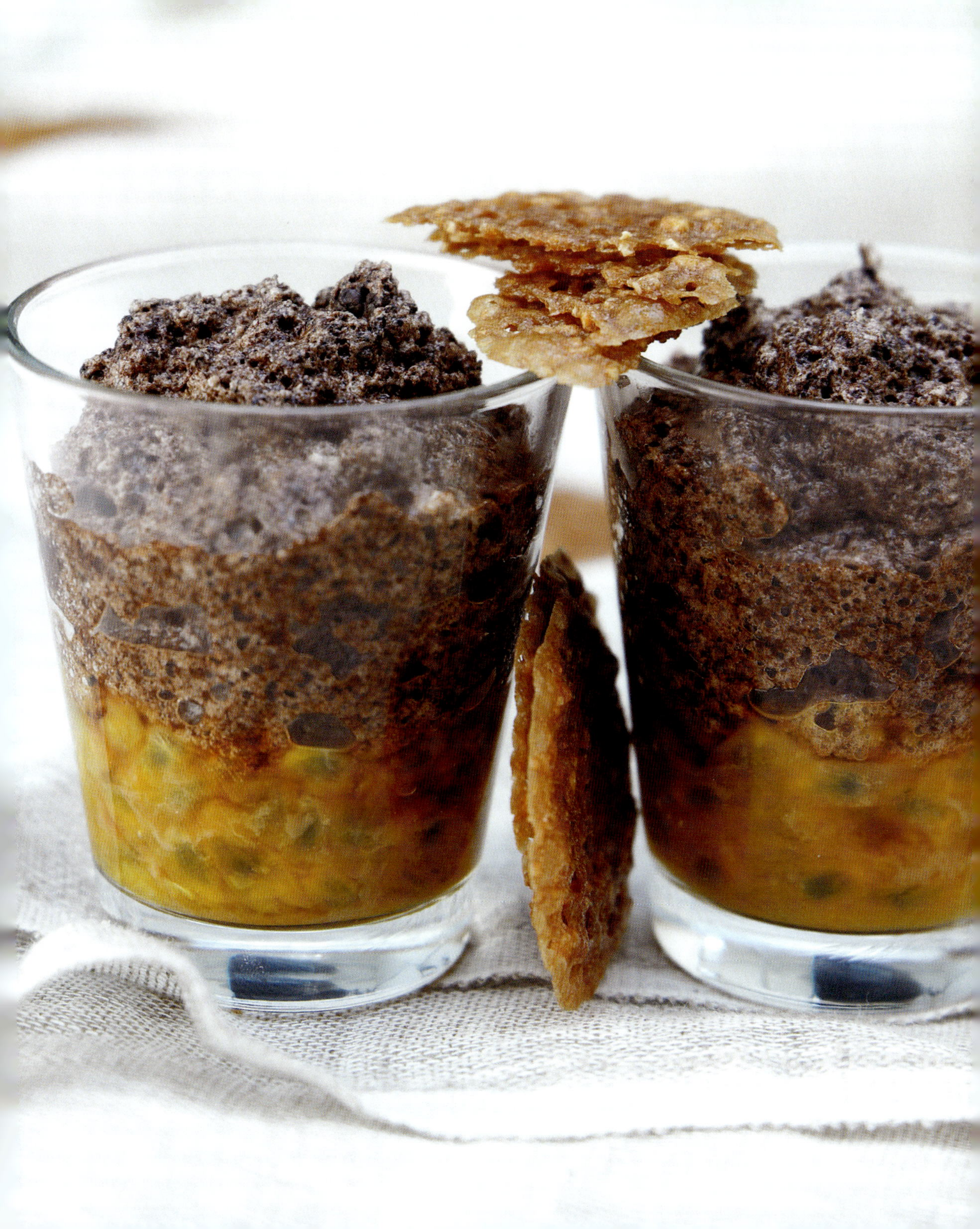

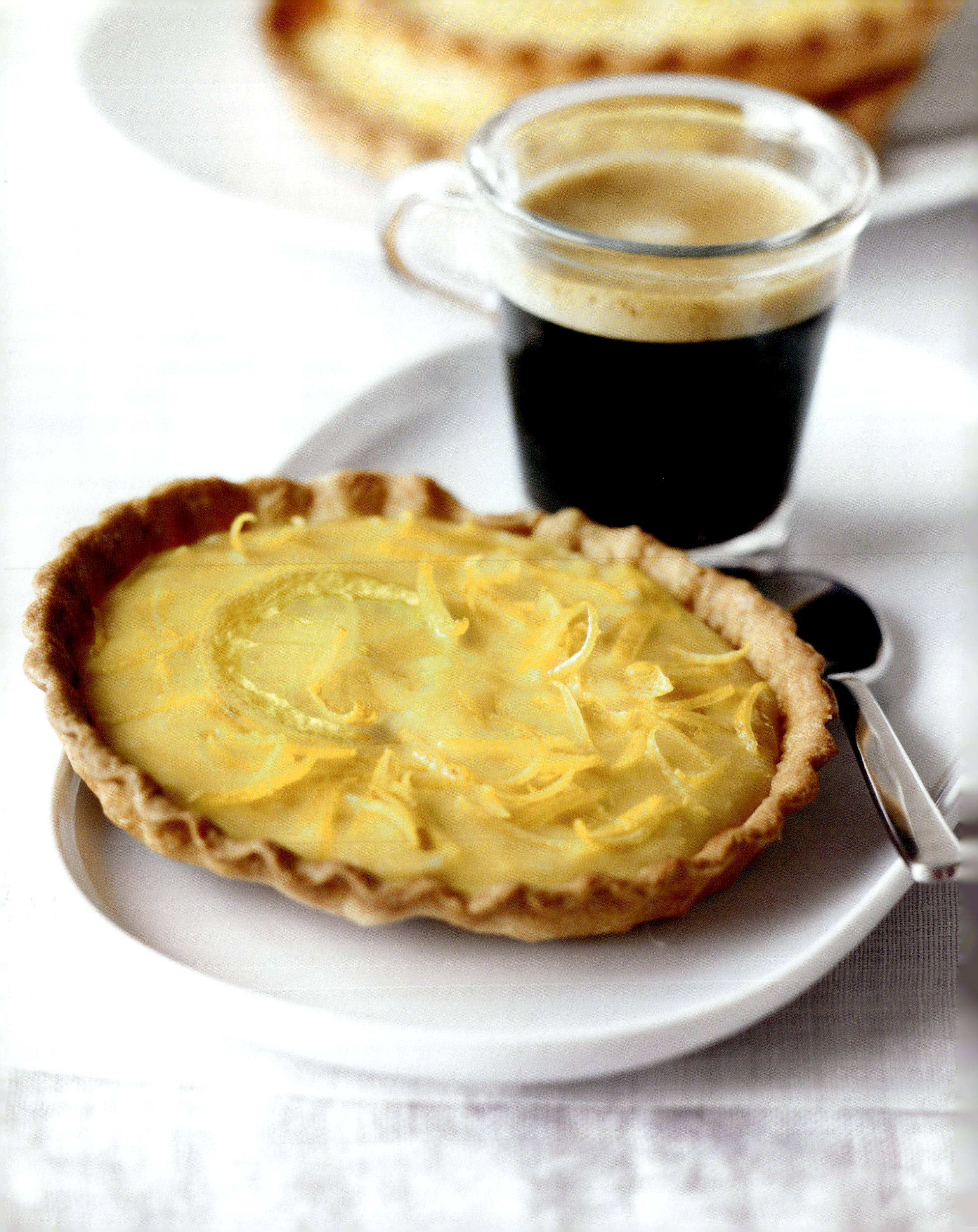

Tarte au citron allégée

Faite de pâte sablée et garnie de crème au citron, cette tarte est un incontournable de la cuisine française. Retrouvez la fraîcheur de ce dessert, revisité au fromage blanc et à la crème légère édulcorée aux zestes et jus de citron.

PRÉPARATION 35 minutes | **CUISSON** 30 minutes | **RÉFRIGÉRATION** 2 heures

INGRÉDIENTS POUR 4 PERSONNES
2 citrons non traités
1 feuille de gélatine (2 g)
2 œufs entiers
10 g de beurre allégé à 41 % de MG
2 c. à s. d'édulcorant en poudre spécial cuisson

POUR LA PÂTE ALLÉGÉE
90 g de farine
50 g de beurre allégé à 41 % de MG
1 c. à s. bombée de fromage blanc à 0 % de MG
2 c. à s. d'édulcorant en poudre spécial cuisson
1 pincée de sel
2 à 3 c. à s. d'eau

1 Préparez la pâte en versant la farine, le beurre, le fromage blanc, l'édulcorant, le sel et 2 cuillerées à soupe d'eau dans le bol d'un mixeur. Ajustez la texture et ajoutez une autre cuillerée à soupe d'eau si nécessaire. Formez une boule et emballez-la dans un film alimentaire. Laissez reposer au frais au moins 1 heure.

2 Récupérez les zestes d'un citron à l'aide d'un couteau économe. Faites tremper la feuille de gélatine dans un petit bol d'eau froide. Pressez les citrons. Mélangez le jus de citron, les œufs, 10 g de beurre et l'édulcorant dans une casserole et portez à ébullition en remuant continuellement. Hors du feu, ajoutez la feuille de gélatine égouttée, mélangez bien afin qu'elle soit totalement dissoute et laissez tiédir.

3 Préchauffez le four à 200 °C (th. 6-7). Farinez un plan de travail propre, sortez la pâte du réfrigérateur et étalez-la à l'aide d'un rouleau à pâtisserie. Chemisez un moule à tarte d'une feuille de papier sulfurisé et garnissez le moule avec la pâte. Faites cuire à blanc 20 minutes. Laissez refroidir.

4 Versez la garniture au citron sur la pâte, répartissez les zestes de citron et laissez prendre 1 heure au réfrigérateur. Servez bien frais.

Petits choux farcis aux pommes vanillées

Les profiteroles, stars de nos bistrots français, sont de petits choux ou chouquettes fourrés de crème glacée à la vanille et recouverts de chocolat fondu. Découvrez-les aux pommes vanillées et ricotta, fromage ayant une faible teneur en matière grasse et se substituant parfaitement à la glace.

PRÉPARATION 40 minutes | **CUISSON** 45 minutes

INGRÉDIENTS POUR 4 PERSONNES

4 pommes
1/2 gousse de vanille
30 g de farine fluide
30 g de fécule de maïs
40 g de beurre allégé à 41 % de MG
25 ml d'eau
1 pincée de sel
2 œufs entiers
100 g de ricotta
4 c. à c. d'édulcorant en poudre
60 g de chocolat noir pâtissier

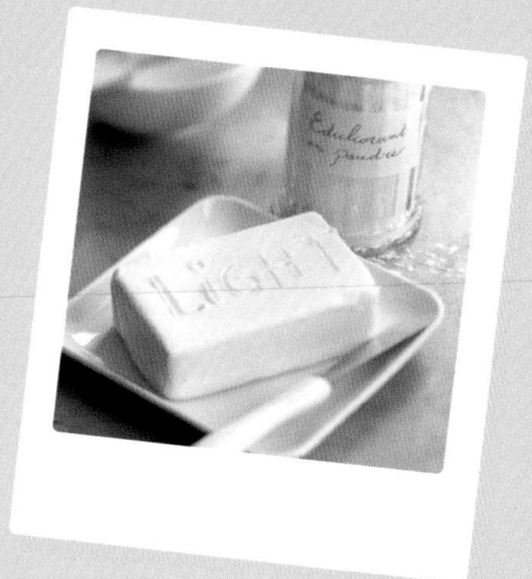

1 Lavez, pelez et découpez les pommes en petits morceaux. Mettez-les dans une casserole avec un verre d'eau et la gousse de vanille fendue et grattée. Faites cuire à feu doux à couvert jusqu'à ce que les pommes soient bien fondantes. Retirez la gousse de vanille et laissez refroidir.

2 Préchauffez le four à 220 °C (th. 7-8).

3 Tamisez la farine et la fécule de maïs. Versez le beurre en morceaux, 25 ml d'eau et le sel dans une casserole, puis portez le tout à ébullition. Aux premiers bouillons, cessez la cuisson. Versez la farine et la fécule tamisées en une seule fois et mélangez vigoureusement à l'aide d'une cuillère en bois. Le mélange gonfle et une boule se détachant de la casserole se forme. Si cela ne se produit pas spontanément, mettez de nouveau sur feu très doux et remuez jusqu'à ce que la pâte soit suffisamment sèche pour se détacher de la casserole.
Hors du feu, ajoutez 1 œuf et mélangez-le complètement à la pâte avant d'ajouter le second. Vérifiez la consistance de la pâte : elle doit être assez ferme et souple.

4 Sur une plaque de four recouverte de papier sulfurisé, dressez les choux à l'aide d'une poche à douille lisse ou de deux cuillères à café. Espacez bien les choux. Enfournez à mi-hauteur pendant 15 à 20 minutes. Les choux sont cuits lorsqu'ils sont bien dorés et gonflés. Laissez refroidir sur une grille.

5 Ôtez délicatement le chapeau des choux à l'aide d'un couteau-scie. Mélangez la compote de pommes vanillée avec la ricotta et l'édulcorant. Garnissez la partie inférieure des choux de cette préparation et refermez avec le chapeau.

6 Cassez le chocolat en morceaux et faites-le fondre doucement avec une cuillerée à soupe d'eau au bain-marie. Nappez les choux de chocolat fondu et dégustez immédiatement.

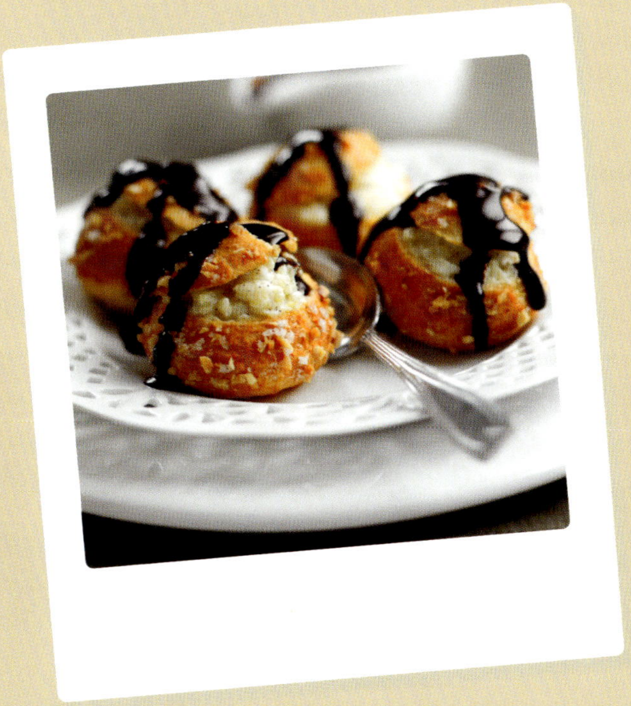

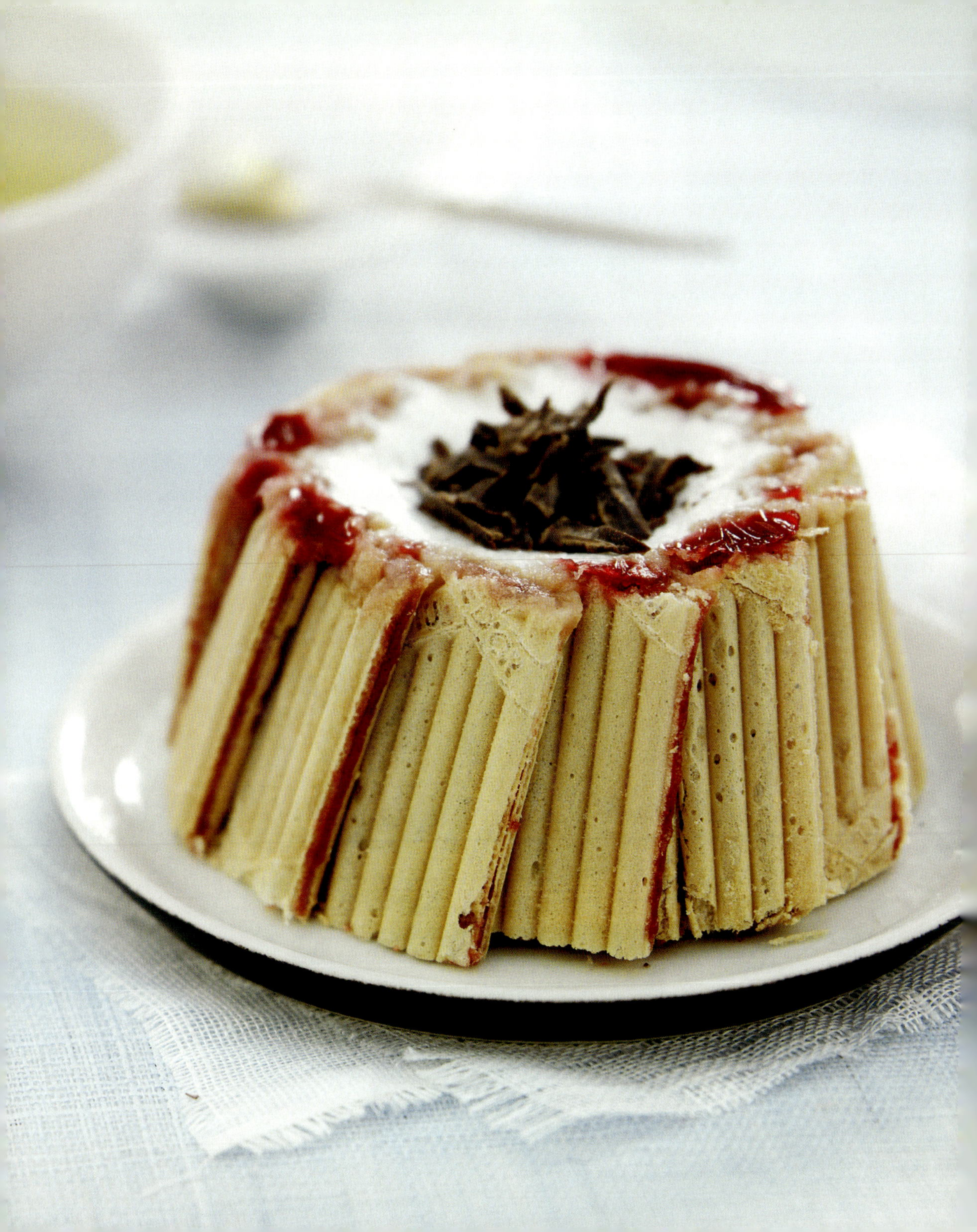

Mini-charlottes framboise/chocolat

Les gaufrettes fourrées à la framboise sont parmi les biscuits les moins caloriques du marché. Profitez-en ! Utiliser des aliments simples, légers et goûteux reste le meilleur moyen d'élaborer de surprenantes recettes diététiques. Succombez sans plus attendre au plaisir de ces mini-charlottes.

PRÉPARATION 35 minutes | **CUISSON** 5 minutes | **RÉFRIGÉRATION** 3 heures

INGRÉDIENTS POUR 4 PERSONNES
1 feuille de gélatine
4 c. à s. de coulis de framboise
2 cm de gousse de vanille
8 petits-suisses nature à 0 % de MG
16 fines gaufrettes fourrées à la framboise
40 g de chocolat noir pâtissier

1 Faites ramollir la feuille de gélatine quelques minutes dans un bol d'eau froide.

2 Dans une petite casserole, faites légèrement chauffer le coulis de framboise. Hors du feu, ajoutez la feuille de gélatine égouttée et remuez bien. Laissez tiédir.

3 Ouvrez la gousse de vanille en deux et grattez avec la pointe d'un couteau. Mélangez avec les petits-suisses et réservez au frais.

4 Coupez les gaufrettes fourrées à la framboise en deux dans le sens de la hauteur et disposez-les sur tout le tour de 4 petits ramequins sans recouvrir le fond. Garnissez l'intérieur avec une alternance de préparation aux petits-suisses vanillée et de coulis de framboise. Réservez au réfrigérateur 3 heures.

5 Juste avant de servir, démoulez les charlottes et recouvrez le dessus de copeaux de chocolat réalisés à l'aide d'un couteau économe.

Mille-feuilles

Le mille-feuille est une pièce de pâtisserie qui tire son nom de la superposition de feuillets de pâte et de crème. Cette recette, de même que l'original, est composée de pâte feuilletée et d'une crème pâtissière dans laquelle le beurre est remplacé par une feuille de gélatine pour permettre le montage du gâteau et le lait choisi en version écrémée. Succombez à son alliance de croquant et de fondant saveur vanille.

PRÉPARATION 40 minutes | **CUISSON** 35 minutes | **RÉFRIGÉRATION** 30 minutes

INGRÉDIENTS POUR 4 PERSONNES
300 g de pâte feuilletée (étalée en rectangle)
400 ml de lait écrémé
1/2 gousse de vanille
1 feuille de gélatine
1 œuf entier
25 g de fécule de maïs
8 c. à c. d'édulcorant en poudre spécial cuisson
2 c. à c. de poudre de cacao maigre non sucré

1 Préchauffez le four à 180 °C (th. 6). Déposez la pâte sur la plaque du four recouverte de papier sulfurisé et piquez-la régulièrement sur toute la surface à l'aide d'une fourchette. Enfournez jusqu'à ce que la pâte soit bien dorée et bien sèche, puis laissez tiédir.

2 Pendant ce temps, faites bouillir dans une petite casserole le lait et la gousse de vanille fendue et grattée. Mettez la feuille de gélatine à réhydrater dans un petit bol d'eau froide pendant quelques minutes. Mélangez dans un saladier l'œuf, la fécule de maïs et la moitié de l'édulcorant en poudre. Versez le lait bouillant au fur et à mesure en remuant. Portez ce mélange sur feu doux en remuant jusqu'à ce que la crème soit bien épaisse. Ajoutez la feuille de gélatine égouttée et mélangez bien afin qu'elle se dissolve dans la crème. Laissez tiédir.

3 Coupez la pâte feuilletée en 12 morceaux égaux. Déposez un morceau de pâte feuilletée, répartissez dessus une partie de la crème vanillée, puis recouvrez d'un nouveau morceau de pâte feuilletée et renouvelez l'opération en terminant par un morceau de pâte feuilletée. Montez ainsi chaque mille-feuille et réservez au frais.

4 Juste avant de servir, saupoudrez le dessus d'édulcorant en poudre et réalisez des zigzags avec la poudre de cacao en vous aidant de la bordure d'une feuille de papier sulfurisé découpée nettement.

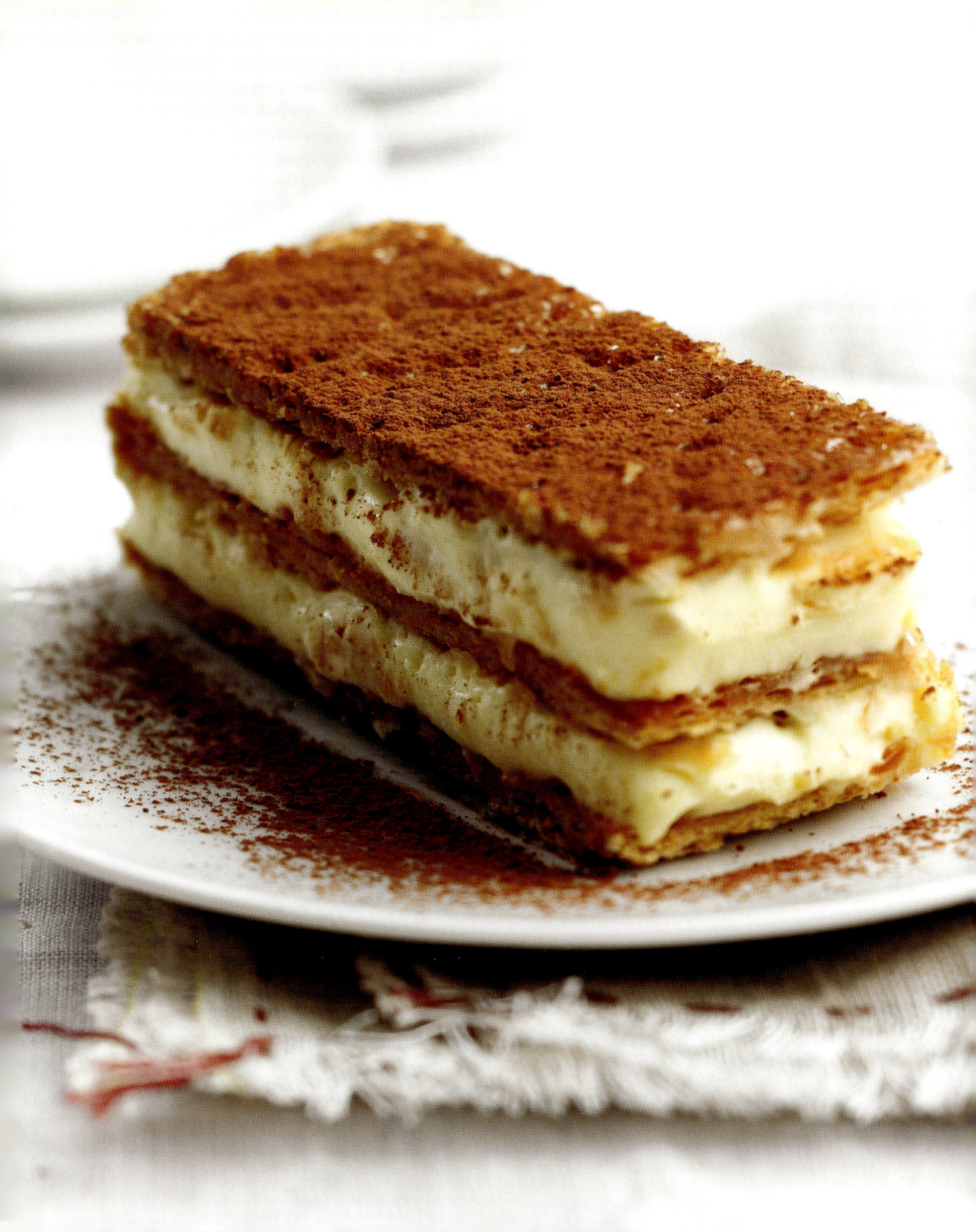

Paris-brest minceur

Le paris-brest est réalisé avec de la pâte à choux garnie de crème au beurre. En préparant cette recette avec une pâte à choux allégée fourrée de petits-suisses au pralin, vous vous réconcilierez avec cette pâtisserie traditionnellement riche en gras et en sucre.

PRÉPARATION 35 minutes | **CUISSON** 45 minutes | **RÉFRIGÉRATION** 45 minutes

INGRÉDIENTS POUR 4 PERSONNES
6 petits-suisses à 0 % de MG
40 g de pralin
4 c. à c. d'édulcorant

PÂTE À CHOUX LÉGÈRE
15 g de farine fluide
15 g de fécule de maïs
20 g de beurre allégé à 41 % de MG
60 ml d'eau
1 pincée de sel
1 œuf
40 g d'amandes effilées

1 Préchauffez le four à 220°C (th. 7-8).

2 Tamisez la farine et la fécule de maïs. Versez le beurre allégé en morceaux, l'eau et le sel dans une casserole, puis portez le tout à ébullition. Aux premiers bouillons, arrêtez la cuisson et versez la fécule et la farine tamisées en une seule fois. Mélangez vigoureusement à l'aide d'une cuillère en bois. Le mélange gonfle et une boule se détachant de la casserole se forme. Si cela ne se produit pas spontanément, remettez sur feu très doux et remuez jusqu'à ce que la pâte soit suffisamment sèche pour se détacher de la casserole. Hors du feu, incorporez l'œuf. La pâte doit être assez ferme et souple.

3 Sur une plaque à pâtisserie recouverte de papier sulfurisé, dressez la pâte à choux en forme de couronne (de 20 cm de diamètre environ) à l'aide d'une poche à douille ou de deux cuillères à soupe. Parsemez d'amandes effilées. Enfournez à mi-hauteur pendant 15 à 20 minutes.

4 Mélangez les petits-suisses et le pralin. Édulcorez. Réservez au frais.

5 Après cuisson, laissez tiédir la couronne de pâte. À l'aide d'une paire de ciseaux de cuisine, coupez-la en deux dans l'épaisseur. Garnissez le socle de crème au pralin et recouvrez de la seconde couronne aux amandes grillées. Mettez au frais 30 minutes, puis dégustez.

Gaufres allégées

Qui saurait se priver d'une gaufre chaude en hiver lorsque le froid, la neige et le vent battent leur plein de l'autre côté du carreau ? Personne ! C'est pourquoi il est indispensable de connaître une recette allégée de la pâte à gaufre pour craquer sans complexes, en sachant bien sûr rester raisonnable sur la garniture (un léger voile de sucre glace est bien mieux qu'une couche de pâte à tartiner au chocolat et noisettes...).

PRÉPARATION 15 minutes | **REPOS** 1 heure | **CUISSON** 15 minutes

INGRÉDIENTS POUR 4 PERSONNES (8 GAUFRES)
200 g de farine
150 g de fécule de maïs
1 sachet de levure chimique
25 g de sucre
4 c. à s. d'édulcorant en poudre spécial cuisson
2 œufs
50 g de beurre allégé à 41 % de MG
1 pincée de sel
200 ml de lait écrémé

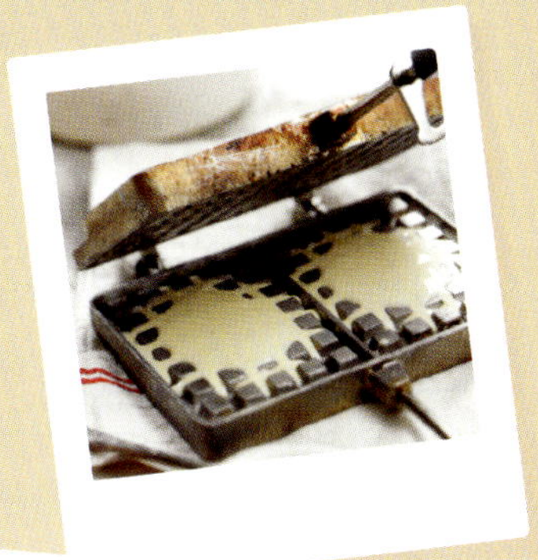

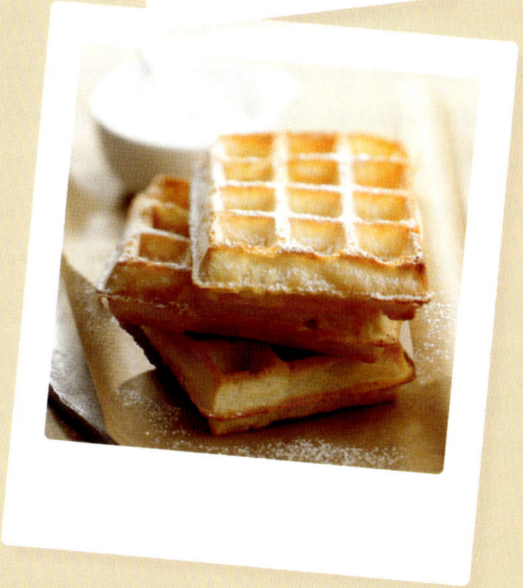

1. Mélangez la farine, la fécule de maïs, la levure, le sucre, l'édulcorant, les œufs, le beurre fondu et le sel. Ajoutez le lait petit à petit jusqu'à l'obtention de la consistance désirée. Laissez reposer la pâte 1 heure recouverte d'un torchon propre.
2. Pour la cuisson, faites chauffer le gaufrier. Déposez une grosse cuillerée à soupe de pâte sur les plaques. Fermez le gaufrier, faites cuire quelques minutes.
3. Dégustez bien chaud !

Compote chocolat blanc/poire

La compote est un dessert qui s'intègre parfaitement dans le cadre d'un régime, mais elle s'avère parfois un peu triste. Alors pour l'égayer sans faire grimper les calories, rien de mieux qu'un petit-beurre pour le croquant et une crème fouettée allégée avec une juste quantité de chocolat blanc pour les gourmands.

PRÉPARATION 20 minutes | **CUISSON** 25 minutes
CONGÉLATION 15 minutes | **RÉFRIGÉRATION** 30 minutes

INGRÉDIENTS POUR 4 PERSONNES

200 ml de crème liquide à 3 % de MG
4 poires
½ citron
1 gousse de vanille
4 petits-beurres
60 g de chocolat blanc pâtissier
4 c. à s. de lait écrémé
4 c. à s. d'édulcorant en poudre spécial cuisson

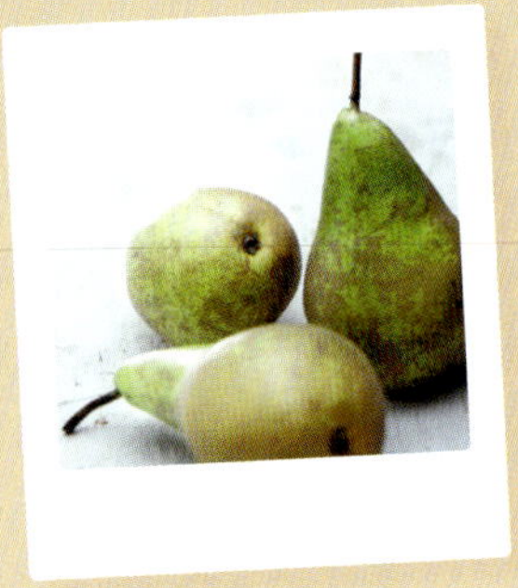

1. Placez la crème liquide dans un bol au congélateur pendant 15 minutes.
2. Pendant ce temps, lavez, pelez et coupez les poires en petits cubes et faites-les cuire dans une casserole avec le citron et la vanille jusqu'à obtenir une compote. Égouttez-les et réservez au frais.
3. Émiettez les biscuits.
4. Faites fondre le chocolat blanc avec le lait. Sortez la crème du congélateur et battez-la au fouet électrique avec l'édulcorant puis incorporez-la au chocolat blanc. Réservez au frais 30 minutes.
5. Répartissez dans 4 verres (ou verrines) les biscuits écrasés, la compote de poire, puis la crème fouettée au chocolat blanc. Servez aussitôt.

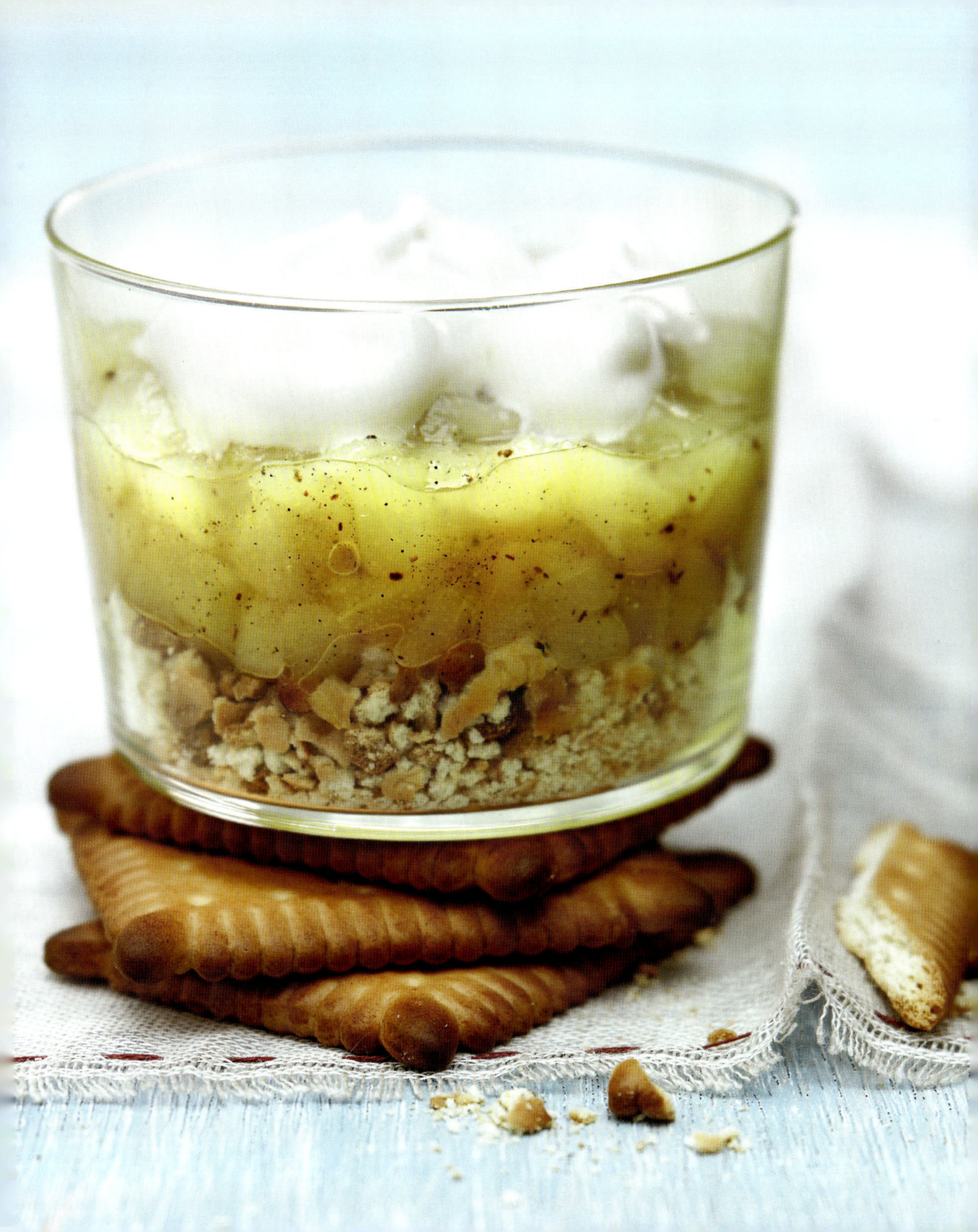

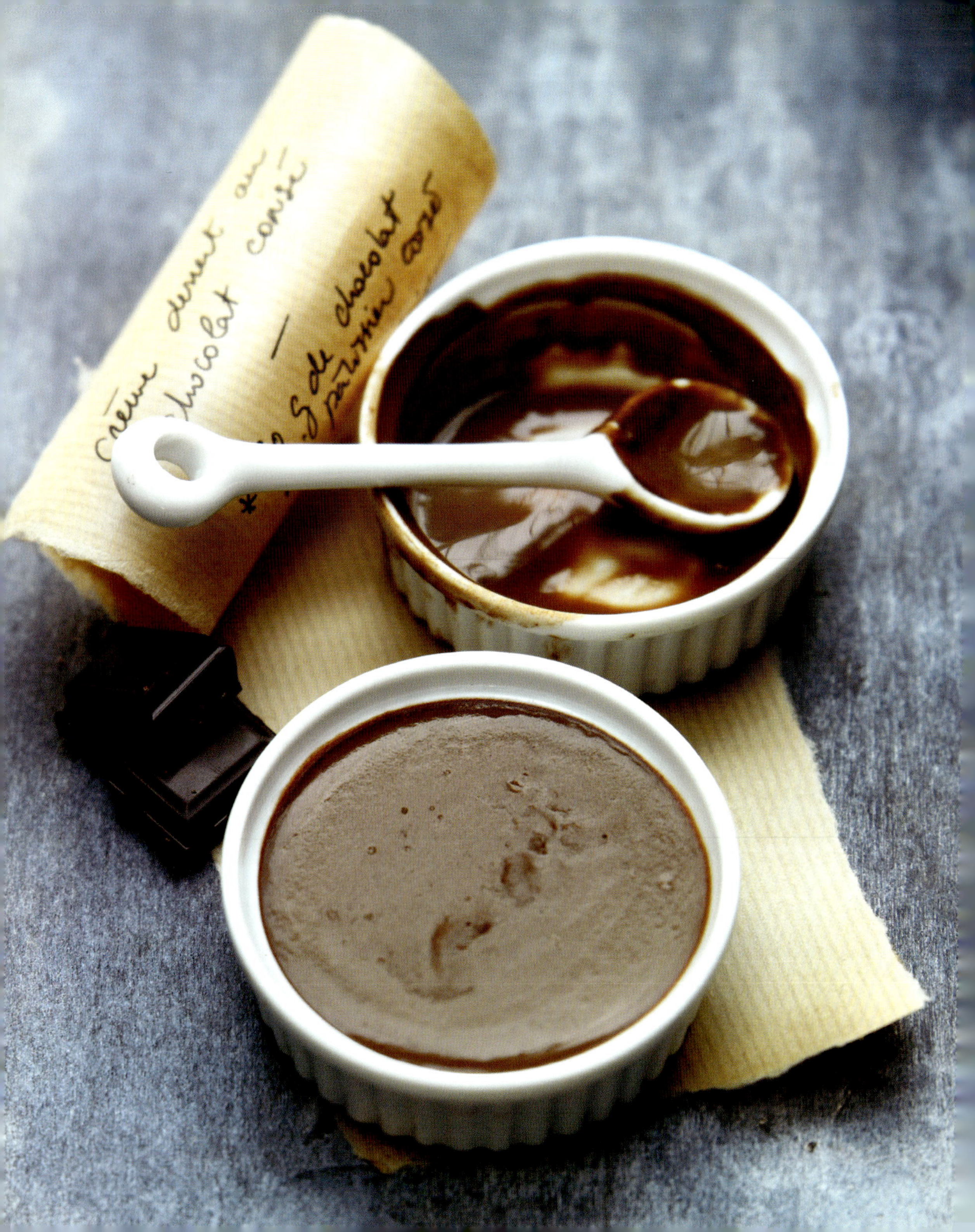
Crème dessert au
chocolat corsé —
de chocolat
pâtissier corsé

Crèmes desserts au chocolat corsé

Mmm ! les petits pots de crème au chocolat d'antan que nous préparaient nos grands-mères... Cette recette vous permet de retrouver ces saveurs exquises tout en conservant votre silhouette. Le secret ? Rien de plus simple, remplacez les ingrédients principaux par leurs ersatz allégés.

PRÉPARATION 10 minutes | **CUISSON** 15 minutes | **RÉFRIGÉRATION** 1 heure

INGRÉDIENTS POUR 4 PERSONNES
80 g de chocolat noir pâtissier corsé
400 ml de lait écrémé
2 œufs entiers
25 g de fécule de maïs
4 c. à c. d'édulcorant liquide spécial cuisson

1 Faites fondre le chocolat au bain-marie avec 100 ml de lait.

2 Dans un saladier, battez les œufs à la fourchette, ajoutez la fécule de maïs préalablement délayée dans le reste de lait. Versez petit à petit le lait chocolaté chaud en remuant continuellement. Portez la préparation 5 minutes à feu doux en remuant. La crème doit épaissir.

3 Édulcorez, laissez tiédir.

4 Répartissez en 4 ramequins et placez au réfrigérateur 1 heure.

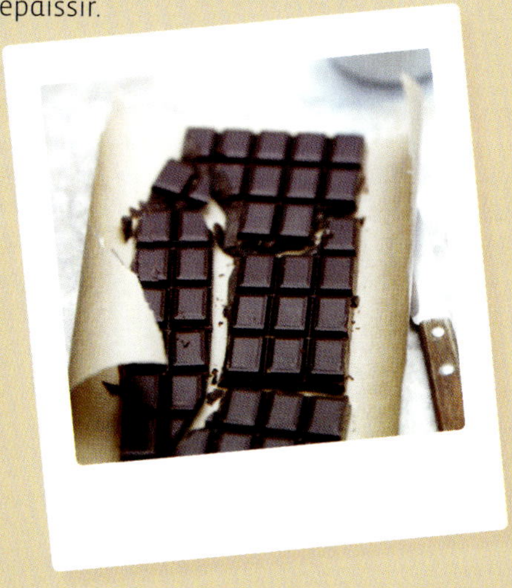

Soufflé à l'ananas

Le soufflé est une préparation qui fait toujours son petit effet quand il arrive sous les yeux de vos invités. Aussi, pour le savourer sans culpabilité, essayez cette version sucrée à l'ananas qui lui donne une touche d'exotisme, mais qui ne s'affichera pas sur votre ligne grâce au lait écrémé.

PRÉPARATION 30 minutes | **CUISSON** 45 minutes

INGRÉDIENTS POUR 4 PERSONNES
200 ml de lait écrémé
2 œufs
2 c. à s. d'édulcorant en poudre spécial cuisson
20 g de fécule de maïs
1/2 ananas

1. Préchauffez le four à 180 °C (th. 6). Chemisez un moule à soufflé de papier sulfurisé.
2. Mettez le lait à chauffer dans une casserole. Séparez les blancs des jaunes d'œufs, réservez les blancs au frais. Mélangez les jaunes et la moitié de l'édulcorant en poudre jusqu'à ce que le mélange soit mousseux, blanc et forme un ruban. Incorporez la fécule de maïs préalablement tamisée. Versez le lait bouillant sur les bords du récipient progressivement. Remettez ce mélange dans une casserole et portez à ébullition, en remuant sans cesse. Disposez la crème pâtissière dans un saladier.
3. Pelez l'ananas, retirez son cœur dur et réduisez-le en purée au mixeur. Incorporez la purée d'ananas à la crème.
4. Montez les blancs en neige, ajoutez le restant d'édulcorant pour « serrer » les blancs. Incorporez-les délicatement à la crème à l'ananas. Versez le mélange jusqu'aux trois quarts du moule, puis enfournez 25 minutes à four chaud.
5. Servez aussitôt.

Far breton léger aux pruneaux

Le far est une recette traditionnelle de Bretagne, la plus connue étant celle aux pruneaux. Dégustez avec plaisir ce dessert crémeux peu gras, où le sucre vanillé est remplacé par une gousse de vanille pour un far plus parfumé.

PRÉPARATION 20 minutes | **CUISSON** 30 minutes

INGRÉDIENTS POUR 4 PERSONNES
150 g de farine fluide
4 c. à s. d'édulcorant en poudre spécial cuisson
3 œufs entiers
1/2 gousse de vanille
600 ml de lait écrémé
80 g de pruneaux dénoyautés

1. Préchauffez le four à 200 °C (th. 6-7).
2. Mélangez la farine (conservez 1 cuillerée à soupe), l'édulcorant et les œufs jusqu'à obtenir une pâte bien lisse.
3. Fendez la gousse de vanille. Récupérez les grains et ajoutez-les au mélange, puis versez le lait petit à petit en mélangeant continuellement.
4. Dans un plat allant au four recouvert de papier sulfurisé, versez les pruneaux. Ajoutez la cuillerée à soupe de farine et enrobez bien les pruneaux. Recouvrez avec la pâte et enfournez environ 30 minutes.

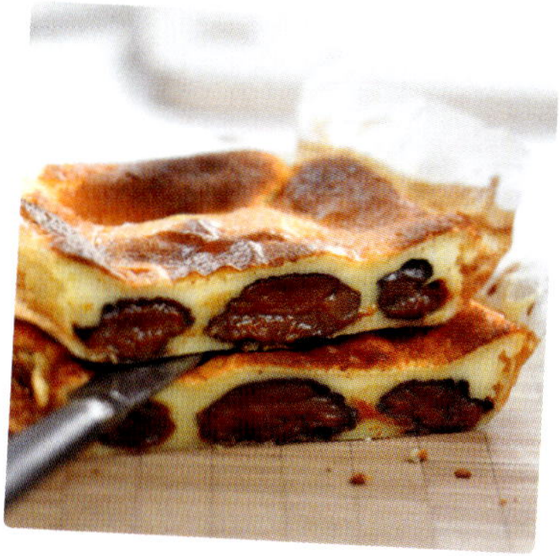

Salade de fruits à la gelée d'orange

Voici un dessert très intéressant lors d'un régime. Il vous apporte de nombreuses vitamines et notamment la vitamine C, qui participe à l'absorption du fer dans le sang. La gélatine, de son côté, permet une bonne sensation de satiété en fin de repas, pour mieux tenir jusqu'au repas suivant.

PRÉPARATION 15 minutes | **RÉFRIGÉRATION** 2 heures

INGRÉDIENTS POUR 2 PERSONNES

2 feuilles de gélatine
1 orange
1 kiwi
1 pomme
1 c. à s. de jus de citron
1 c. à c. de sirop de sucre de canne (facultatif)

1 Faites tremper dans l'eau froide les feuilles de gélatine.

2 Pressez l'orange.

3 Dans une petite casserole, faites chauffer à feu doux le jus d'orange pressée. Une fois tiédi, incorporez doucement la gélatine. Versez dans un moule plat de 1 cm de hauteur (mini-plat à tarte), et réservez au frais durant au moins 2 heures.

4 Pendant ce temps, épluchez le kiwi et la pomme. Coupez-les en petits dés et arrosez de jus de citron.

5 Une fois la gelée d'orange prise, découpez-la en cubes et parsemez-la sur le dessus des fruits. Arrosez éventuellement de sirop de canne.

6 Servez frais.

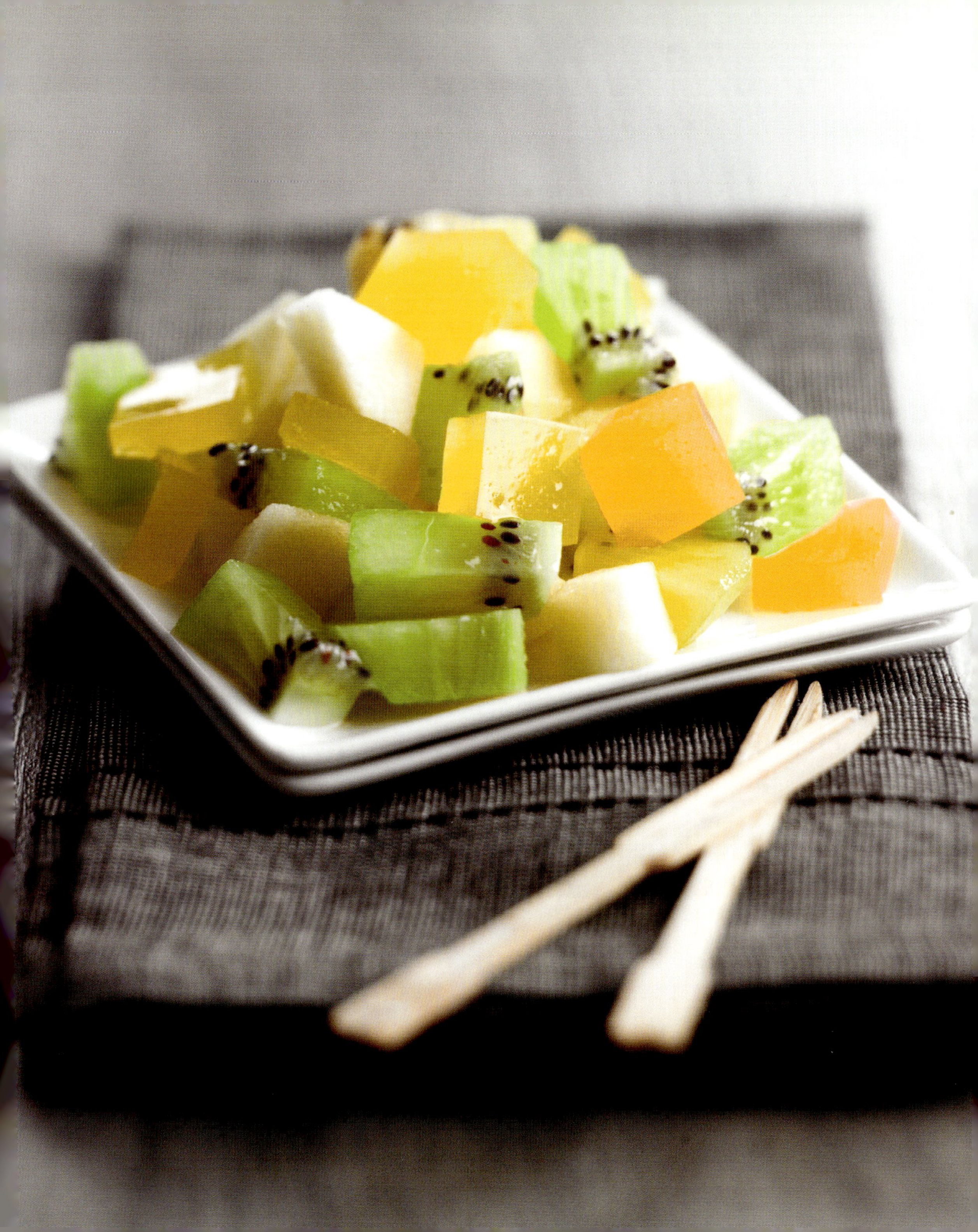

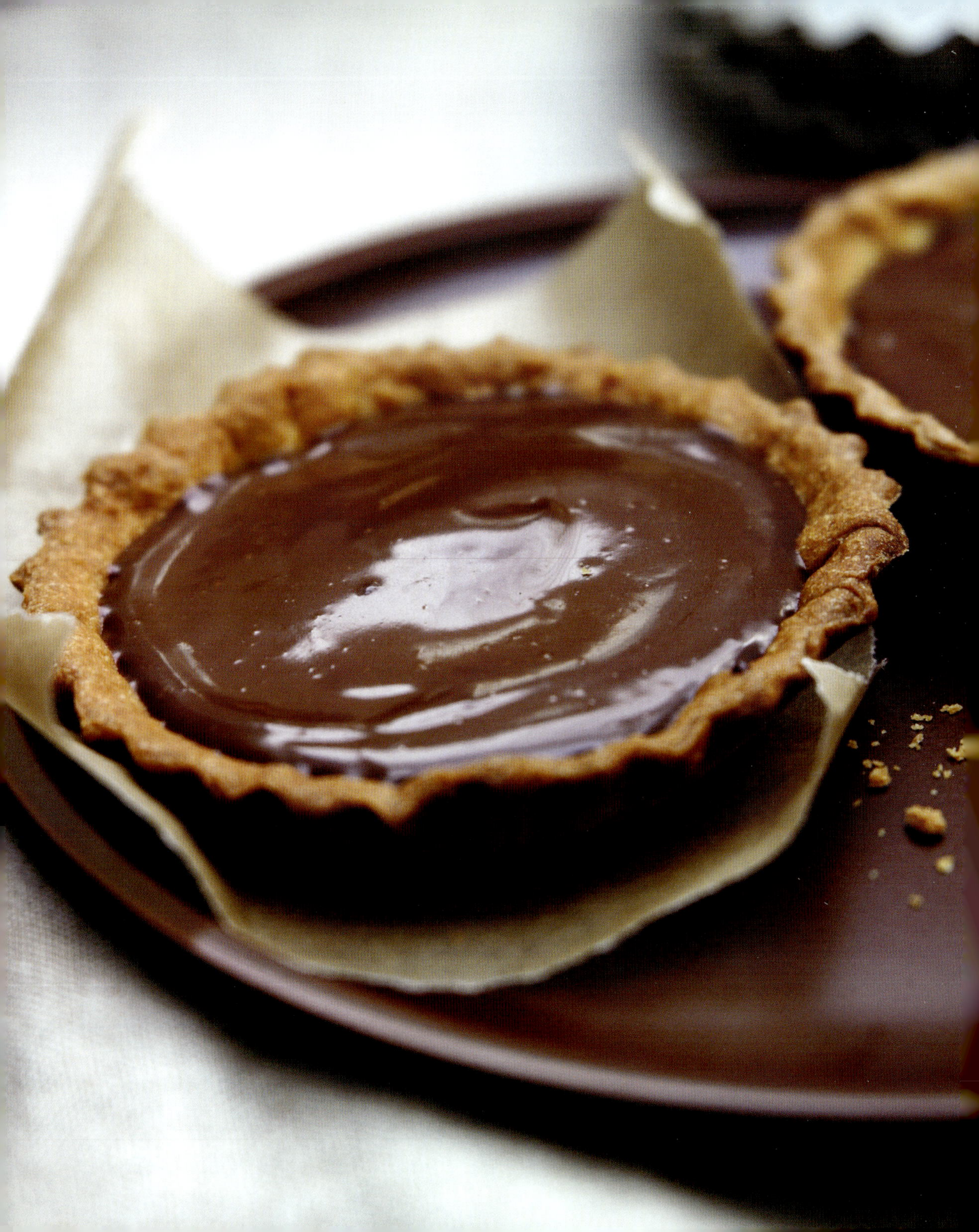

Mini-tartelettes au chocolat

Pour les chasseurs de calories, l'utilisation de beurre et de crème allégés est un argument de taille et n'entame en rien la succulence de cette recette. Elle lui offre l'opportunité d'être dégustée sans complexe.

PRÉPARATION 25 minutes | **CUISSON** 20 minutes | **RÉFRIGÉRATION** 2 heures

INGRÉDIENTS POUR 4 PERSONNES

30 g de fécule de maïs
30 g de farine fluide
30 g de beurre allégé à 41 % de MG
3 c. à s. d'eau
120 g de chocolat noir pâtissier
150 ml de crème liquide à 3 % de MG
2 jaunes d'œufs

1 Préchauffez le four à 180 °C (th. 6).

2 Dans un saladier, mélangez la fécule de maïs, la farine, le beurre ramolli et l'eau à l'aide d'une fourchette. Déposez la pâte obtenue sur une planche à pâtisserie et divisez-la en 4. Étalez chaque pâton en forme de disques. Chemisez 4 moules à tarte individuels de papier sulfurisé et déposez les disques de pâte. Piquez le fond à l'aide d'une fourchette. Enfournez pendant 15 minutes. Laissez refroidir.

3 Faites fondre le chocolat au bain-marie, ajoutez la crème sans cesser de remuer. Une fois le chocolat bien lisse, ajoutez hors du feu les jaunes d'œufs et versez ce mélange sur les fonds de tarte. Placez 2 heures au réfrigérateur pour que la garniture prenne bien.

Verrines de chantilly au chocolat

Il n'y a pas de crème dans cette chantilly chocolatée. En montant les blancs en neige, vous incorporez des bulles d'air qui donneront tout le volume à ce dessert. Dépourvue de cholestérol, la recette s'allège encore grâce à l'édulcorant. Le résultat est à la fois voluptueux et aérien. Des atouts à dévoiler : optez pour des verrines joliment dressées.

PRÉPARATION 10 minutes | **CUISSON** 5 minutes | **RÉFRIGÉRARION** 12 heures

INGRÉDIENTS POUR 4 PERSONNES
60 g de chocolat noir pâtissier
1 c. à s. d'eau
4 petits-suisses nature à 0 % de MG
4 c. à c. d'édulcorant en poudre
2 blancs d'œufs
1 pincée de sel

1 Faites fondre le chocolat au bain-marie avec l'eau.

2 Mélangez avec les petits-suisses, puis ajoutez l'édulcorant.

3 Montez les blancs en neige ferme avec la pincée de sel et incorporez-y doucement le précédent mélange.

4 Versez dans des verrines et réservez 12 heures au frais.

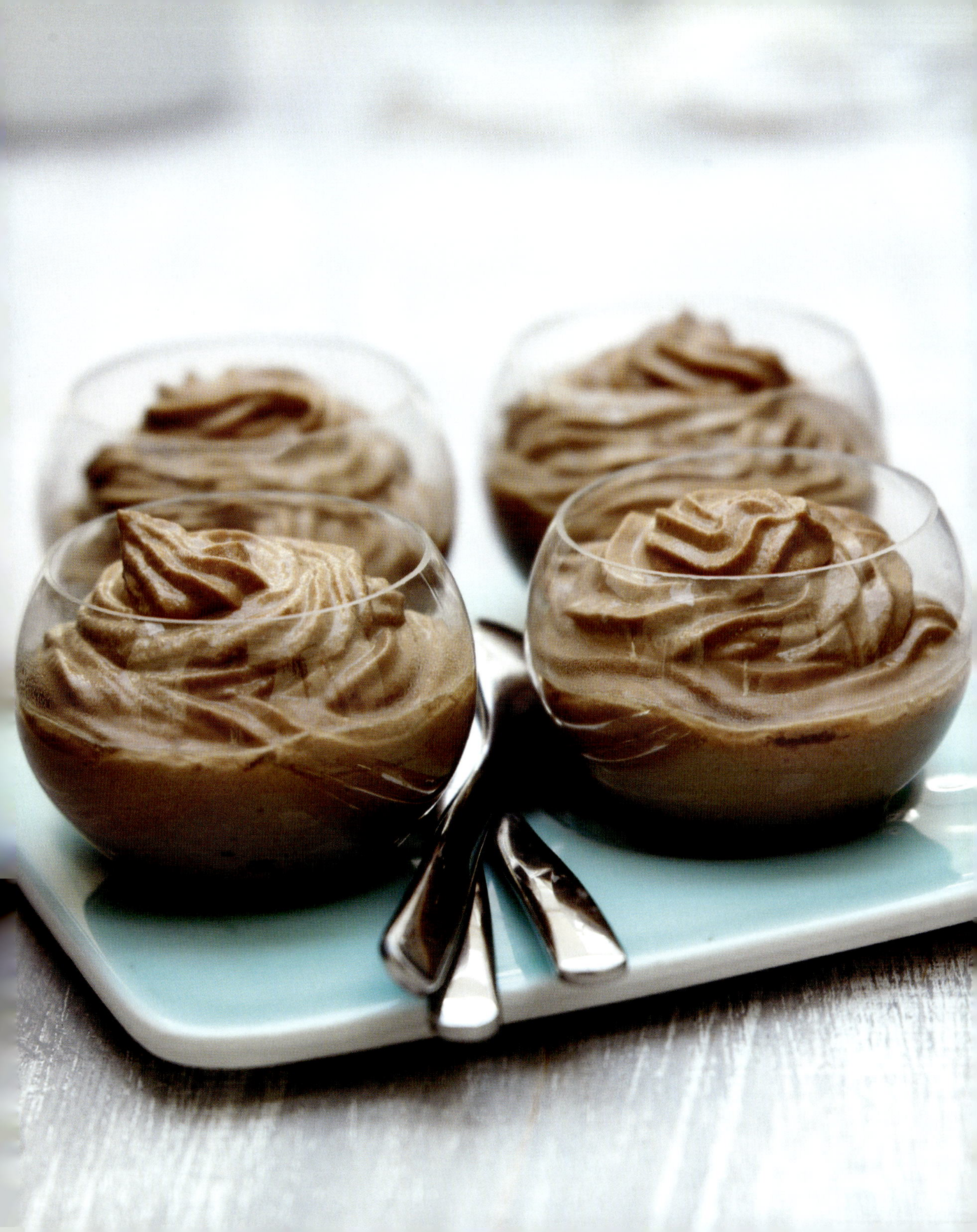

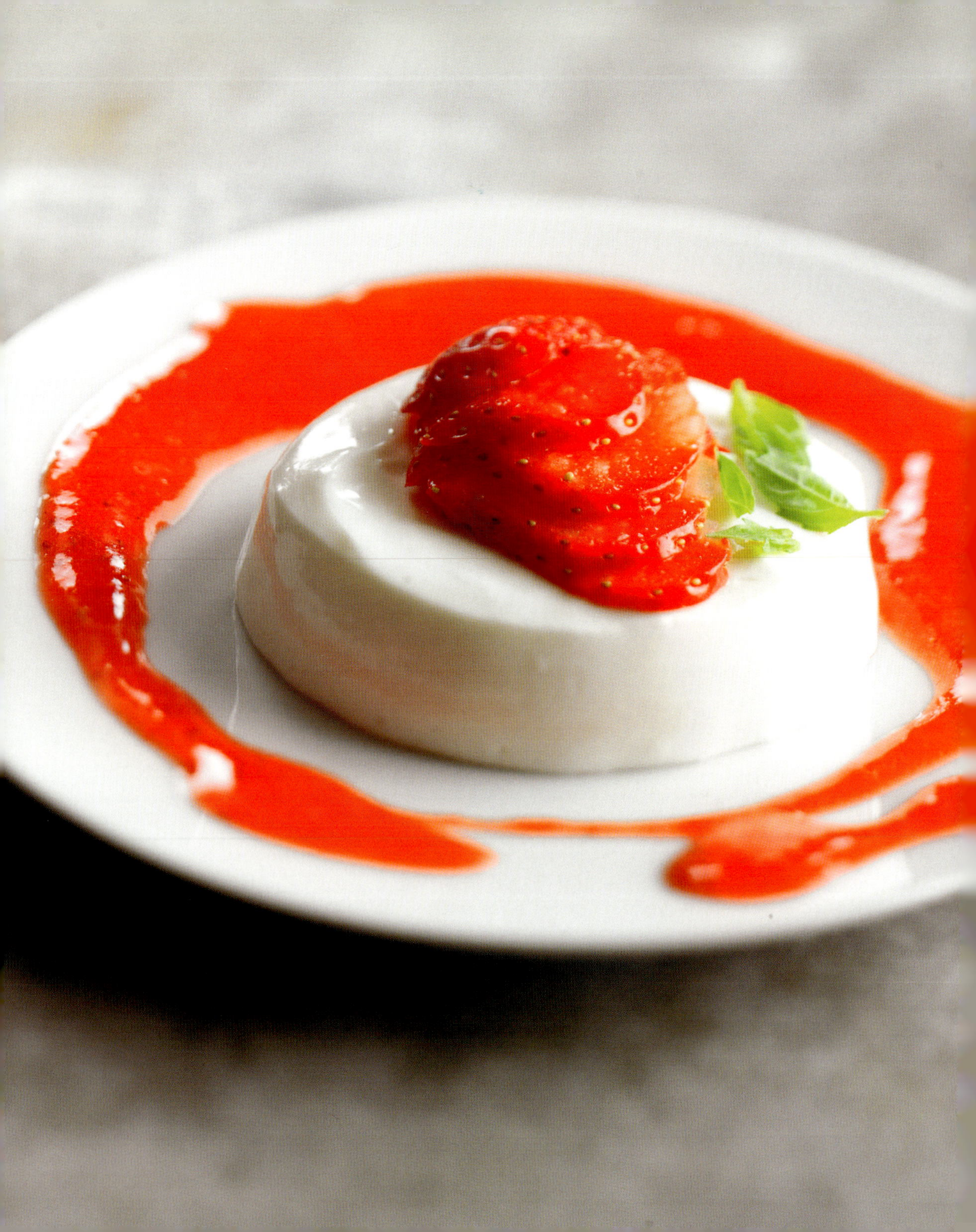

Panna cotta légère sur coulis de fraise au basilic

Les secrets d'une panna cotta légère ? Des petits-suisses nature à 0 % pour la densité et une cuillerée de crème fraîche à 15 % qui permet d'incorporer la gélatine, ingrédient primordial acalorique de cette spécialité italienne. Le coulis de fraise, sans sucres ajoutés, apporte jusqu'à 120 mg de vitamine C.

PRÉPARATION 20 minutes | **CUISSON** 10 minutes | **RÉFRIGÉRATION** 1 heure

INGRÉDIENTS POUR 1 PERSONNE

1 feuille de gélatine
1 c. à s. de crème fraîche liquide à 15 % de MG
2 petits-suisses à 0 % de MG
Édulcorant (facultatif, selon votre goût)
200 g de fraises
4 petites feuilles de basilic frais
½ citron

1 Versez un fond d'eau froide dans une assiette creuse et faites-y tremper la feuille de gélatine.

2 Dans une petite casserole, faites chauffer à feu doux la crème liquide. Ajoutez la feuille de gélatine égouttée. Remuez jusqu'à ce qu'elle soit bien dissoute. Ajoutez les petits-suisses, mélangez bien et édulcorez à votre goût. Versez dans un ramequin et réservez 1 heure au réfrigérateur.

3 Lavez et équeutez les fraises, rincez les feuilles de basilic. Réservez une feuille et une fraise pour la décoration. Mixez ensemble les fraises, le jus de citron et 3 petites feuilles de basilic, jusqu'à l'obtention d'un coulis bien lisse.

4 Dans une assiette plate, renversez la panna cotta bien prise et déposez autour le coulis de fraise. Décorez avec la feuille de basilic et la fraise coupée en fines lamelles.

Mousse au chocolat et ses framboises

Certes, la mousse au chocolat ne figure pas parmi les desserts les plus caloriques, cependant, il est toujours intéressant d'alléger au maximum certains mets. On triche ici en remplaçant une partie du chocolat par des framboises. Le résultat ? Un dessert aérien et divin dont vous ne pourrez plus vous passer !

PRÉPARATION 15 minutes | **CUISSON** 5 minutes | **RÉFRIGÉRATION** 2 heures

INGRÉDIENTS POUR 4 PERSONNES
80 g de chocolat au lait pâtissier
1 c. à s. d'eau
4 œufs entiers
1 pincée de sel
4 c. à c. d'édulcorant en poudre
200 g de framboises

1 Faites fondre le chocolat avec l'eau à feu doux. Éteignez le feu, laissez tiédir, puis ajoutez les jaunes d'œufs.

2 Battez les blancs en neige ferme avec la pincée de sel, incorporez l'édulcorant pour serrer les blancs (pour qu'ils ne retombent pas) puis ajoutez-les délicatement au mélange.

3 Mettez les framboises dans 4 verres transparents (en conserver 4 pour la décoration) puis recouvrez-les de mousse. Placez au réfrigérateur 2 heures.

4 Avant de servir, décorez chaque verre avec une framboise.

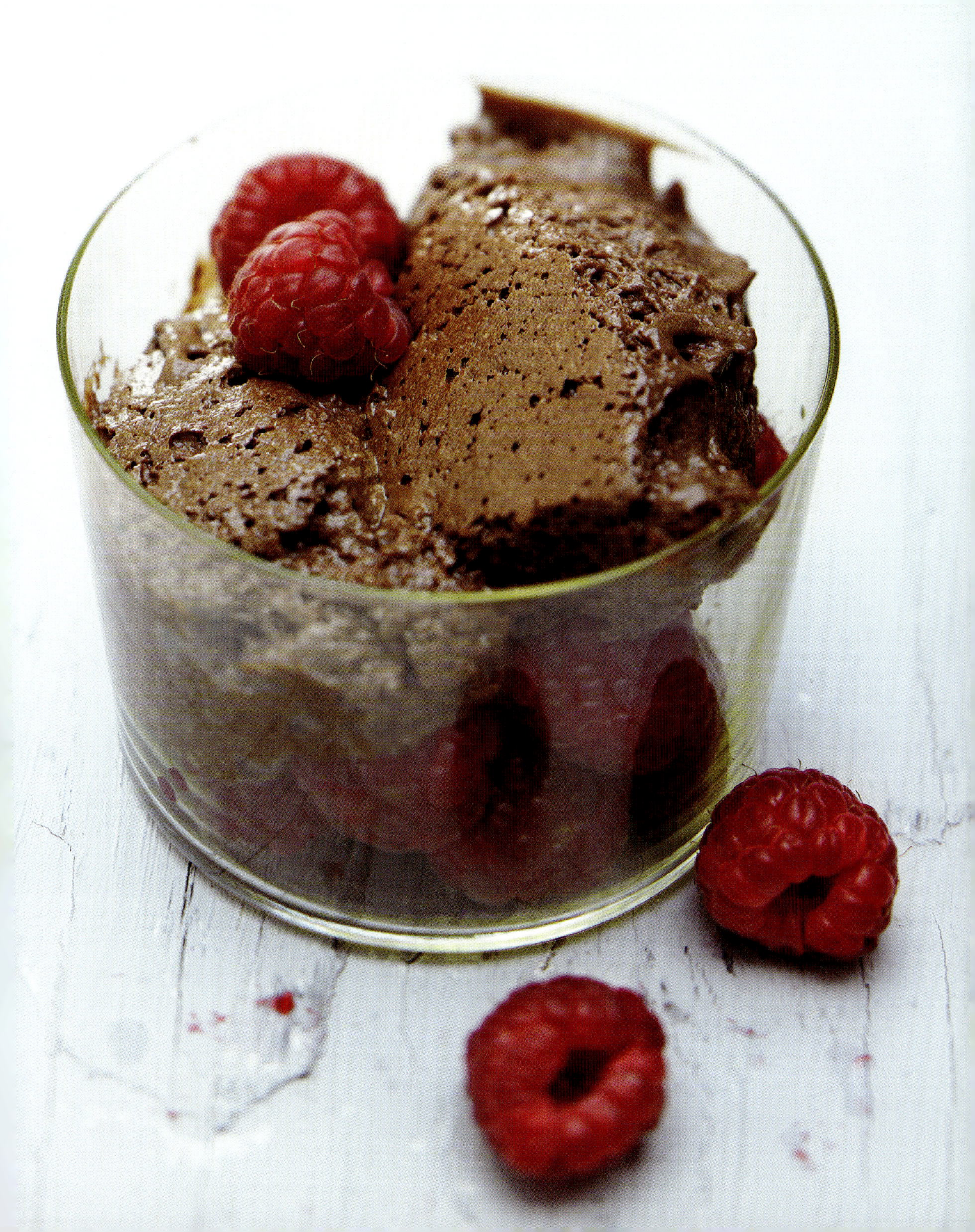

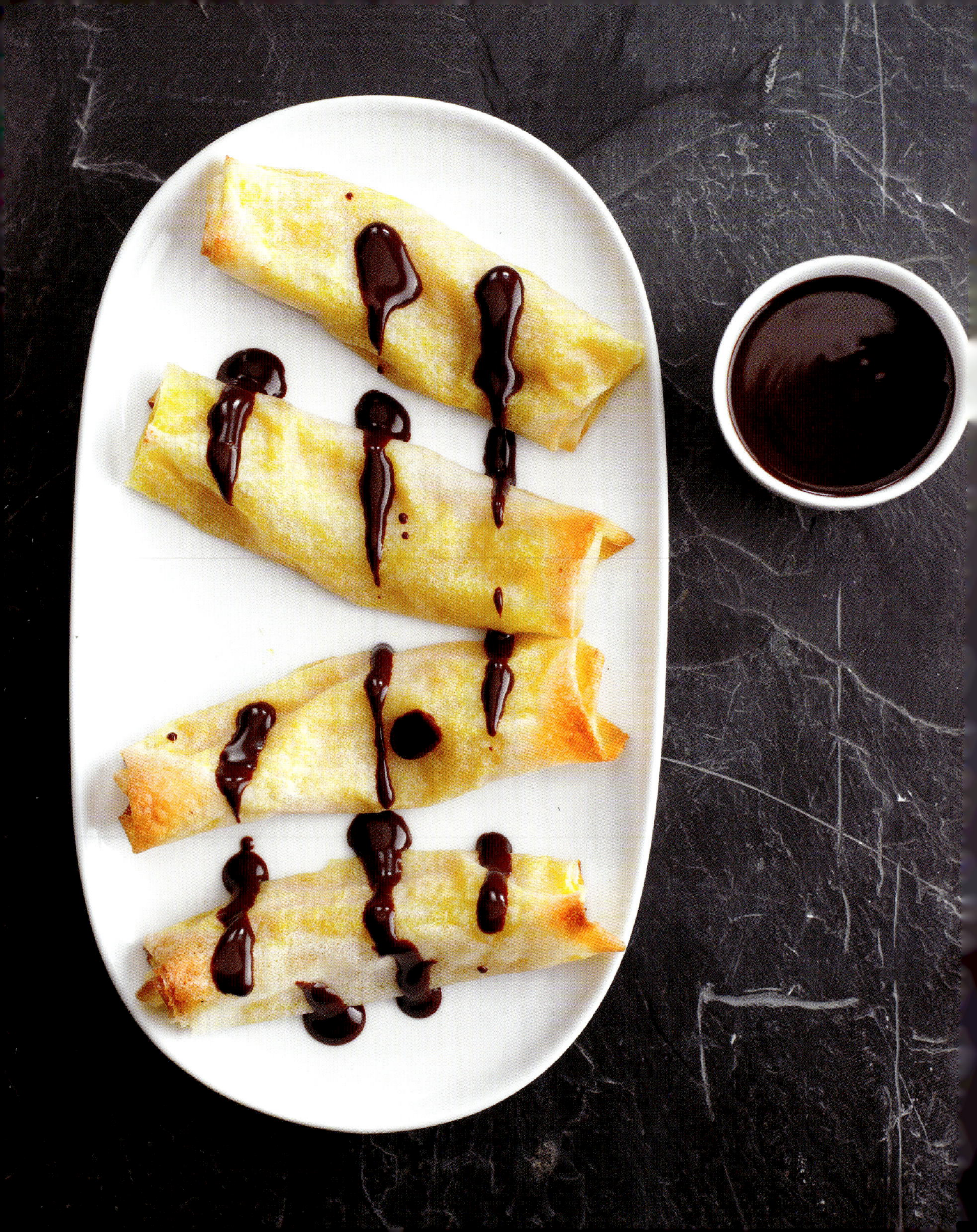

Nem à la mangue, coulis de chocolat

Les nems, réputés pour être des produits gras, ne le sont que lorsqu'ils sont frits. Ici, la cuisson au four permet de se limiter aux matières grasses du chocolat. La mangue est très intéressante pour ses apports en provitamine A, qui joue un rôle capital dans la vision.

PRÉPARATION 15 minutes | **CUISSON** 10 minutes

INGRÉDIENTS POUR 1 PERSONNE
1/ de mangue
1 pincée de cannelle en poudre
½ feuille de brick
5 g de beurre fondu
1 carré de chocolat noir à 70 % de cacao
1 c. à c. de lait écrémé

1 Préchauffez le four à 200 °C (th. 6/7).

2 Mixez la mangue pour la réduire en purée. Ajoutez la cannelle.

3 Répartissez la purée de mangue sur la feuille de brick, badigeonnez les bords de beurre fondu à l'aide d'un pinceau, pliez en forme de nem. Enfournez pendant 10 minutes.

4 Faites fondre le chocolat avec le lait au four à micro-ondes.

5 Versez le coulis de chocolat en filet sur le nem. Servez tout de suite.

Glace légère à la vanille

La glace à la vanille est élaborée avec de la crème, du lait, des jaunes d'œufs et du sucre. Il est impossible d'imaginer un été sans crèmes ou coupes glacées. Alors pour profiter de cet incontournable dessert fraîcheur de la période estivale, élaborez cette glace vous-même à base d'une crème légère vanillée.

PRÉPARATION 15 minutes | **CUISSON** 15 minutes | **CONGÉLATION** 3 heures

INGRÉDIENTS POUR 4 PERSONNES
3 jaunes d'œufs
1 c. à c. de fécule de maïs
500 ml de lait écrémé
1 gousse de vanille
4 c. à c. d'édulcorant liquide spécial cuisson
2 c. à s. de crème allégée épaisse à 3 % de MG

1 Dans un saladier, mélangez les jaunes d'œufs avec la fécule de maïs et battez-les au batteur électrique jusqu'à l'obtention d'une texture mousseuse.

2 Dans une casserole, faites chauffer le lait à feu doux avec la gousse de vanille fendue et grattée. Laissez tiédir et versez petit à petit en remuant sur le mélange précédent. Portez sur feu doux en mélangeant continuellement jusqu'à léger épaississement (texture de crème anglaise). Ajoutez l'édulcorant et la crème.

3 Versez dans un récipient allant au congélateur. Placez au congélateur en remuant toutes les 20 minutes avec une fourchette, jusqu'à ce que la glace soit bien prise. Vous pouvez aussi utiliser une sorbetière.

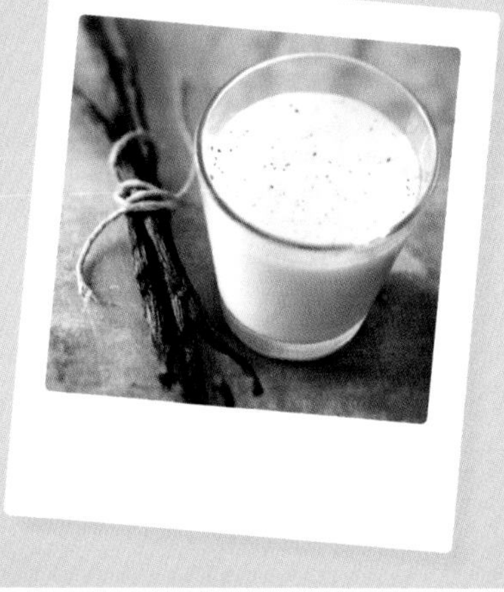

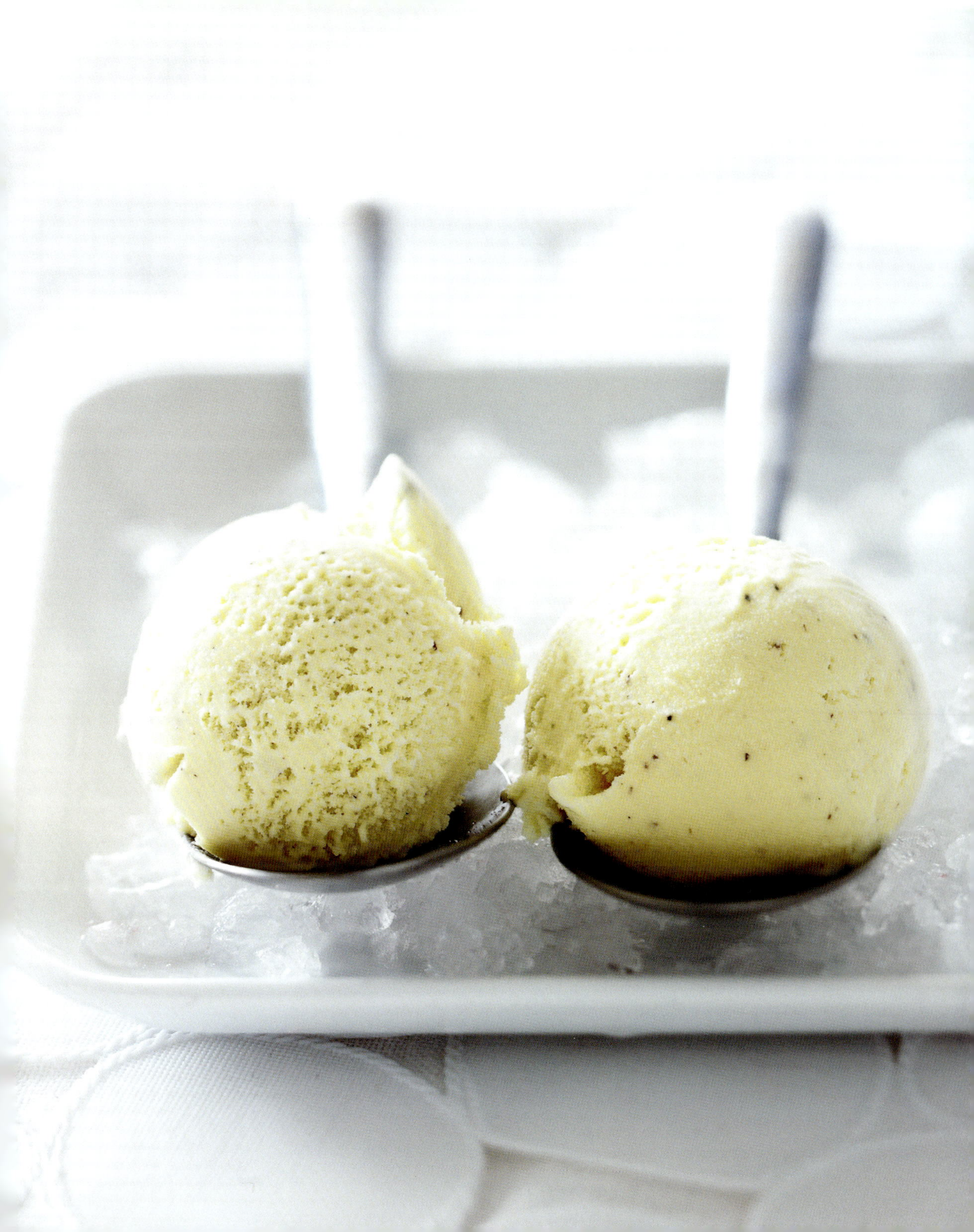

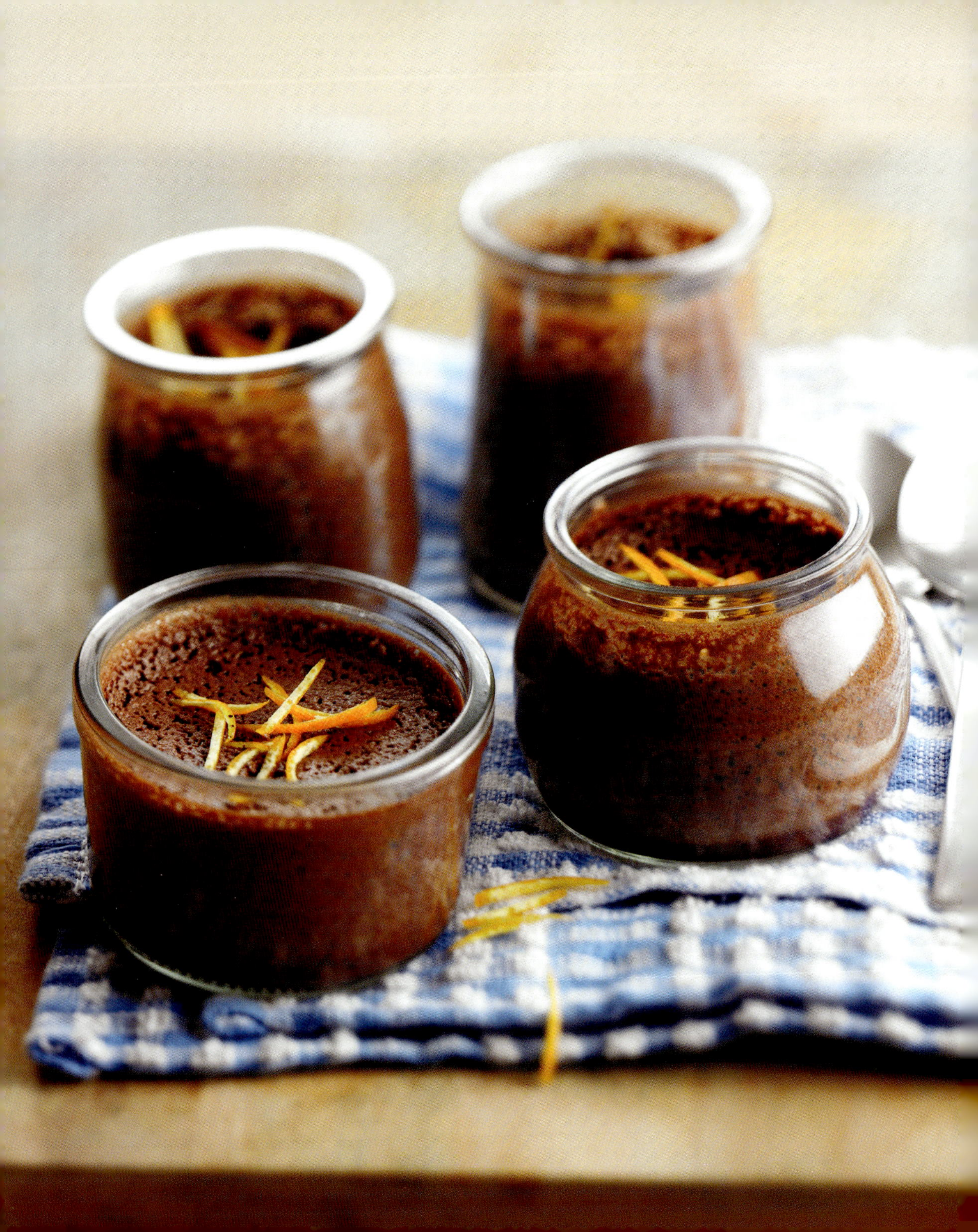

Mousse chocolat-orange

Ici, la mousse au chocolat est relevée d'une pointe d'orange pour un côté acidulé et tonique grâce à son apport en vitamine C. On fait une belle économie calorique en diminuant de moitié la quantité de jaunes d'œufs (dans lesquels se concentrent les lipides de l'œuf) et en remplaçant le sucre par un édulcorant.

PRÉPARATION 15 minutes | **CUISSON** 10 minutes | **RÉFRIGÉRATION** 6 heures

INGRÉDIENTS POUR 4 PERSONNES
1 orange non traitée
120 g de chocolat noir dessert à 70 % de cacao
2 œufs entiers + 2 blancs
Édulcorant (facultatif, à doser selon votre goût)

1 Lavez l'orange, pressez-la et réservez le jus. Râpez le zeste. Faites fondre le chocolat avec le jus d'orange à feu doux.

2 Hors du feu, ajoutez 2 jaunes d'œufs, le zeste d'orange et édulcorez à votre goût.

3 Battez 4 blancs en neige ferme et incorporez-les délicatement au mélange.

4 Faites prendre au réfrigérateur au minimum 6 heures et décorez de zestes d'orange avant le service.

Pêches en verrines façon Melba

Traditionnellement, la pêche Melba est une coupe de pêches pochées dans un sirop, accompagnées de crème glacée à la vanille, d'un coulis de framboise et souvent de chantilly. On lui connaît aussi plusieurs variantes : les fraises Melba par exemple. Revisitée sous forme de verrine mariant la pêche à du fromage blanc vanillé glacé, elle comblera les plus gourmands sans alourdir la fin du repas !

PRÉPARATION 20 minutes | **RÉFRIGÉRATION** 15 minutes | **CONGÉLATION** 30 minutes

INGRÉDIENTS POUR 4 PERSONNES

1/2 gousse de vanille
240 g de fromage blanc à 0 % de MG
2 c. à c. d'édulcorant en poudre
8 demi-pêches au sirop égouttées
4 c. à c. de gelée de framboise
15 g d'amandes effilées (facultatif)

1 Fendez la gousse de vanille en deux et récupérez les grains à l'aide de la pointe d'un couteau. Incorporez-les au fromage blanc. Ajoutez l'édulcorant en poudre. Réservez au frais.

2 Détaillez les demi-pêches en petits dés. Mettez-les au frais.

3 Versez dans un ramequin la gelée de framboise avec 3 cuillerées à soupe d'eau, placez au four à micro-ondes 1 minute, puis remuez pour que le mélange soit homogène.

4 Choisissez 4 verres transparents, placez au fond une partie des dés de pêche, puis recouvrez de fromage blanc vanillé, nappez de coulis de framboise, renouvelez l'opération. Placez les verrines au congélateur 30 minutes.

5 Décorez éventuellement d'amandes effilées préalablement grillées à sec dans une poêle. Servez immédiatement.

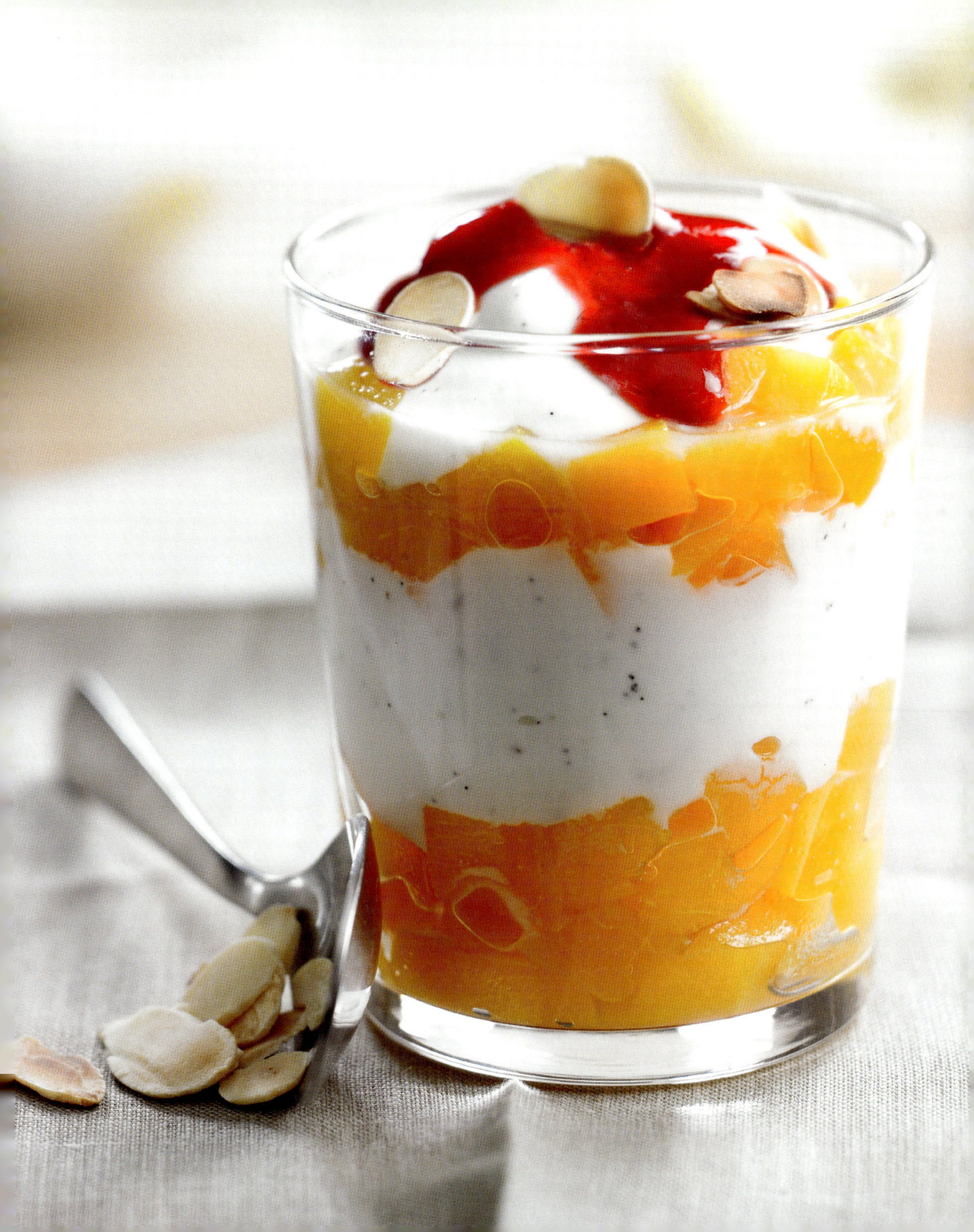

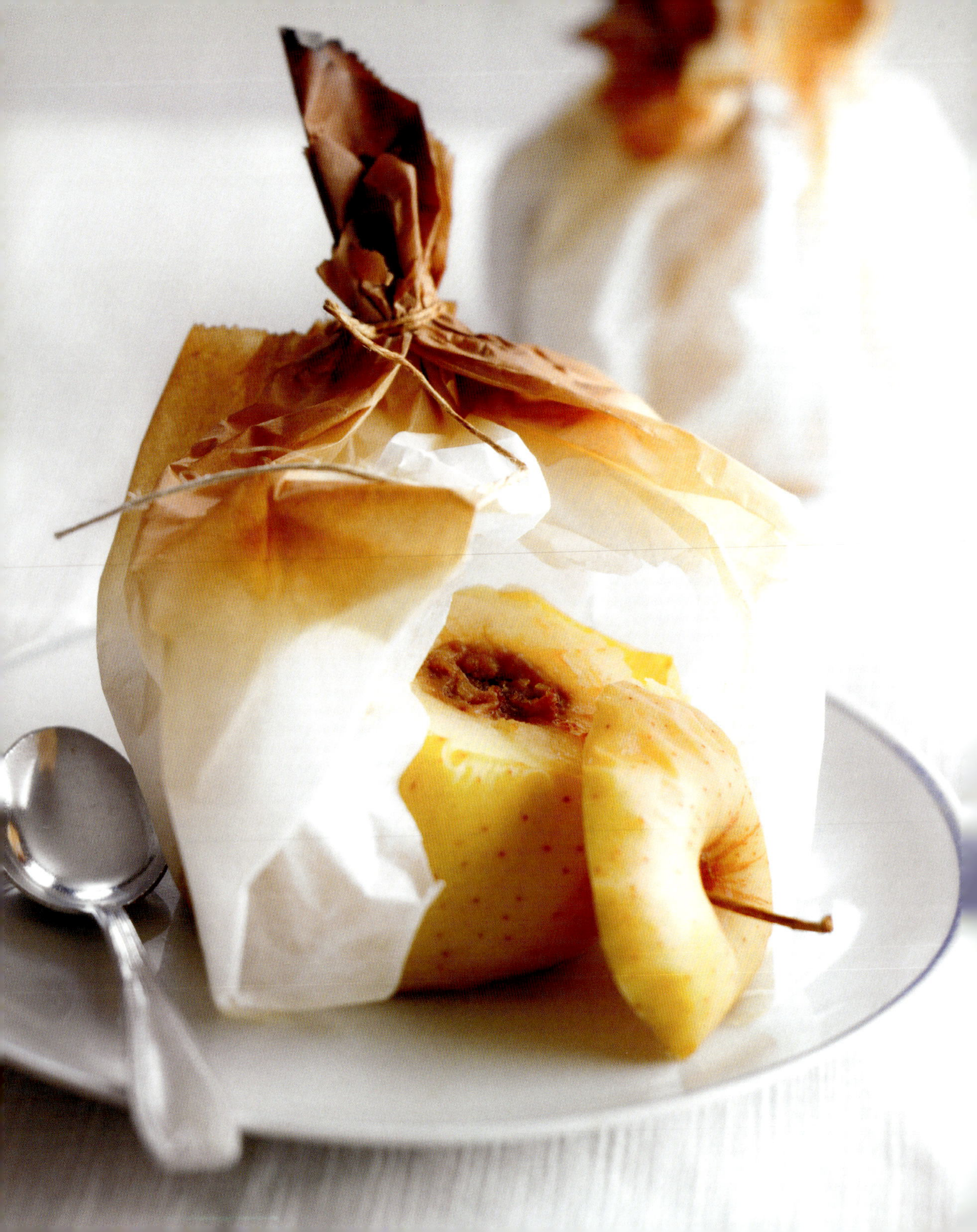

Pomme au four façon Ch'ti

On trouve dans la racine de chicorée une fibre soluble, appelée inuline, qui suscite un intérêt nutritionnel particulier. C'est un prébiotique, elle stimule le développement des bactéries de la flore intestinale.

PRÉPARATION 15 minutes | **CUISSON** 30 minutes

INGRÉDIENTS POUR 1 PERSONNE
1 pomme golden
1 tranche de pain d'épice (20 g)
5 g de beurre
1 pointe de chicorée soluble (type Ricoré)

1 Préchauffez le four à 200 °C (th. 6/7).

2 Lavez la pomme, évidez-la à l'aide d'un vide-pomme.

3 Coupez la tranche de pain d'épice en petits morceaux, puis hachez-les pour obtenir de la chapelure.

4 Écrasez le beurre à l'aide d'une fourchette, ajoutez la chapelure de pain d'épice et la chicorée.

5 Déposez la pomme évidée sur une feuille de papier sulfurisé, remplissez son centre avec la préparation à base de pain d'épice. Enveloppez-la dans le papier sulfurisé, puis déposez dans un plat allant au four. Enfournez pendant 30 minutes environ.

6 Servez chaud ou tiède.

Petits moelleux aux deux chocolats

Le moelleux pour lequel tout le monde se damne n'est pas simple à alléger. On conserve donc tout le plaisir de ce gâteau en jouant sur son allégement en lui-même (changer le sucre en édulcorant et la farine en fécule de maïs). Le résultat est méconnaissable, alors retrouvez le chemin du bonheur !

PRÉPARATION 20 minutes | **CUISSON** 15 minutes

INGRÉDIENTS POUR 4 PERSONNES
3 œufs + 1 blanc
80 g de chocolat noir pâtissier
1 c. à s. d'eau
50 g de margarine allégée à 40 % de MG
30 g de fécule de maïs
2 c. à s. d'édulcorant en poudre spécial cuisson
1 pincée de sel
4 carrés de chocolat blanc pâtissier

1 Préchauffez le four à 180 °C (th. 6).

2 Séparez les blancs des jaunes d'œufs.

3 Faites fondre le chocolat avec l'eau, à feu doux.
Éteignez le feu, laissez tiédir puis ajoutez les jaunes d'œufs, la margarine, la fécule de maïs et l'édulcorant. Battez les blancs d'œufs en neige ferme avec la pincée de sel et ajoutez-les délicatement au mélange.

4 Recouvrez 4 ramequins de papier sulfurisé ou utilisez des moules en silicone.
Versez un fond de préparation, ajoutez les carrés de chocolat blanc et recouvrez du reste de pâte jusqu'aux trois quarts du moule.
Enfournez 10 minutes et servez immédiatement.

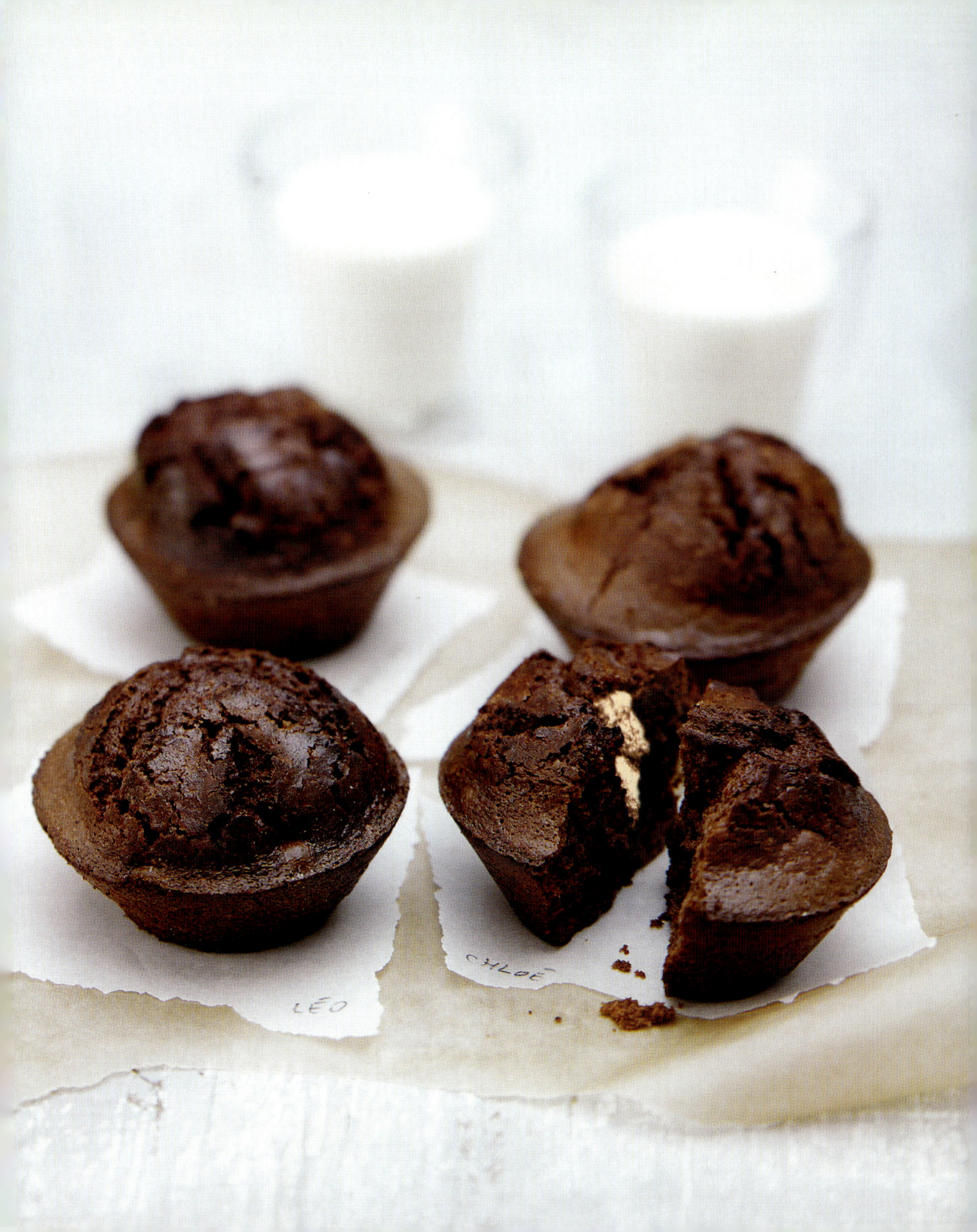
CHLOË
LÉO

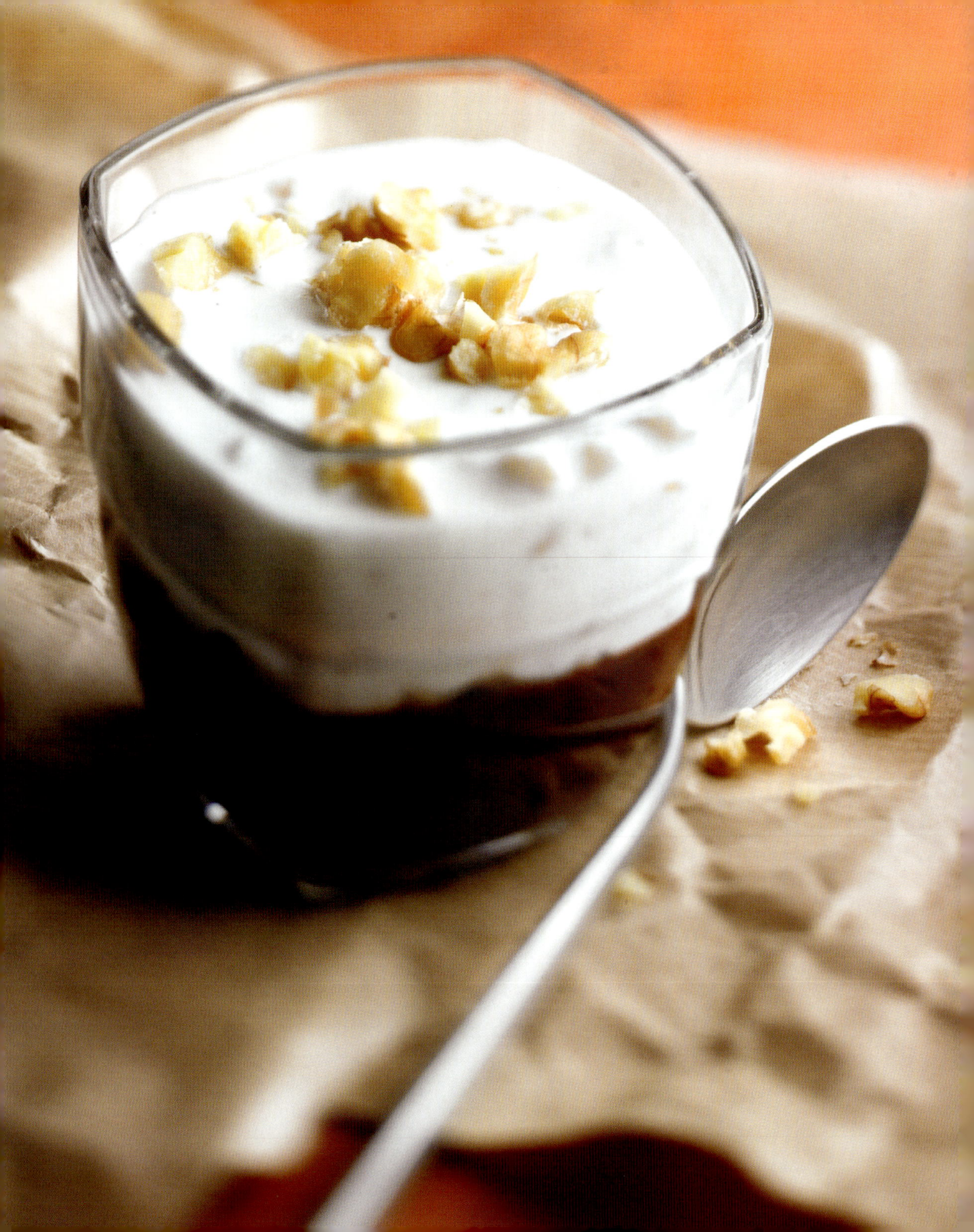

Verrine de yaourt glacé façon brownie

Le chocolat est ici autorisé du fait de son alliance avec un yaourt à 0 % de MG. Vous pouvez ainsi profiter pleinement de ses pouvoirs antioxydants (grâce aux flavonoïdes) et déstressants (grâce au magnésium). De leur côté, les noix ne sont pas en reste, avec un apport intéressant en acides gras essentiels, à condition de limiter la quantité.

PRÉPARATION 15 minutes | **CONGÉLATION** 1 heure

INGRÉDIENTS POUR 1 PERSONNE

15 g de cerneaux de noix
1 yaourt nature à 0 % de MG
1 cm de gousse de vanille
Édulcorant (facultatif, à doser selon votre goût)
15 g de chocolat noir dessert à 70 % de cacao
1 pincée de cannelle

1 Concassez les noix.

2 Brassez le yaourt jusqu'à obtenir une texture bien onctueuse.

3 Fendez la gousse de vanille et mélangez les grains avec le yaourt et les brisures de noix. Édulcorez à votre convenance.

4 Faites fondre le chocolat au four à micro-ondes avec 1 cuillerée à soupe d'eau et la cannelle.

5 Dans un verre transparent, versez la moitié du yaourt aux noix, une couche de chocolat fondu, le reste du yaourt et terminez par le chocolat.

6 Placez au moins 1 heure au congélateur avant de servir.

Pomme biscuitée, cœur chocolat blanc

La pomme, ingrédient phare de tout régime qui se respecte, est ici magnifiée par la texture croquante du biscuit et le crémeux sucré du chocolat blanc. Du chocolat et des biscuits dans un programme minceur ? Oui, mais en quantité limitée, juste ce qu'il faut pour se faire plaisir.

PRÉPARATION 10 minutes | **CUISSON** 25 minutes

INGRÉDIENTS POUR 4 PERSONNES
2 pommes
4 biscuits secs type spéculoos
4 carrés de chocolat blanc pâtissier
4 c. à c. d'édulcorant en poudre spécial cuisson

1 Préchauffez le four à 180 °C (th. 6).

2 Lavez, pelez et coupez en deux les pommes. Retirez le trognon.

3 Dans 4 ramequins allant au four, disposez au fond de chacun un biscuit type spéculoos émietté. Placez le carré de chocolat au centre et recouvrez de la demi-pomme (face bombée sur le dessus).

4 Saupoudrez 1 cuillerée à café d'édulcorant sur chaque ramequin, recouvrez-les d'une feuille de papier aluminium et laissez cuire 20 minutes.

5 Au bout de 20 minutes, mettez le four en position gril, retirez l'aluminium et laissez dorer les pommes.

6 Servez bien chaud dès que les pommes sont bien dorées.

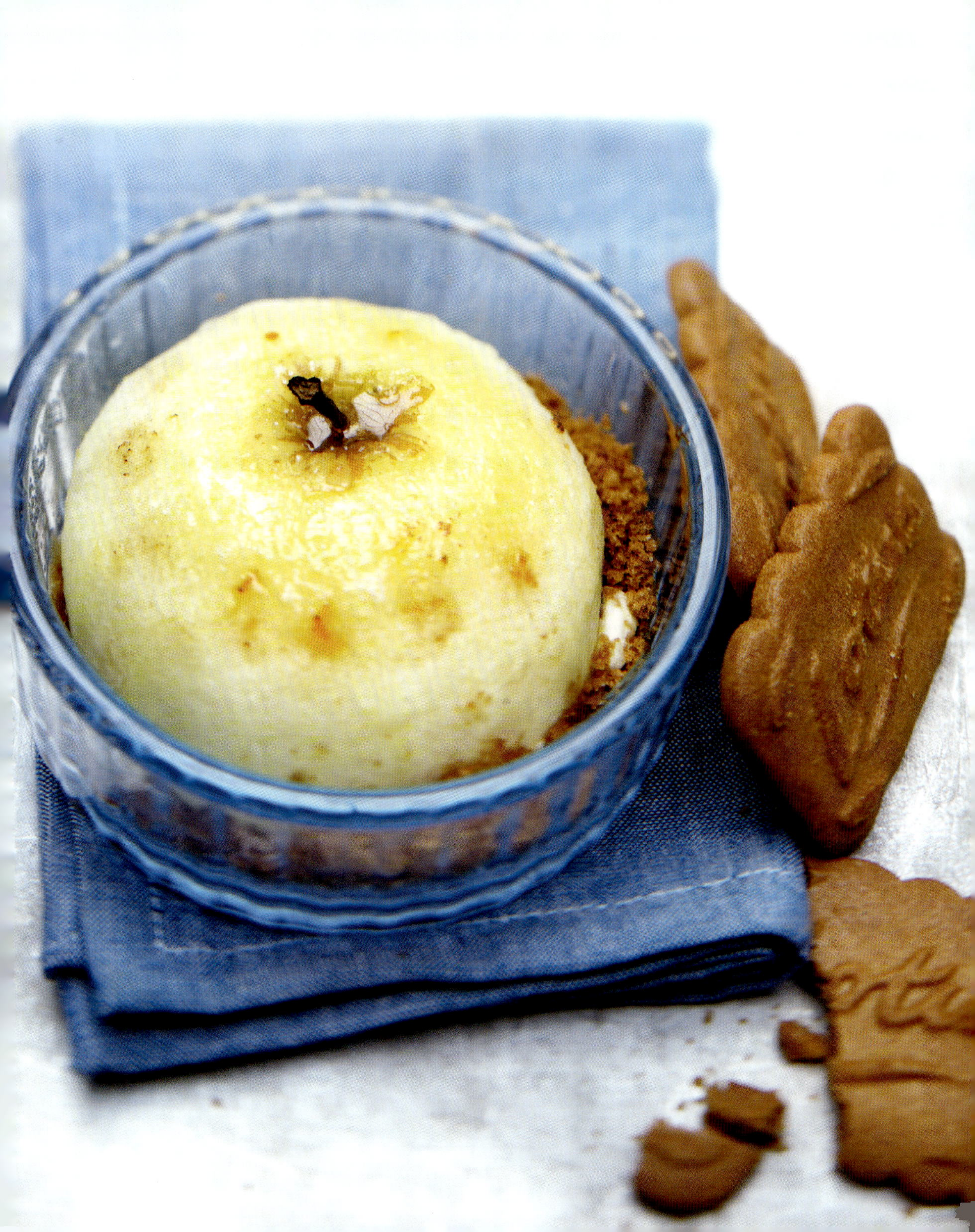

Verrines aux trois chocolats

Vous pensiez que seul le chocolat noir était permis lorsque l'on souhaite faire attention à sa ligne ? Aucunement ! Blanc, lait ou noir, même combat, l'important : la quantité ! Alors plongez avec délectation votre cuillère dans cette verrine où les trois sortes de chocolat sont réunies pour votre plus grand bonheur !

PRÉPARATION 35 minutes | **CUISSON** 15 minutes | **RÉFRIGÉRATION** 2 h 30

INGRÉDIENTS POUR 4 PERSONNES

40 g de chocolat noir pâtissier
3 c. à s. d'eau
100 ml de crème liquide à 3 % de MG
40 g de chocolat blanc pâtissier
4 c. à c. d'édulcorant en poudre
40 g de chocolat au lait pâtissier
1 œuf
1 pincée de sel

1 Faites fondre le chocolat noir au bain-marie avec 1 cuillerée à soupe d'eau. Ajoutez 50 ml de crème liquide et laissez 5 minutes au bain-marie en remuant bien. Répartissez la préparation dans le fond des 4 verrines et réservez au frais.

2 Faites fondre le chocolat blanc au bain-marie avec 1 cuillerée à soupe d'eau.

3 Battez le reste de crème avec 2 cuillerées à café d'édulcorant à l'aide d'un batteur électrique et incorporez-le au chocolat blanc fondu. Répartissez en seconde couche dans les 4 verrines et réservez au frais.

4 Faites fondre le chocolat au lait au bain-marie avec 1 cuillerée à soupe d'eau. Ajoutez le jaune d'œuf et mélangez bien. Battez le blanc en neige avec le reste de l'édulcorant et la pincée de sel. Incorporez-le à la préparation. Répartissez en dernière couche dans les verrines. Réservez au frais 2 heures avant le service.

Soufflé au chocolat

On n'ose que rarement prévoir à son menu un soufflé dans la crainte de le voir transformé en crêpe ! Et pourtant, le concept du soufflé est des plus astucieux, puisque sous l'apparence d'un fort volume dans l'assiette, le poids réel consommé est bien moindre ! De quoi vous déculpabiliser avec cette recette qui allie gourmandise et légèreté, alors lancez-vous !

PRÉPARATION 30 minutes | **CUISSON** 35 minutes

INGRÉDIENTS POUR 4 PERSONNES
400 ml de lait écrémé
2 œufs
2 c. à s. d'édulcorant en poudre spécial cuisson
40 g de fécule de maïs
80 g de chocolat noir pâtissier
1 pincée de sel

1 Préchauffez le four à 180 °C (th. 6), chemisez un moule à bords hauts de papier sulfurisé.

2 Mettez le lait à chauffer dans une casserole.

3 Séparez les blancs des jaunes d'œufs, réservez les blancs au frais.
Mélangez les jaunes et 1 cuillerée à soupe d'édulcorant jusqu'à ce que le mélange soit mousseux, blanchisse et forme un ruban. Ajoutez la fécule de maïs.
Versez progressivement le lait bouillant sur les bords du récipient en remuant.
Ajoutez le chocolat en morceaux.

4 Reversez cette crème dans une casserole et portez à ébullition, en remuant sans cesse. Laissez tiédir.

5 Montez les blancs en neige avec la pincée de sel, incorporez la seconde cuillerée à soupe d'édulcorant pour éviter que le blanc ne retombe.
Incorporez délicatement la crème tiédie aux blancs en neige. Versez le mélange dans le moule jusqu'à 1 cm du bord. Enfournez pendant 10 à 15 minutes.
N'ouvrez pas la porte du four pendant la cuisson.

6 Servez immédiatement.

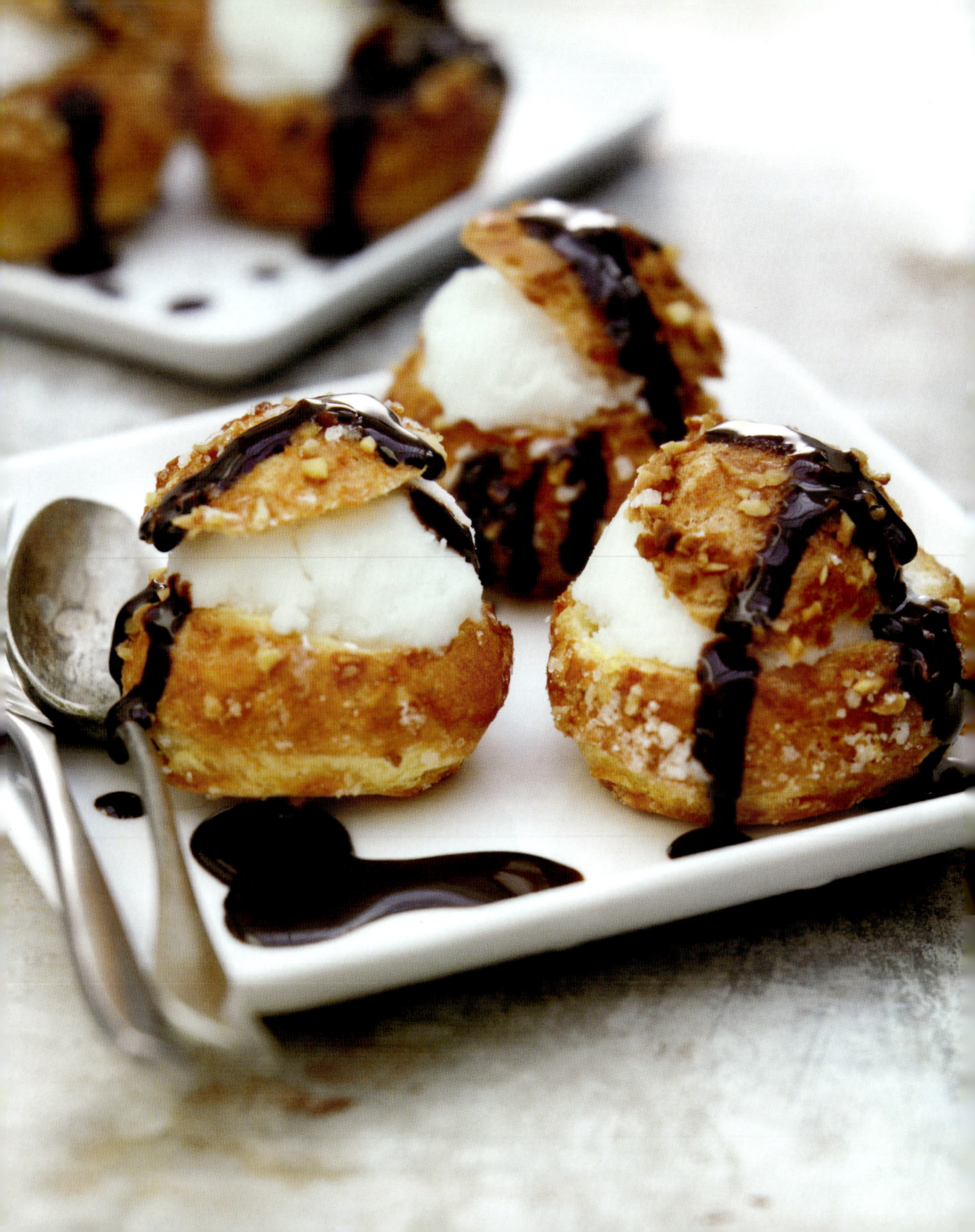

Profiteroles à la poire

Ce classique de la gastronomie française se voit réinventé : un sorbet poire remplace la traditionnelle glace vanille et les choux sont réalisés avec un beurre allégé. Le voilà, dès lors, appauvri en matières grasses et par là même, en calories. Cette déclinaison version fruitée ravira vos papilles autant que votre ligne. Vous pouvez, selon vos envies, changer la poire pour tout autre sorbet qui vous plaira.

PRÉPARATION 40 minutes | **CUISSON** 30 minutes

INGRÉDIENTS POUR 4 PERSONNES

30 g de farine fluide
30 g de fécule de maïs
40 g de beurre allégé à 41 % de MG
125 ml d'eau
1 pincée de sel
2 œufs entiers
60 g de chocolat noir pâtissier
1 c. à s. d'eau
250 ml de sorbet à la poire

1 Préchauffez le four à 220 °C (th. 7-8).

2 Tamisez la farine et la fécule de maïs. Versez dans une casserole le beurre en morceaux, l'eau et le sel, puis portez le tout à ébullition. Aux premiers bouillons, cessez la cuisson, puis versez la farine et la fécule tamisées en une seule fois et mélangez vigoureusement à l'aide d'une cuillère en bois. Le mélange farine-fécule gonfle et une boule se détachant de la casserole se forme. Si cela ne se produit pas spontanément, mettez de nouveau la pâte sur feu très doux et remuez jusqu'à ce que la pâte soit suffisamment sèche pour se détacher de la casserole. Hors du feu, incorporez les œufs un à un.
Vérifiez la consistance de la pâte : elle doit être assez ferme et souple. Sur une plaque de four recouverte de papier sulfurisé, dressez les choux à l'aide d'une poche à douille lisse ou de deux cuillères à café. Espacez-les bien. Enfournez à mi-hauteur pendant 15 à 20 minutes. Les choux sont cuits lorsqu'ils sont bien dorés et gonflés.
Laissez refroidir les choux sur une grille avant assemblage.

3 Cassez le chocolat en morceaux et faites-le fondre doucement avec l'eau au bain-marie.

4 Lorsque les choux ont bien refroidi, ôtez délicatement le chapeau à l'aide d'un couteau-scie. Formez des boules de sorbet à la poire de la taille des choux et garnissez chaque chou d'une boule de sorbet. Recouvrez de son chapeau. Nappez de sauce au chocolat et dégustez immédiatement.

Mousse blanche à l'orange

L'originalité de cette mousse réside autant dans son côté diététique que dans sa couleur. En effet, on utilise ici du chocolat blanc, moins gras que le chocolat noir, et on préfère une mousse légère à base de blancs montés en neige plutôt que de la chantilly. Une pointe de vitamine C avec les zestes d'orange et voici un dessert allégé et surprenant en goût.

PRÉPARATION 20 minutes | **CUISSON** 5 minutes | **RÉFRIGÉRATION** 4 heures

INGRÉDIENTS POUR 4 PERSONNES
1 orange non traitée
120 g de chocolat blanc pâtissier
4 œufs
4 c. à c. d'édulcorant en poudre
1 pincée de sel

1 Lavez l'orange, râpez le zeste. Pressez-la et réservez le jus.

2 Faites fondre le chocolat avec le jus d'orange à feu doux.
Éteignez le feu, laissez tiédir, puis ajoutez les jaunes d'œufs, les zestes d'orange (réservez-en pour le décor) et l'édulcorant.

3 Battez les blancs en neige ferme avec la pincée de sel et incorporez-les délicatement.
Répartissez dans 4 plats individuels et faites prendre au réfrigérateur au minimum 4 heures.

4 Décorez d'un zeste d'orange avant le service.

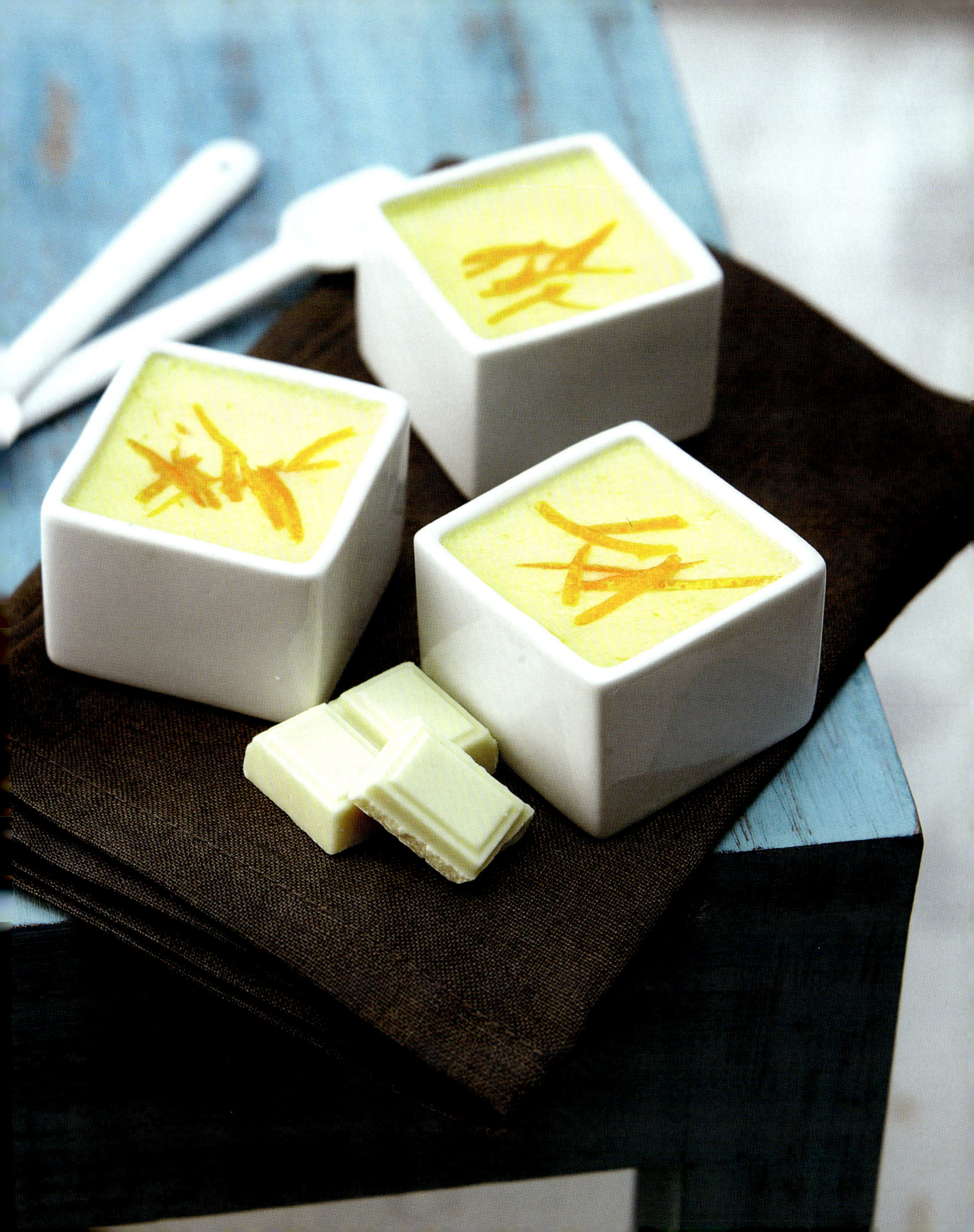

Îles flottantes exotiques

Ce mariage exquis de fruits exotiques et de chocolat noir en fera rêver plus d'un ! Ce dessert adapté aux îles apporte un peu de chocolat, mais pas trop, pour mieux apprécier les saveurs lointaines. La crème anglaise traditionnelle laisse ici sa place à une soupe de fruits qui apporte vitamines et minéraux et très peu de calories !

PRÉPARATION 25 minutes | **CUISSON** 10 minutes | **RÉFRIGÉRATION** 10 minutes

INGRÉDIENTS POUR 4 PERSONNES
1 banane bien mûre
2 mangues mûres
1 citron vert
4 blancs d'œufs
4 c. à c. d'édulcorant en poudre spécial cuisson
1 pincée de sel
40 g de chocolat noir pâtissier
1 c. à s. d'eau

1 Pelez les fruits et passez-les au mixeur avec le jus de citron. Réservez au frais cette soupe de fruits.

2 Battez les blancs d'œufs en neige ferme avec l'édulcorant en poudre et la pincée de sel.

3 Portez à ébullition un peu d'eau dans une casserole, baissez le feu pour avoir un léger frémissement. Réalisez huit petites quenelles de blancs d'œufs en neige à l'aide de deux cuillères à soupe. Pochez chacune de tous les côtés sur l'eau frémissante environ 1 minute. Égouttez sur un papier absorbant et réservez au frais.

4 Faites fondre le chocolat noir au bain-marie avec l'eau.

5 Répartissez la soupe exotique dans 4 assiettes creuses, ajoutez les quenelles de blancs d'œufs bien froides et nappez de chocolat noir fondu tiède. Servez immédiatement.

Bavarois au chocolat et son coulis de fruits rouges

Entremets habituellement à base de mousse de fruits, on a préféré ici le rendre plus gourmand et corsé en le faisant au chocolat noir tout en jouant la carte de la légèreté, en utilisant des ingrédients qui vont apporter volume, densité et aucune matière grasse ! De quoi se laisser convaincre en l'accompagnant d'un coulis de fruits rouges, deux fois moins calorique qu'une chantilly, pour une touche de peps !

PRÉPARATION 25 minutes | **CUISSON** 10 minutes | **CONGÉLATION** 3 heures

INGRÉDIENTS POUR 4 PERSONNES

3 feuilles de gélatine
500 ml de lait écrémé
25 g de fécule de maïs
60 g de chocolat noir pâtissier
250 g de fromage blanc nature à 0 % de MG
2 c. à s. d'édulcorant en poudre
400 g de fruits rouges (surgelés ou frais)

1. Réhydratez la gélatine dans de l'eau froide.
2. Versez le lait petit à petit sur la fécule de maïs en remuant afin de ne pas faire de grumeaux. Versez dans une petite casserole, portez à ébullition et incorporez la gélatine égouttée sans cesser de remuer.
   Ajoutez le chocolat en morceaux, remuez bien. Hors du feu, mélangez avec le fromage blanc et 1 cuillerée à soupe d'édulcorant. Versez le mélange dans un récipient à bords hauts et faites prendre au congélateur 3 heures.
3. Mixez les fruits rouges, ajoutez une cuillerée à soupe d'édulcorant.
4. Quand le bavarois est solidifié, démoulez-le sur une assiette.
   Servez bien frais, nappé de coulis de fruits rouges.

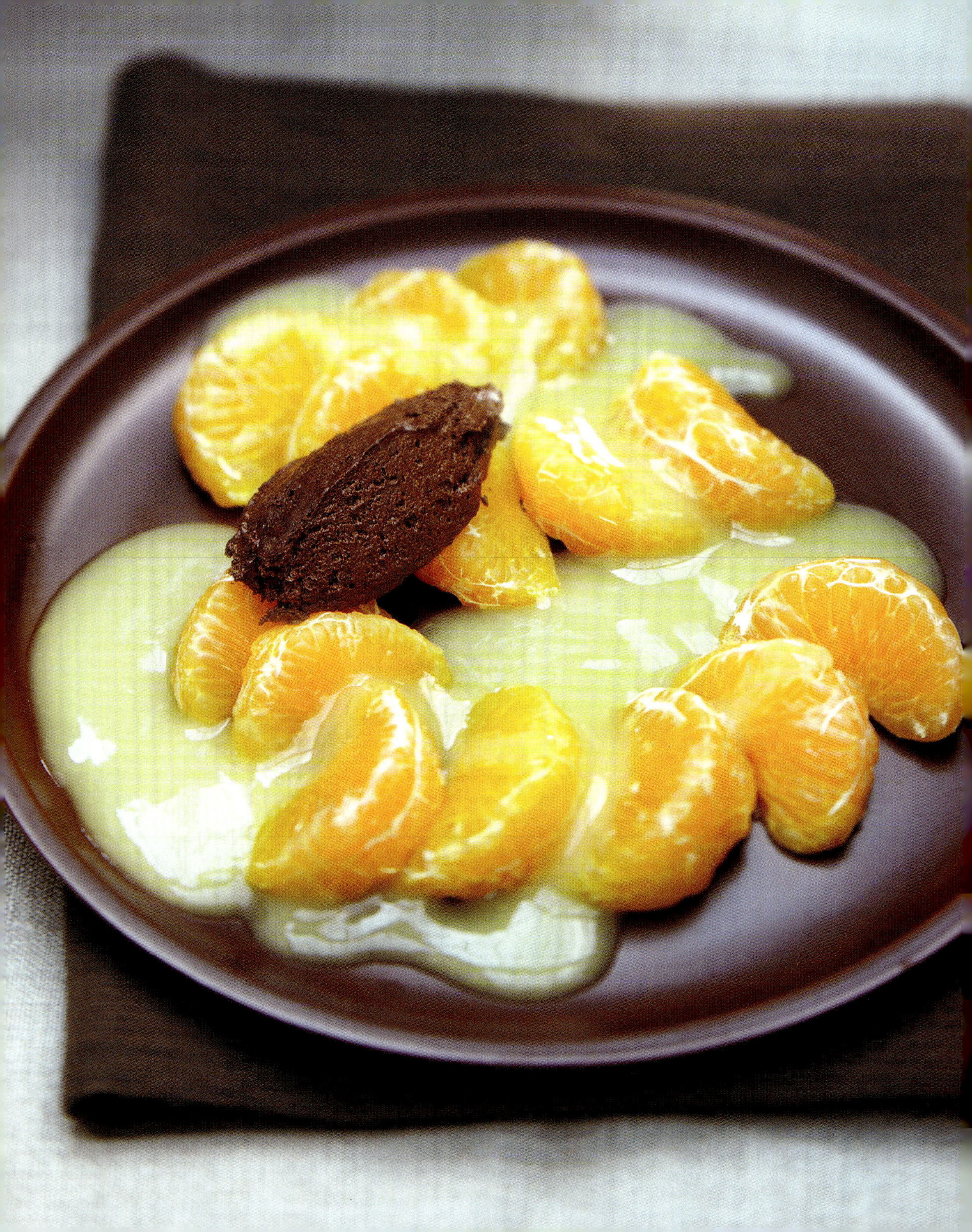

Rosaces de clémentines, quenelles chocolatées

Comment mettre en scène de simples clémentines – alliance parfaite chocolat-agrumes – tout en respectant votre ligne ? Simplement en jouant sur la présentation avec de beaux quartiers pochés, qui n'en seront que plus tendres et savoureux, surplombés de quenelles de mousse au chocolat noir, qui vont apporter tout le volume et l'onctuosité en bouche à ce dessert. Un vrai régal, une vraie légèreté !

PRÉPARATION 30 minutes | **CUISSON** 20 minutes | **RÉFRIGÉRATION** 12 heures

INGRÉDIENTS POUR 4 PERSONNES

60 g de chocolat noir pâtissier
800 ml de pur jus d'orange
4 blancs d'œufs
1 pincée de sel
4 clémentines
20 g de fécule de maïs
1 pincée de cannelle
8 c. à c. d'édulcorant en poudre spécial cuisson

1 Faites fondre le chocolat au bain-marie avec la moitié du jus d'orange. Laissez tiédir.

2 Montez les blancs d'œufs en neige en ajoutant une pincée de sel.
Incorporez délicatement les blancs en neige au chocolat fondu jusqu'à l'obtention d'une préparation bien homogène. Conservez au frais au moins 12 heures.

3 Épluchez les clémentines et retirez bien tous les filaments. Séparez les quartiers et faites cuire 10 minutes dans un fond d'eau frémissante. Égouttez bien.

4 Mélangez le reste du jus d'orange avec la fécule de maïs, la cannelle et 4 cuillerées à café d'édulcorant. Portez sur le feu en remuant jusqu'à l'obtention d'une sauce légèrement épaisse.

5 Disposez les quartiers de clémentines en rosace dans 4 petites assiettes et recouvrez de la sauce orange-cannelle. Sortez la mousse chocolatée du réfrigérateur et réalisez 4 belles quenelles à l'aide de deux cuillères à soupe.
Disposez les quenelles au centre des rosaces et servez aussitôt.

Figues et pruneaux au marsala et au chocolat

Le marsala est le nom d'un vin d'appellation d'origine contrôlée (AOC) produit dans la région de la ville italienne Marsal, en Sicile. Ce vin de liqueur se marie au chocolat et parfume les fruits pour une quantité négligeable d'alcool s'évaporant à la cuisson. Les calories sont limitées par l'utilisation d'un édulcorant spécial cuisson et d'une crème légère qui vient sublimer cette recette.

PRÉPARATION 35 minutes | **CUISSON** 25 minutes

INGRÉDIENTS POUR 4 PERSONNES
8 figues fraîches
200 ml d'eau
1 c. à c. d'édulcorant liquide spécial cuisson
1 gousse de vanille
100 ml de marsala
60 g de chocolat noir pâtissier
5 pruneaux dénoyautés
4 c. à c. de crème épaisse à 3 % de MG

1 Lavez les figues et coupez le haut de la queue.

2 Dans une casserole, mettez à chauffer à petit feu l'eau, l'édulcorant, la gousse de vanille grattée et le marsala. Aux premiers frémissements, mettez le chocolat noir cassé en morceaux et mélangez au fouet régulièrement jusqu'à ce que l'ensemble soit souple et homogène.

3 Ajoutez les figues et les pruneaux et laissez cuire à couvert pendant 10 minutes à feu moyen ou jusqu'à ce que les figues et les pruneaux soient tendres. Retirez du feu et laissez refroidir à découvert.

4 Servez les figues et les pruneaux au marsala et chocolat dans des petits bols avec une cuillerée à café de crème fraîche.

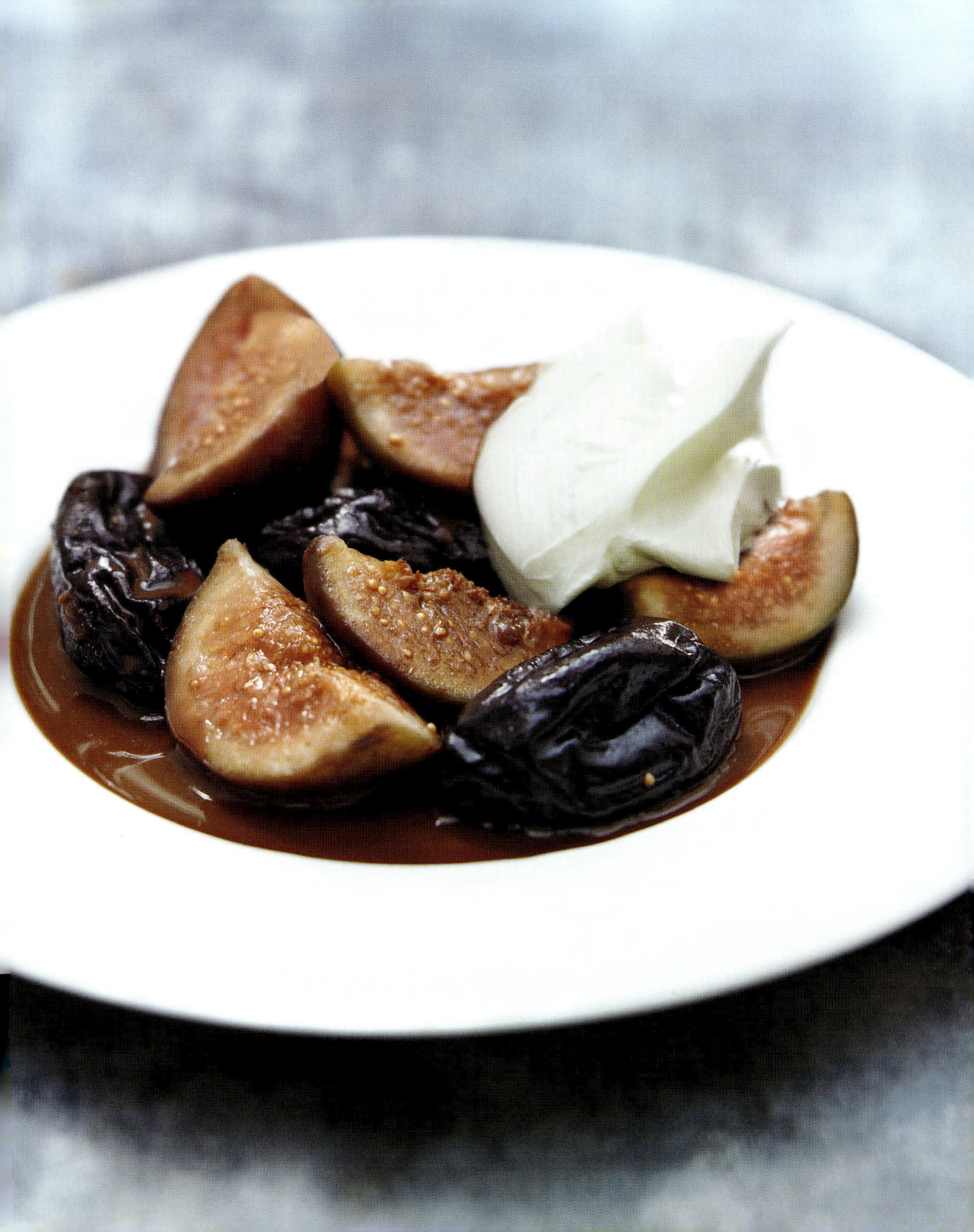

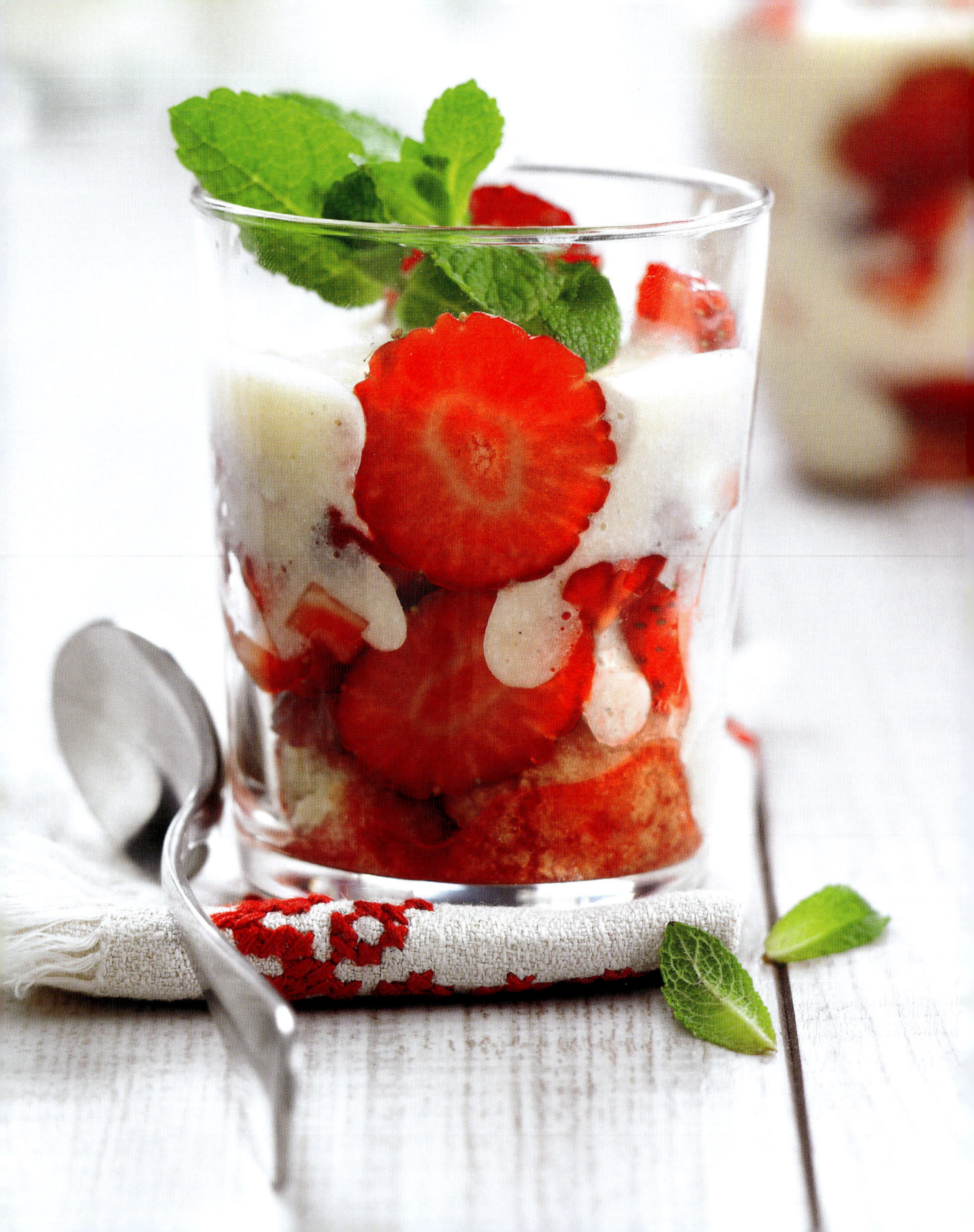

Verrines façon fraisier

Le fraisier est un gâteau préparé à base de génoise et de crème mousseline au beurre. Alors pour profiter de ce classique sans culpabilité, dégustez cette verrine, plaisir des yeux et des papilles alliant une crème mousseuse légère préparée sans beurre, une juste quantité de biscuits et beaucoup de fraises !

PRÉPARATION 40 minutes | **CUISSON** 10 minutes | **RÉFRIGÉRATION** 1 heure

INGRÉDIENTS POUR 4 PERSONNES

200 ml de lait écrémé
1/2 gousse de vanille
1 œuf
2 c. à s. d'édulcorant en poudre spécial cuisson
15 g de fécule de maïs
1 c. à c. de kirsch
1 pincée de sel
1 petite barquette de fraises (250 g)
1 c. à c. de coulis de fraise
12 biscuits à la cuillère
Quelques feuilles de menthe fraîche

1 Portez le lait à ébullition avec la gousse de vanille fendue et grattée. Laissez infuser hors du feu.

2 Séparez le jaune du blanc d'œuf. Réservez le blanc au frais. Mélangez le jaune et l'édulcorant en poudre jusqu'à ce que le mélange blanchisse. Ajoutez la fécule de maïs tamisée. Versez le lait chaud sur les bords du récipient sans cesser de remuer. Remettez sur le feu et faites épaissir la crème. Hors feu, ajoutez le kirsch.

3 Battez le blanc en neige avec une pincée de sel à l'aide d'un batteur électrique. Incorporez délicatement le blanc à la crème.

4 Lavez et équeutez les fraises, coupez en deux 20 fraises et les autres en petits dés. Mélangez le coulis de fraise avec 3 cuillerées à soupe d'eau. Faites tremper les biscuits à la cuillère dans ce sirop et coupez-les en deux.

5 Choisissez 4 verres transparents, placez au fond 3 moitiés de biscuit, rangez 5 demi-fraises sur le pourtour du verre, garnissez d'une partie de la crème mousseline et de dés de fraises. Renouvelez l'opération. Placez au réfrigérateur 1 heure.

6 Décorez de menthe fraîche ciselée avant de déguster.

Soupe chaude de cerises, quenelle glacée au fromage blanc

Cette recette est idéale pour transformer le traditionnel laitage plus fruit en un dessert original et stylisé. Les quenelles de fromage blanc seront plus appétissantes présentées ainsi. Enfin, les pistaches, riches en nutriments, fibres et vitamines, sont parfaites en dessert, car elles suscitent un sentiment de satiété durable.

PRÉPARATION 25 minutes | **CONGÉLATION** 30 minutes

INGRÉDIENTS POUR 1 PERSONNE

0,5 cm de gousse de vanille
100 g de fromage blanc nature à 0 % de MG
125 g de cerises au sirop léger
Édulcorant (facultatif, à doser selon votre goût)
10 g de pistaches non salées

1 Grattez la gousse de vanille pour récupérer les grains. Incorporez la moitié dans le fromage blanc égoutté et l'autre moitié dans les cerises dénoyautées.

2 Édulcorez le fromage blanc selon le goût souhaité. Placez-le ensuite au congélateur pendant 30 minutes environ.

3 Faites chauffer les cerises (avec le jus) avec un peu d'édulcorant. Mixez grossièrement pour laisser quelques morceaux de cerises. Versez dans un petit bol.

4 Sortez le fromage blanc du congélateur et formez une petite quenelle à l'aide de 2 cuillères à soupe. Disposez-la délicatement sur le dessus de la soupe.

5 Concassez les pistaches grossièrement et saupoudrez-les sur l'ensemble du dessert.

6 Servez immédiatement.

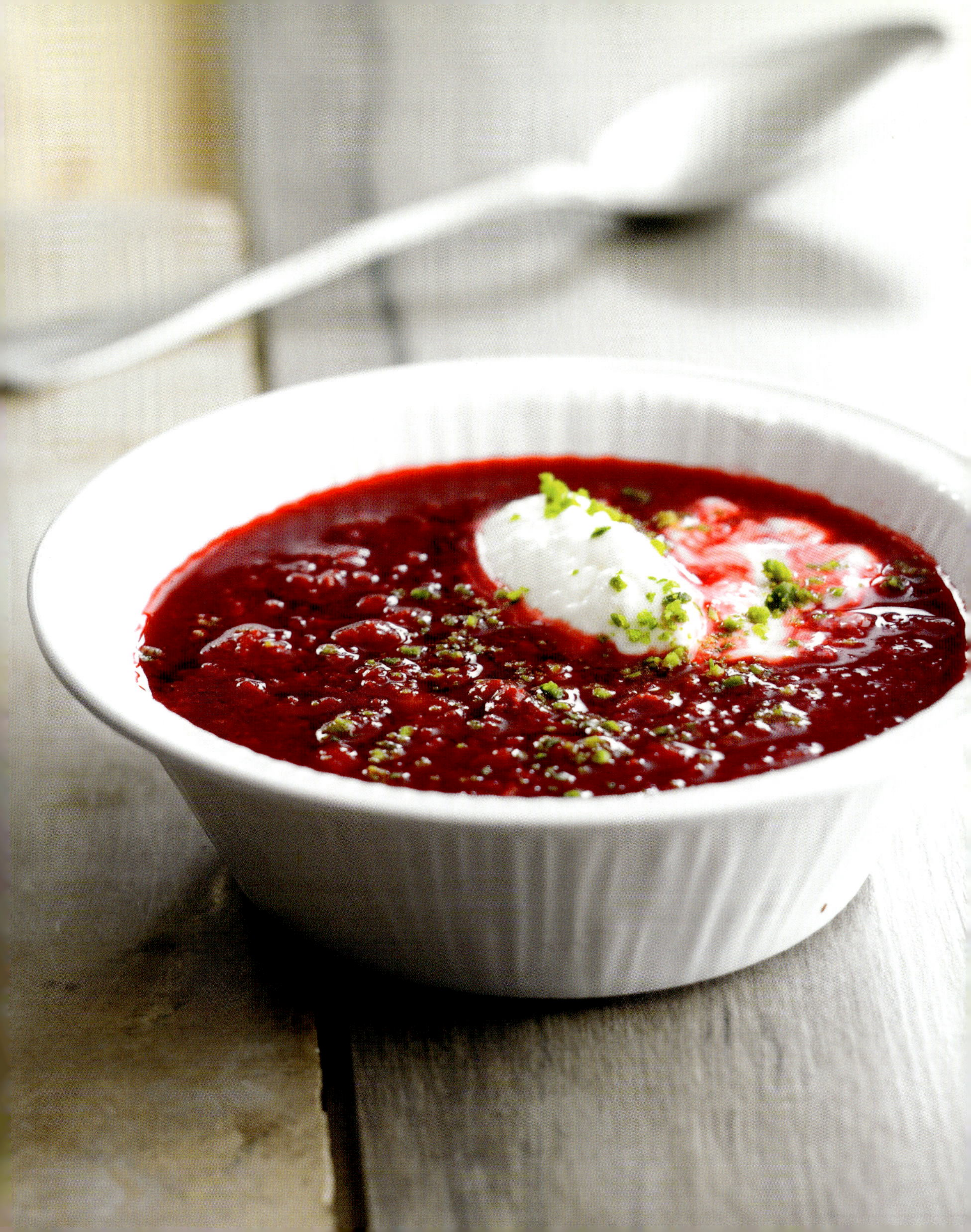

À l’heure du thé

Financiers

Petites douceurs à l'heure du thé, ces biscuits à base de poudre d'amande ne seront jamais des modèles de diététique. Cependant, un petit allègement calorique est toujours bon à prendre et cette version légère vous déculpabilisera d'en consommer deux et non un seul…

PRÉPARATION 25 minutes | **CUISSON** 30 minutes

INGRÉDIENTS POUR 4 PERSONNES (8 FINANCIERS)
60 g de cassonade
8 c. à s. d'édulcorant en poudre spécial cuisson
125 g de poudre d'amande
60 g de fécule de maïs
65 g de farine
125 g de beurre allégé à 41 % de MG
5 blancs d'œufs
1/2 c. à c. d'arôme vanille en poudre

1 Préchauffez le four à 180 °C (th. 6).

2 Dans un saladier, mélangez la cassonade, l'édulcorant, la poudre d'amande, la fécule de maïs et la farine.

3 Faites fondre le beurre et laissez-le tiédir.

4 Montez les blancs d'œufs en neige ferme. Incorporez-les au mélange sec. Ajoutez le beurre fondu et l'arôme vanille. Versez dans des moules à financiers souples. Enfournez 30 minutes. Surveillez bien la cuisson, car elle est très variable selon les fours.

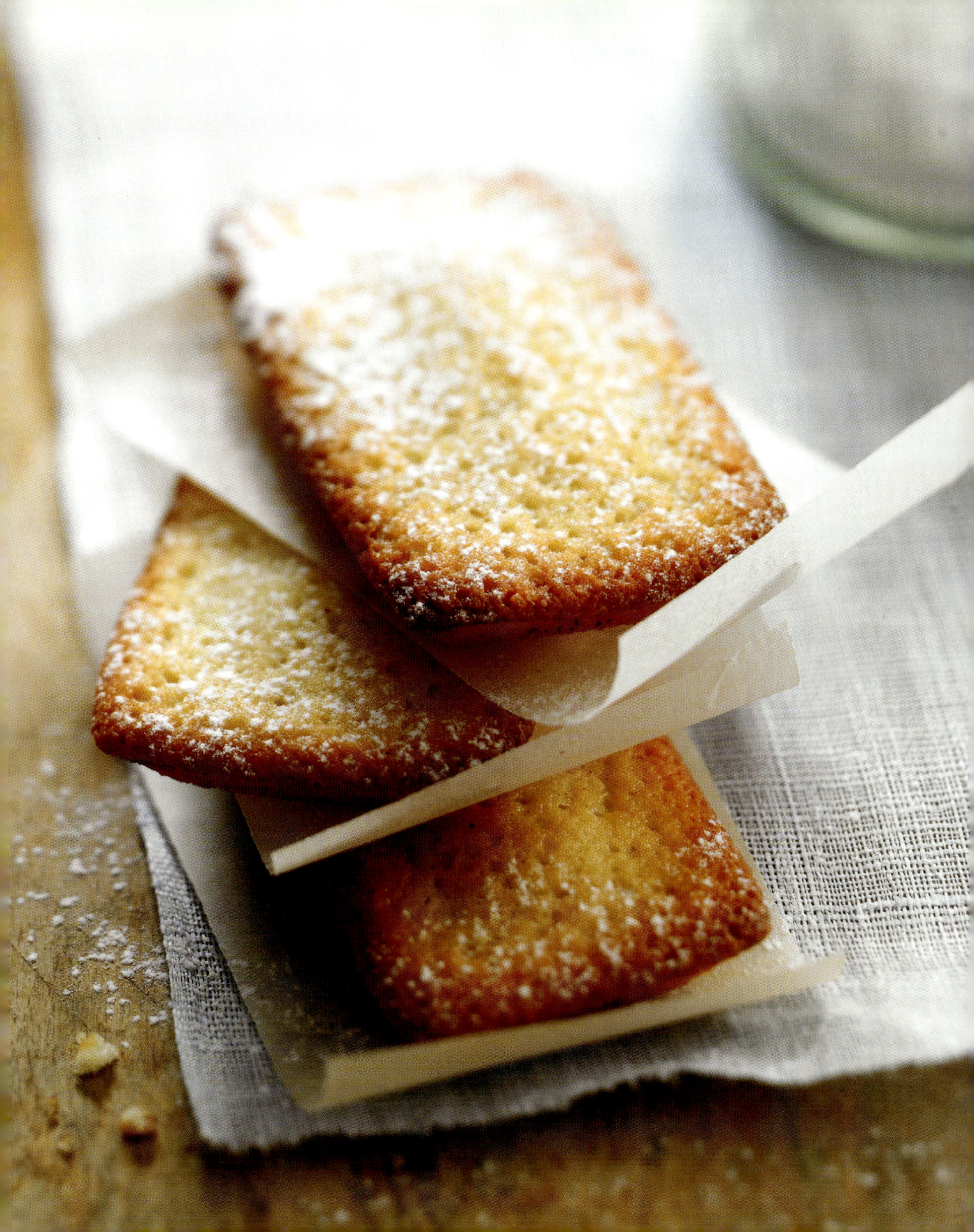

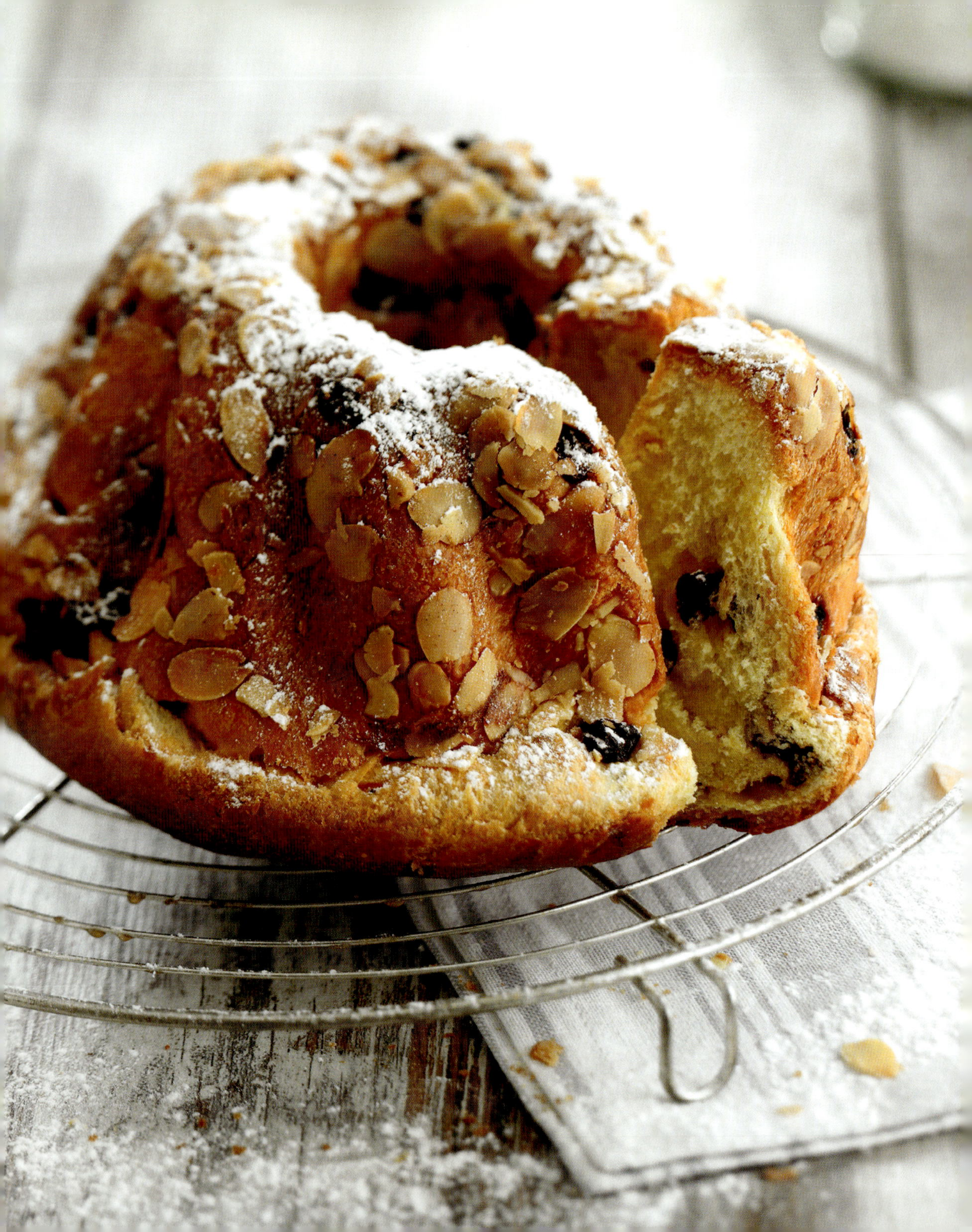

Kouglof

Ce gâteau nourrissant venu d'Alsace méritait bien un petit allègement tant sa version originale est riche et compacte ! Notre version diététique en restitue la saveur, mais dans une texture plus légère, à l'image de son nouveau taux calorique.

PRÉPARATION 40 minutes | **REPOS** 1 h 30 | **CUISSON** 50 minutes

INGRÉDIENTS POUR 4 PERSONNES (pour 1 moule à kouglof de 10 cm de diamètre)
40 g de raisins secs
12,5 g de levure de boulanger fraîche
100 ml de lait écrémé
125 g de farine
125 g de fécule de maïs
5 g de sel
20 g de sucre
4 c. à s. d'édulcorant en poudre spécial cuisson
1 œuf
75 g de beurre ramolli allégé à 41 % de MG + pour le moule
20 g d'amandes entières

1 Trempez les raisins dans de l'eau tiède pour les faire gonfler. Mélangez la levure à 50 ml de lait tiède (pas chaud) et un peu de farine pour obtenir une texture pâteuse (levain), puis laissez reposer jusqu'à ce que son volume double.

2 Mélangez la farine restante, la fécule de maïs, le sel, le sucre, l'édulcorant, l'œuf et les 50 ml de lait tiède restant. Pétrissez pendant 15 minutes pour bien aérer la pâte. Ajoutez le beurre ramolli et mélangez bien. Incorporez le levain, puis pétrissez quelques minutes jusqu'à ce que la pâte se détache des bords du récipient.
Couvrez d'un linge et laissez reposer pendant 1 heure dans un endroit tempéré (près d'un radiateur par exemple).

3 Préchauffez le four à 210 °C (th. 7). Faites reprendre à la pâte son volume initial en la tapotant. Ajoutez les raisins secs égouttés et mélangez. Beurrez le moule à kouglof jusque dans les cannelures. Déposez une amande dans chaque cannelure.
Versez-y la pâte et laissez gonfler jusqu'à ce qu'elle arrive au bord du moule.
Enfournez pendant 50 minutes. Si la pâte se colore trop rapidement, couvrez d'un papier sulfurisé. Démoulez sur une grille et attendez qu'il refroidisse avant de servir.

Mini-brioches aux pépites de chocolat

Les brioches sont des viennoiseries à pâte levée à base d'œufs, de farine et riches en beurre. On les retrouve tressées en Vendée, à la fleur d'oranger dans le Sud-Est ou garnies de pralines en Savoie. Pour vous en faire profiter, cette recette utilise du lait écrémé, du beurre allégé, de l'édulcorant et contient moitié moins de lipides et de sucre.

PRÉPARATION 25 minutes | **REPOS** 20 minutes | **CUISSON** 20 minutes

INGRÉDIENTS POUR 4 PERSONNES
8 g de levure de boulanger fraîche
1 œuf entier
50 ml de lait écrémé
2 c. à s. d'édulcorant en poudre spécial cuisson
60 g de farine fluide
60 g de fécule de maïs
45 g de beurre allégé à 41 % de MG
40 g de pépites de chocolat noir pâtissier
Un peu d'huile pour les moules

1 Délayez la levure dans un peu d'eau tiède. Mélangez l'œuf, le lait et l'édulcorant dans une jatte. Ajoutez la levure délayée ainsi que la farine et fécule de maïs tamisées. Pétrissez la préparation énergiquement jusqu'à l'obtention d'une pâte élastique, homogène qui n'adhère plus aux doigts. Incorporez le beurre ramolli après avoir travaillé la pâte, puis les pépites de chocolat.

2 Huilez légèrement 4 petits moules à brioche. Répartissez-y le mélange jusqu'au tiers de la hauteur. Préparez une casserole d'eau chaude, recouvrez-la d'une assiette résistant à la chaleur et placez-y les 4 moules recouverts d'un torchon propre. Laissez lever 20 minutes. La pâte doit doubler de volume.

3 Préchauffez le four à 220 °C (th. 7-8). Enfournez 15 à 20 minutes (durée variable suivant l'épaisseur de la pâte). N'ouvrez pas le four pendant les dix premières minutes de cuisson.

4 Démoulez vos mini-brioches et laissez tiédir avant consommation. Vous pouvez varier les parfums et garnitures : eau de fleur d'oranger, extrait de vanille ou fruits secs (30 g).

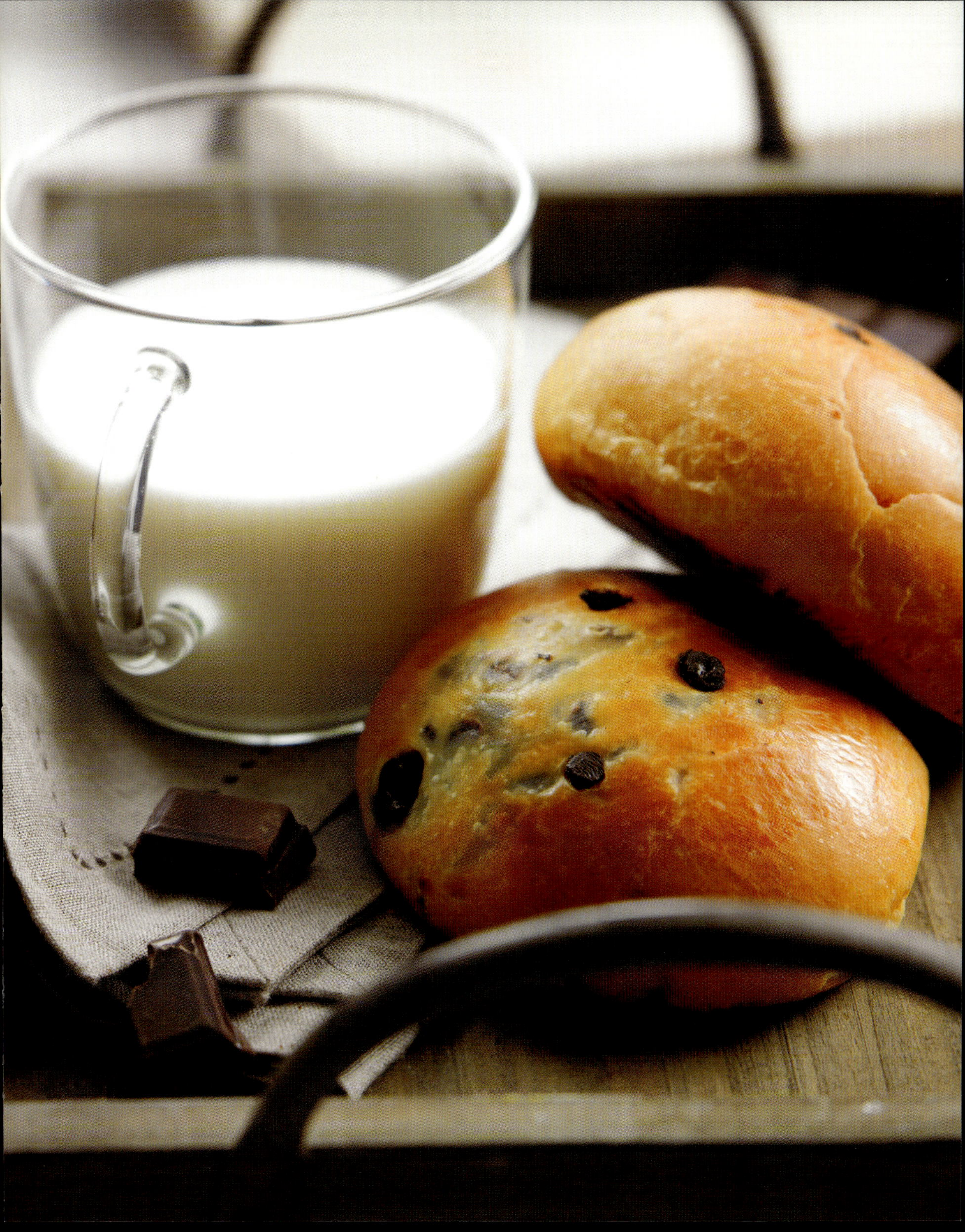

Rochers coco légers

Les rochers coco sont des mignardises très sucrées à base d'œufs et de noix de coco râpée. Cette recette simple édulcorée satisfera toute la famille tout en permettant une belle économie sur les calories.

PRÉPARATION 15 minutes | **CUISSON** 15 minutes

INGRÉDIENTS POUR 4 PERSONNES
4 c. à s. de noix de coco râpée
2 c. à s. d'édulcorant en poudre spécial cuisson
2 c. à s. de fécule de maïs
1 œuf entier
1 pincée de sel

1. Préchauffez le four à 180 °C (th. 6).
2. Mélangez tous les ingrédients.
3. Formez des petits tas sur la plaque de cuisson recouverte de papier sulfurisé et faites cuire 10 à 15 minutes au four.
4. Laissez refroidir avant de déguster.

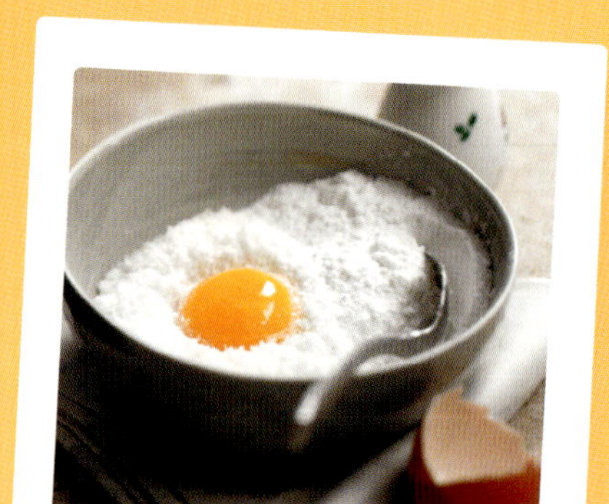

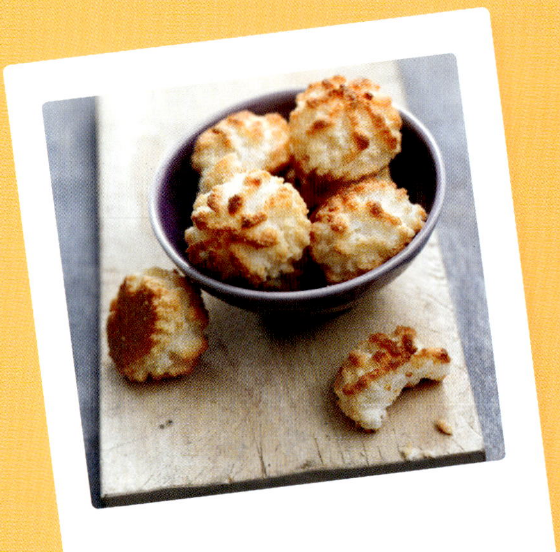

Fruits déguisés à la farce amandine légère

Les fruits déguisés sont de petites friandises composées de fruits secs fourrés de pâte d'amande colorée. Ils peuvent être servis parmi les treize desserts du Noël provençal.
Aussi, pour épater vos convives, confectionnez-les avec cette délicieuse farce amandine à base de crème légère à la vanille et la juste quantité de poudre d'amande… un allègement qui n'enlève rien aux saveurs de ce mets.

PRÉPARATION 25 minutes | **CUISSON** 25 minutes | **RÉFRIGÉRATION** 2 heures

INGRÉDIENTS POUR 4 PERSONNES
35 g de fécule de maïs
400 ml de lait écrémé
1/2 gousse de vanille
8 c. à c. d'édulcorant en poudre spécial cuisson
60 g de poudre d'amande
Quelques gouttes de colorants alimentaires rose et vert
60 g de pruneaux dénoyautés
60 g de dattes sèches dénoyautées

1 Diluez la fécule de maïs dans 100 ml de lait froid. Mettez le reste du lait dans une petite casserole, fendez et grattez la gousse de vanille, laissez infuser quelques minutes.

2 Retirez la gousse de vanille, ajoutez la fécule de maïs diluée, 4 cuillerées à café d'édulcorant et chauffez à feu doux jusqu'à l'obtention d'une crème bien ferme. Ajoutez la poudre d'amande, mélangez bien et répartissez en 2 bols.

3 Ajoutez quelques gouttes de colorant rose dans un bol et quelques gouttes de colorant vert dans l'autre. Mélangez bien et réservez au frais 2 heures.

4 Réalisez une fente dans les fruits secs à l'aide d'un couteau. Sortez les pâtes du réfrigérateur et garnissez chaque fruit de crème amandine.
Répartissez le reste d'édulcorant dans une assiette et roulez chaque fruit farci dans l'édulcorant. Servez aussitôt.

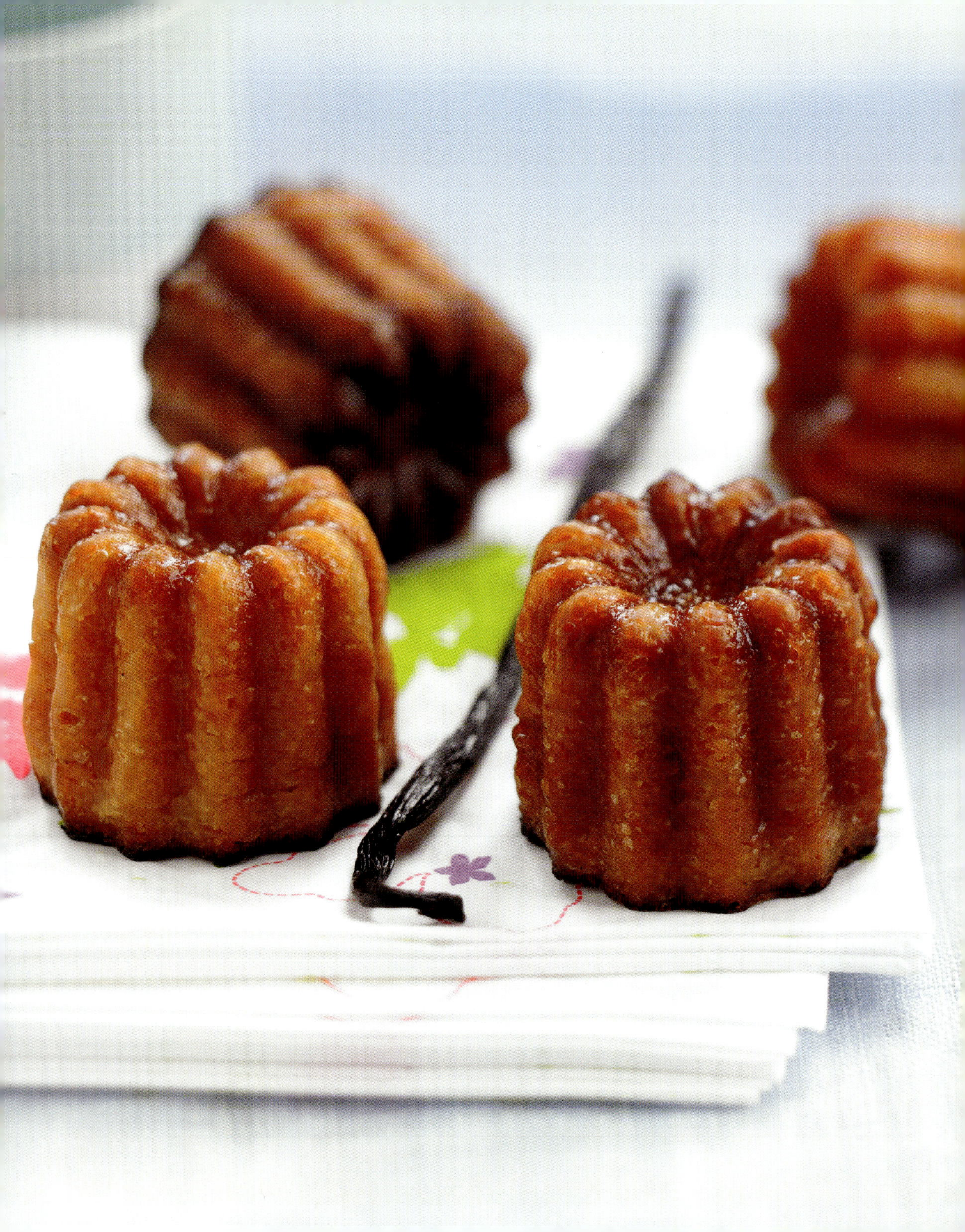

Cannelés

Spécialités du Bordelais, les cannelés sont de petits gâteaux au cœur mou et tendre, recouverts d'une croûte épaisse caramélisée. L'utilisation d'édulcorant et de fécule de maïs vous permet de les découvrir en version légère, au bon goût conservé de vanille et de rhum.

PRÉPARATION 15 minutes | **RÉFRIGÉRATION** 24 heures | **CUISSON** 1 h 25

INGRÉDIENTS POUR 4 PERSONNES
1/2 litre de lait demi-écrémé
1 gousse de vanille
60 g de farine fluide
60 g de fécule de maïs
6 c. à s. d'édulcorant en poudre spécial cuisson
1 pincée de sel
2 œufs entiers + 2 jaunes
50 g de sucre semoule
2 c. à s. de rhum

1 Faites tiédir le lait avec la gousse de vanille fendue en deux. Stoppez aux premiers frémissements et laissez infuser.

2 Pendant ce temps, mélangez la farine tamisée avec la fécule, l'édulcorant et le sel. Creusez un puits, battez-y les œufs entiers et les jaunes avec le sucre et ajoutez le rhum. Mélangez bien.

3 Versez le lait tiède sur le mélange et homogénéisez bien. Laissez refroidir et recouvrez d'un film alimentaire. Réservez au frais pendant 24 heures.

4 Préchauffez le four à 150 °C (th. 5). Remplissez les moules à cannelés en silicone aux trois quarts et enfournez pendant 1 h 15.

5 Dégustez-les tièdes ou froids.

Croquants au chocolat

En plus de son goût délicat, la noisette est un fruit riche en fibres, vitamines B et E. C'est aussi une bonne source de magnésium, comme le chocolat. Pour couronner le tout, le beurre allégé et l'édulcorant font fondre les calories de ces croquants contrastés. Alors craquez, vous pouvez !

PRÉPARATION 25 minutes | **CUISSON** 15 minutes

INGRÉDIENTS POUR 4 PERSONNES
50 g de beurre allégé à 41 % de MG
3 c. à s. de miel
2 c. à s. d'édulcorant en poudre spécial cuisson
2 c. à s. de farine fluide
2 c. à s. de poudre de noisette
60 g de chocolat noir pâtissier
1 c. à s. d'eau

1 Préchauffez le four à 160 °C (th. 5-6).

2 Dans une petite poêle, mettez le beurre en morceaux et le miel à chauffer sur petit feu, mélangez bien puis retirez du feu. Ajoutez l'édulcorant, la farine et la poudre de noisette. Homogénéisez bien. Sur une plaque de four recouverte de papier sulfurisé, disposez 1/4 de cuillerée à café de la préparation, espacé tous les 5 cm. Enfournez pendant 5 minutes ou jusqu'à ce que les croquants soient dorés. Laissez refroidir jusqu'à durcissement, puis décollez-les délicatement à l'aide d'une spatule.

3 Faites fondre le chocolat au bain-marie avec l'eau. Plongez à moitié chaque croquant dans le chocolat fondu, retirez l'excédent et déposez-les sur une feuille de papier sulfurisé. Laissez refroidir jusqu'à durcissement du chocolat.

4 Servez accompagnés d'une boisson chaude : thé, café...

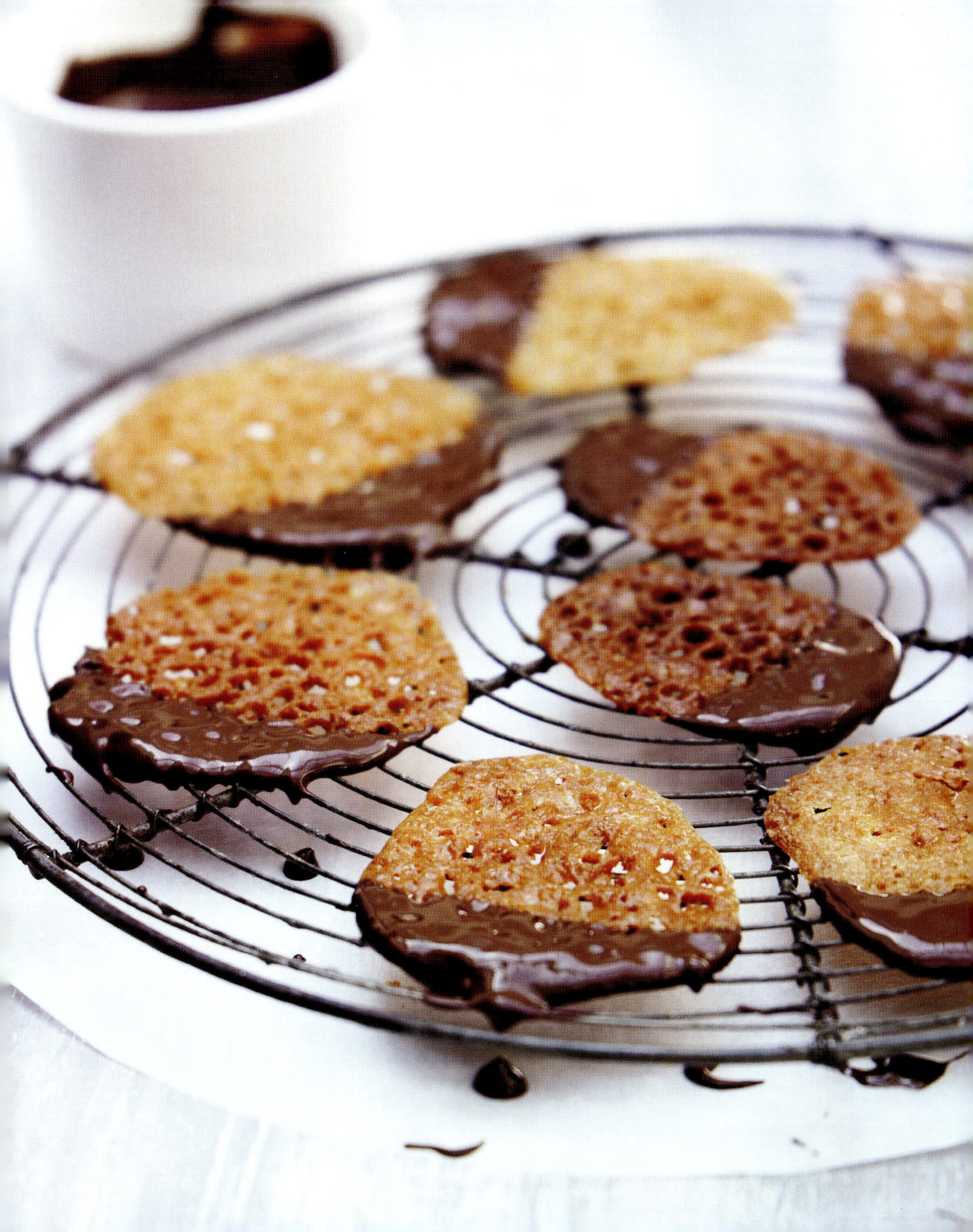

Macarons au chocolat à l'Espelette

Emblème du Pays basque, le piment d'Espelette s'invite à toutes les tables. Son piquant se marie à merveille avec le chocolat. Alors ne vous privez pas de cette mignardise croquante et fondante qui ne fera pas basculer la balance du mauvais côté.

PRÉPARATION 30 minutes | **CUISSON** 15 minutes

INGRÉDIENTS POUR 4 PERSONNES
3 blancs d'œufs
1 pincée de sel fin
6 c. à s. d'édulcorant en poudre spécial cuisson
3 c. à s. de sucre glace
60 g de poudre d'amande
1 c. à c. de fécule de maïs
3 c. à s. de poudre de cacao maigre non sucré
2 pincées de piment d'Espelette

1 Préchauffez le four à 180 °C (th. 6).

2 Battez les blancs en neige avec la pincée de sel. Lorsqu'ils commencent à être fermes, incorporez l'édulcorant et le sucre glace petit à petit sans cesser de fouetter pour obtenir une meringue française bien lisse.

3 À part, mélangez la poudre d'amande tamisée, la fécule de maïs, le cacao maigre et le piment d'Espelette. Incorporez progressivement et délicatement la meringue. Recouvrez une plaque de four avec du papier sulfurisé et répartissez de façon espacée en petits tas de la taille d'une noix à l'aide d'une poche à douille lisse ou de deux cuillères à café. Enfournez et laissez cuire 10 à 15 minutes ou jusqu'à ce que les macarons deviennent croustillants sur le bord mais encore moelleux au centre. Sortez la plaque du four et faites glisser la feuille de papier sulfurisé sur le plan de travail. Laissez reposer quelques minutes et décollez délicatement.

4 Laissez refroidir les macarons sur une grille et dégustez avec une boisson chaude : café, thé, tisane…

Bouchées de cerises au chocolat

Pour les adeptes des chocolats fourrés, voici une version non alcoolisée des célèbres chocolats aux cerises. Ainsi, ces bonbons seront appréciés de tous, petits et grands, pour beaucoup moins de calories ! Enfin, c'est le chocolat qui tient ici le rôle d'exhausteur de goût de la cerise et non l'inverse...

PRÉPARATION 15 minutes | **RÉFRIGÉRATION** 4 heures

INGRÉDIENTS POUR 4 PERSONNES
20 cerises au sirop dénoyautées
80 g de chocolat noir pâtissier
1 c. à s. d'eau
20 piques en bois

1. Égouttez les cerises.
2. Faites fondre le chocolat au bain-marie avec l'eau. Mélangez bien.
3. Plantez un cure-dent dans chaque cerise et roulez-les dans le chocolat fondu. Posez-les dans une assiette recouverte d'une feuille de papier sulfurisé et laissez durcir 4 heures au réfrigérateur.

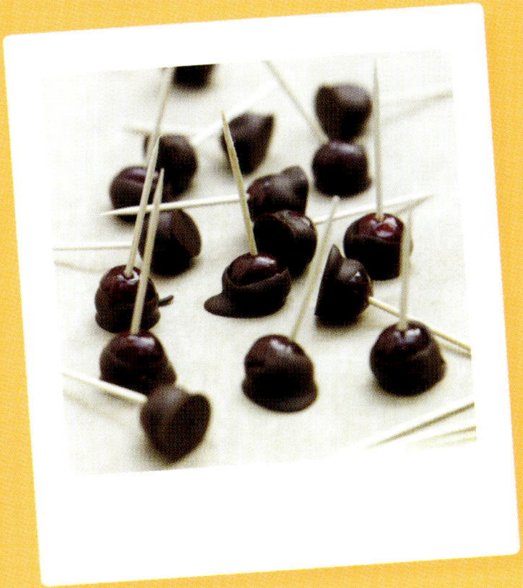

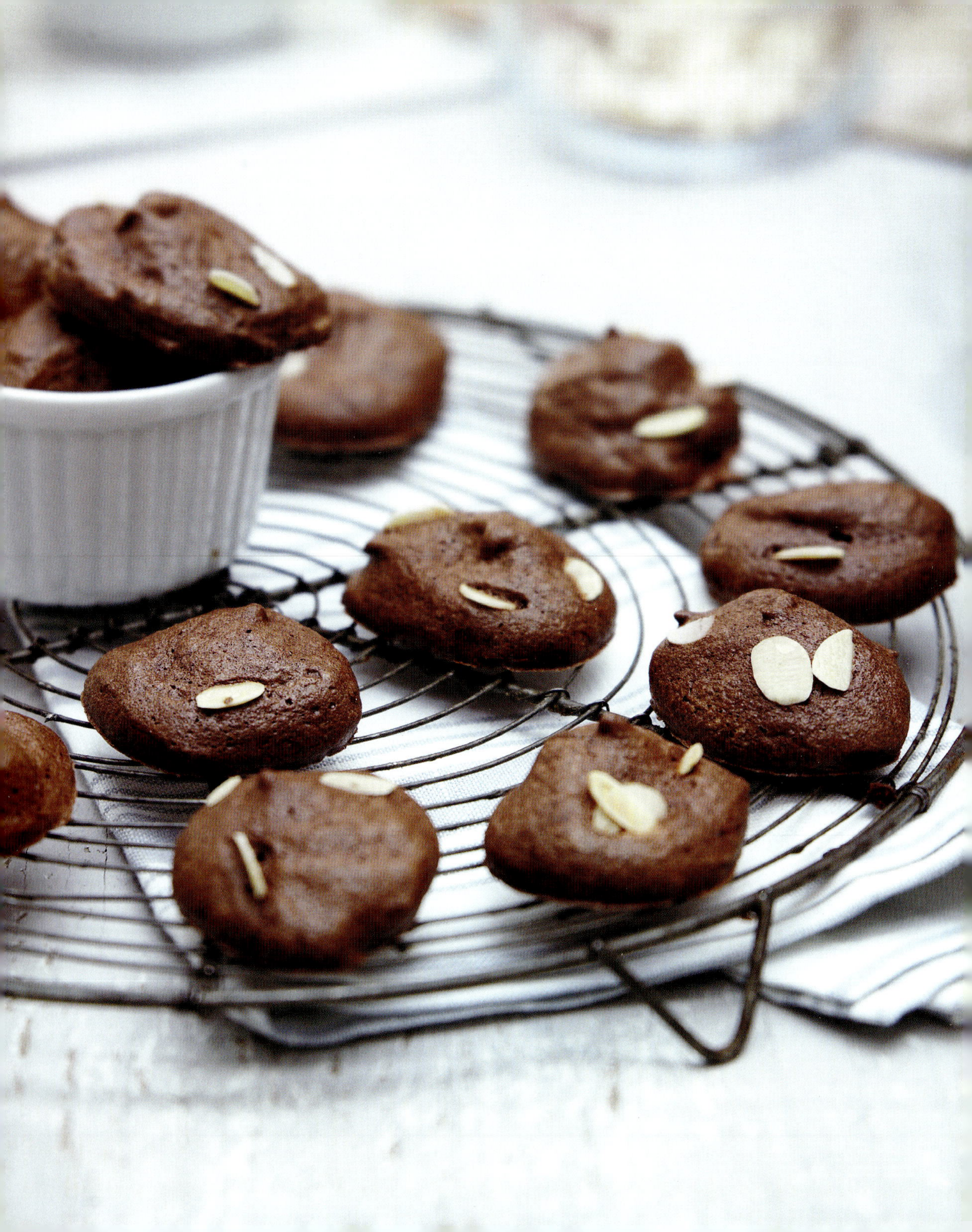

Meringues cacao et amandes

La meringue fait partie des pâtisseries les plus légères puisqu'elle ne se compose que de blancs d'œufs et de sucre glace. Pour en conserver toute sa légèreté naturelle et lui apporter une pointe de gourmandise supplémentaire, on va troquer l'apport calorique du sucre contre de l'édulcorant et préférer lui donner un goût chocolaté avec une touche de cacao amer et une texture encore plus croquante avec des amandes effilées !

PRÉPARATION 30 minutes | **CUISSON** 45 minutes

INGRÉDIENTS POUR 4 PERSONNES
4 blancs d'œufs
2 c. à c. d'édulcorant liquide spécial cuisson
1 pincée de sel
40 g de poudre de cacao maigre non sucré
60 g d'amandes effilées

1 Préchauffez le four à 130 °C (th. 4/5).

2 Mélangez doucement les blancs d'œufs et l'édulcorant au-dessus d'un bain-marie, jusqu'à ce que votre préparation atteigne 45 °C. Retirez la préparation du bain-marie, ajoutez une pincée de sel et montez les blancs en neige ferme avec un batteur électrique. Laissez refroidir.

3 Incorporez délicatement le cacao tamisé et les amandes effilées en veillant bien à ne pas trop casser les blancs.

4 Sur la plaque du four recouverte de papier sulfurisé, dressez de petits dômes à l'aide de 2 cuillères à soupe préalablement trempées dans de l'eau froide. Faites cuire pendant 35 à 40 minutes. Laissez refroidir sur une grille et conservez à l'abri de l'humidité.

Petits sablés bicolores

La margarine allégée contient moins de matières grasses que son homologue traditionnel. L'édulcorant, quant à lui, n'apporte aucune calorie. Non contents de battre des records de légèreté, ces sablés s'inviteront volontiers à l'heure du thé.

PRÉPARATION 30 minutes | **CUISSON** 20 minutes | **RÉFRIGÉRATION** 15 minutes

INGRÉDIENTS POUR 4 PERSONNES (12 PIÈCES)
40 g de margarine allégée à 41 % de MG
2 c. à s. d'édulcorant en poudre spécial cuisson
1 jaune d'œuf
40 g de farine fluide
40 g de fécule de maïs
60 g de chocolat noir pâtissier
1 c. à s. d'eau

1 Préchauffez le four à 180 °C (th. 6).

2 Dans un saladier, blanchissez, à l'aide d'un batteur électrique, la margarine et l'édulcorant en poudre. Ajoutez le jaune d'œuf puis la farine et la fécule de maïs préalablement tamisées. Remplissez une poche à douille lisse de la préparation. Sur une plaque à pâtisserie recouverte de papier sulfurisé, dressez les sablés en rubans sinueux de 6 cm de long. Enfournez pendant 15 minutes. Laissez tiédir à la sortie du four.

3 Mettez le chocolat en morceaux à fondre à feu très doux avec une cuillerée à soupe d'eau. Trempez chaque sablé à mi-hauteur dans la sauce chocolat et posez sur une assiette recouverte de papier sulfurisé. Laissez durcir le chocolat au frais 15 minutes avant de déguster.

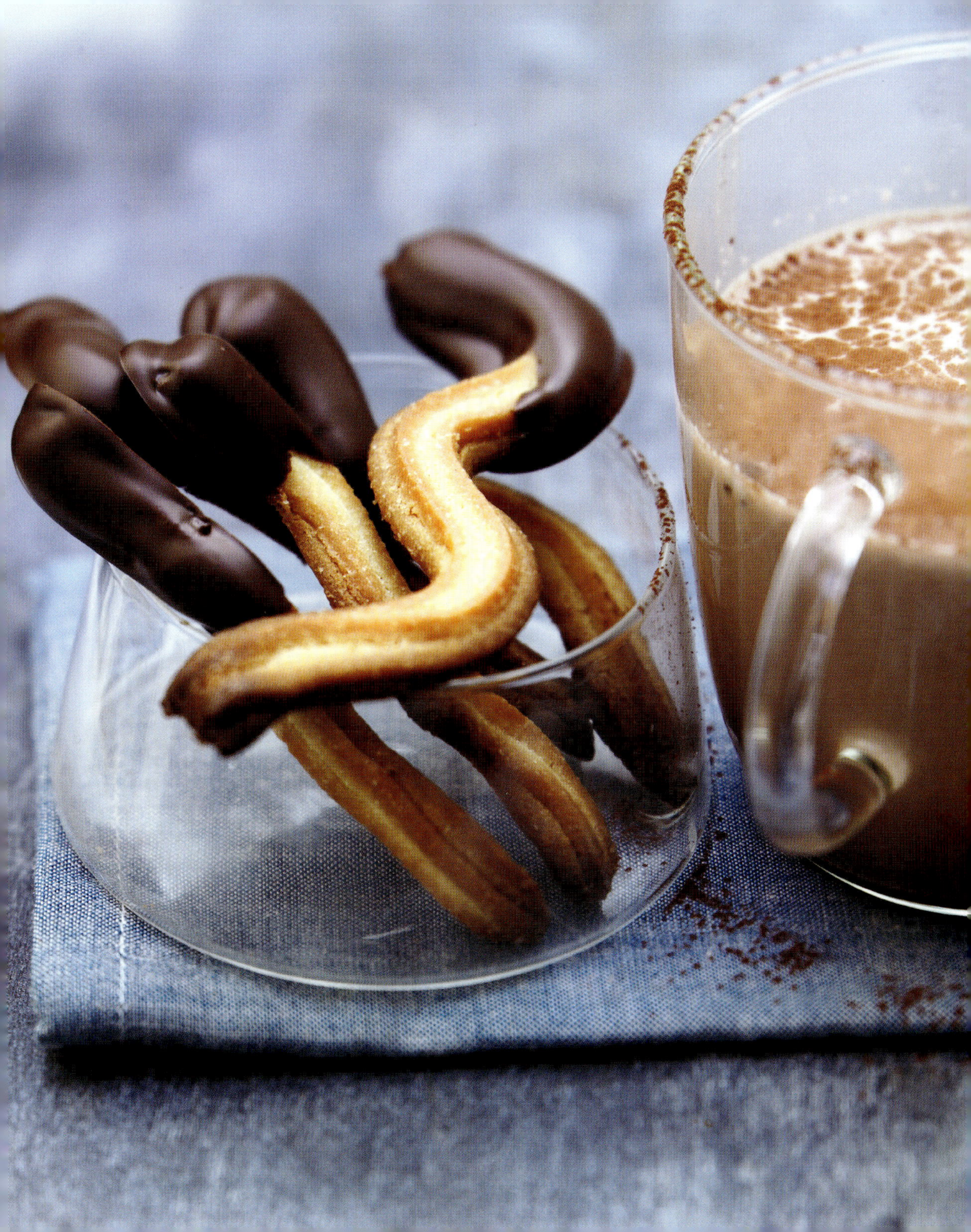

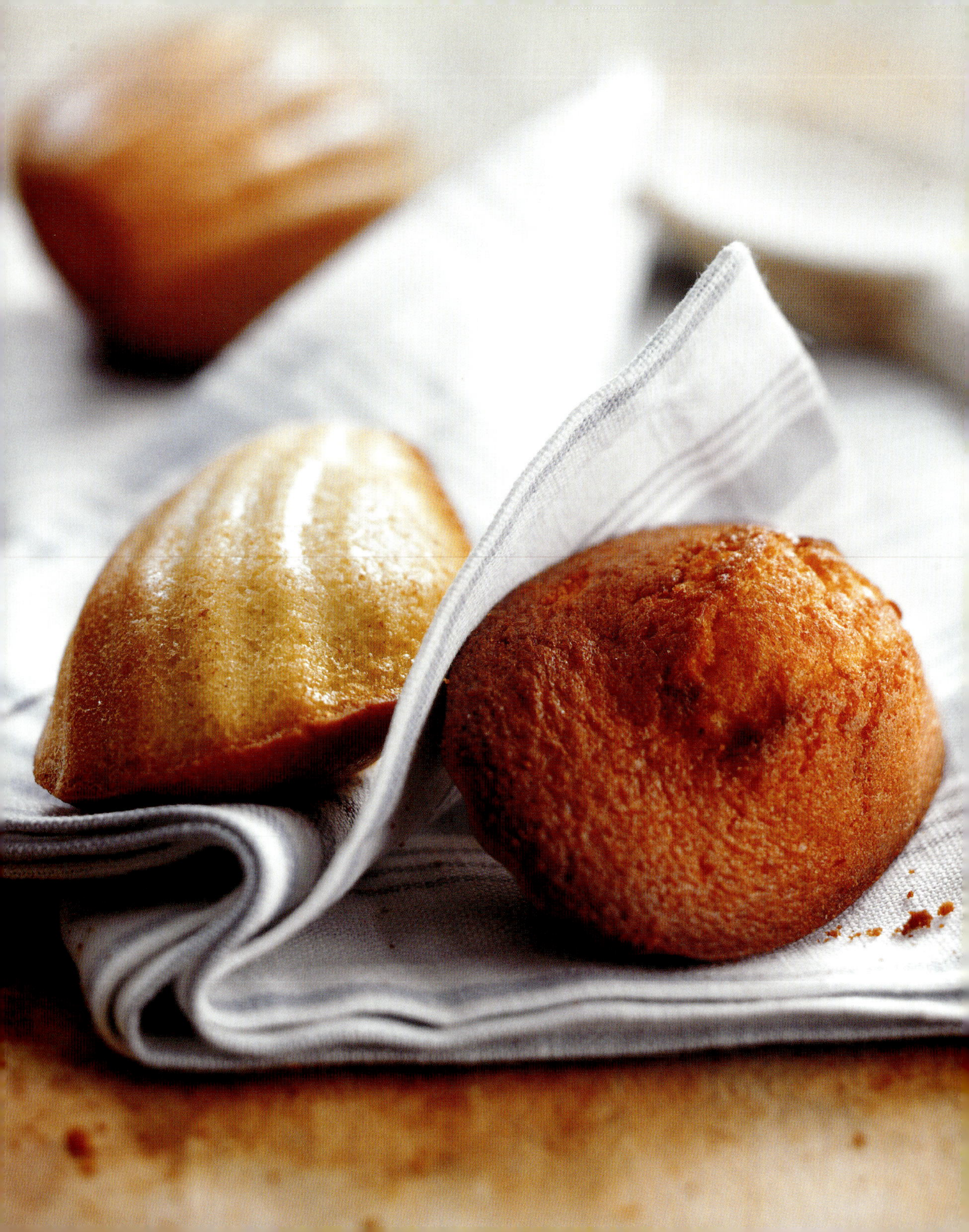

Petites madeleines légères aux zestes de citron

Spécialités lorraines, les madeleines sont de petits gâteaux aux œufs, en forme de coquillage. Habituellement consommées à l'heure du thé, elles font le plaisir de toute la famille. Laissez-vous tenter par le moelleux de cette recette combinant légèreté (fécule de maïs et beurre allégé) et arôme citron.

PRÉPARATION 20 minutes | **REPOS** 20 minutes | **CUISSON** 12 minutes

INGRÉDIENTS POUR 4 PERSONNES
1 œuf entier
4 c. à s. d'édulcorant en poudre spécial cuisson
30 g de farine fluide
30 g de fécule de maïs
1/2 sachet de levure chimique
1/2 citron non traité
45 g de beurre allégé à 41 % de MG

1 Mélangez dans un saladier l'œuf et l'édulcorant en poudre jusqu'à ce que le mélange blanchisse. Ajoutez la farine et la fécule de maïs tamisées ainsi que la levure.

2 Prélevez le zeste du citron à l'aide d'un couteau économe (ou d'un zesteur), incorporez-le au mélange précédent, ainsi que le beurre préalablement ramolli.

3 Huilez avec un pinceau la plaque de moule à madeleines. À l'aide d'une poche à douille ou d'une cuillère à café, remplissez les moules de préparation jusqu'aux trois quarts. Laissez reposer 20 minutes. Pendant ce temps, préchauffez le four à 210 °C (th. 7)

4 Enfournez pour 10 à 12 minutes de cuisson. Démoulez et laissez tiédir les madeleines avant dégustation.

Truffes de Noël

Véritables trésors dans leur écrin, pas un Noël ne passe sans que vous vous laissiez séduire par ces « crottes » de chocolat fondant et leur voile de cacao, une vraie jubilation à chaque bouchée ! Pour que ce cadeau ne devienne empoisonné, quelques enchantements s'imposent : alléger les matières grasses, substituer le sucre par un édulcorant, abandonner la tablette de chocolat pour de la poudre de cacao maigre non sucré, au parfum plus puissant... et le tour est joué !

PRÉPARATION 20 minutes | **RÉFRIGÉRATION** 1 heure

POUR 15 TRUFFES
75 g de spécialité laitière à tartiner allégée à 25 % de MG (rayon beurre et margarine)
1 jaune d'œuf
5 c. à s. d'édulcorant en poudre
80 g de poudre de cacao maigre non sucré + 25 g pour rouler les truffes
40 g de crème épaisse à 3 % de MG

1 Mixez tous les ingrédients ensemble jusqu'à obtenir un mélange homogène.

2 Prélevez un morceau de pâte à l'aide d'une cuillère à café et formez une boulette entre vos mains.

3 Roulez la boulette dans le cacao en poudre restant. Renouvelez l'opération pour chaque truffe. Disposez les truffes sur un plateau et réservez 1 heure au frais. Consommez-les dans les trois jours et réservez-les au réfrigérateur.

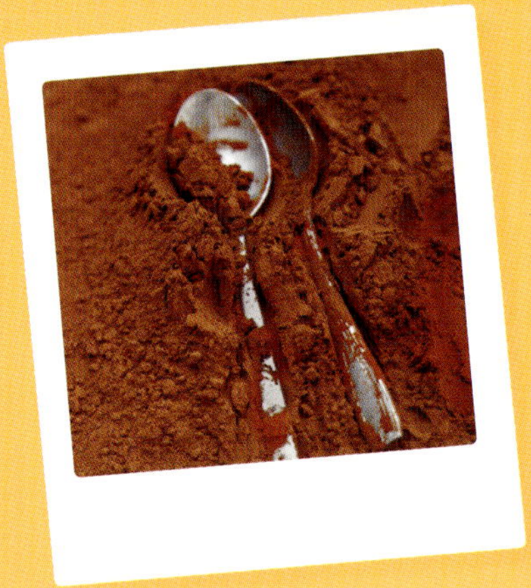

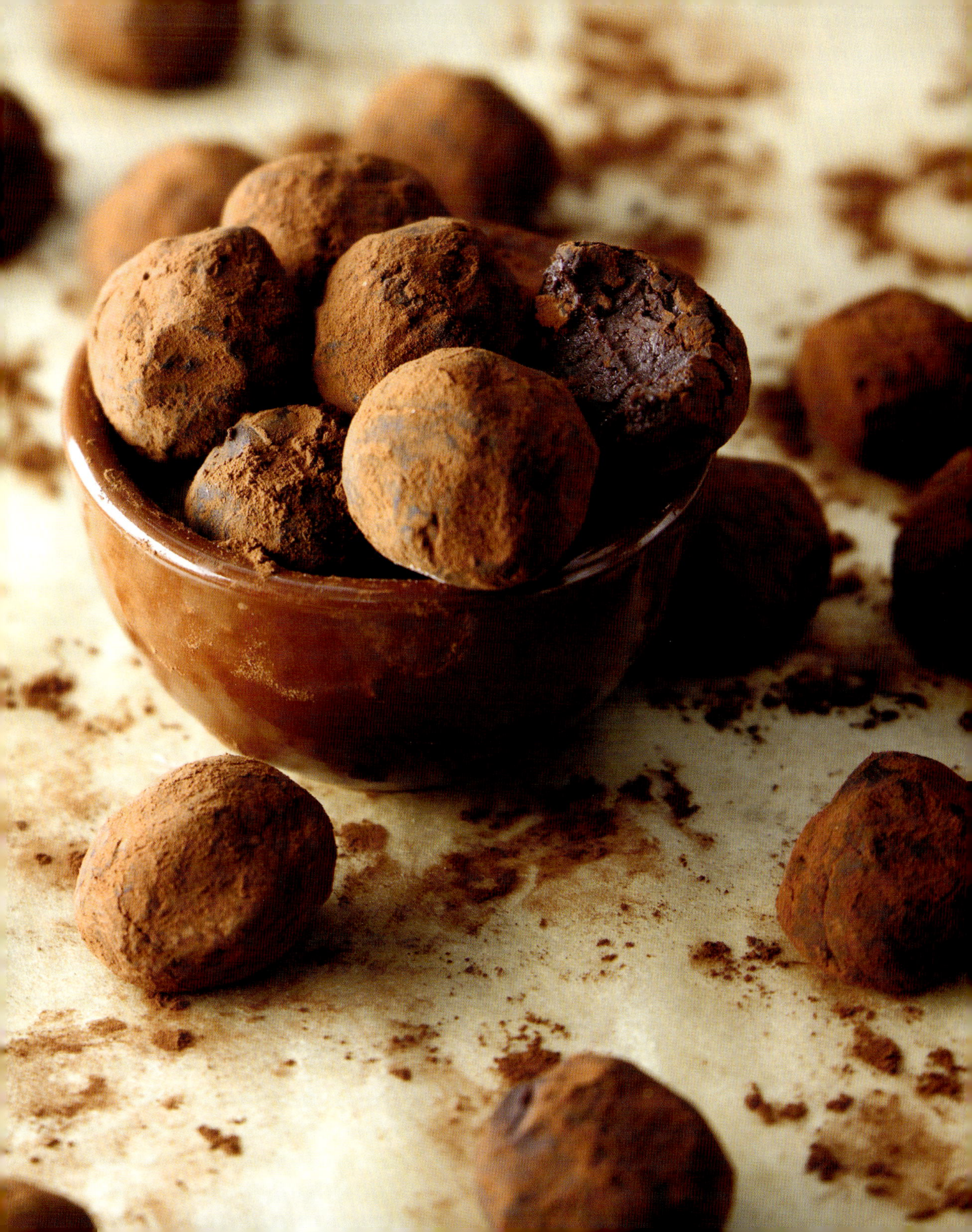

Index des recettes

AMUSE-BOUCHE

- Artichauts au broccio, 13
- Brochettes de melon au jambon de parme, 14
- Cake léger bacon, olives et poivrons, 16
- Houmous diététique, 23
- Pruneaux en robe de filet de bacon, 10
- Rillettes de poulet diététiques, 24
- Rillettes légères, 20
- Tartinade rose au jambon, 27
- Toast à la tapenade légère tomatée, 19

ENTRÉES

- Beignets de fleurs de courgette, 92
- Blinis de légumes au coulis de tomate froid, 68
- Carottes râpées à l'orientale, 44
- Carpaccio de saumon fumé au radis noir, 89
- Cervelle de canut légère, 59
- Concombre au yaourt à l'indienne, 80
- Concombre farci au chèvre, 56
- Coquilles St Jacques à la bretonne sur lit de poireaux, 109
- Féroce d'avocat, 76
- Huîtres gratinées, 107
- Julienne crue de légumes, 47
- Lassi carotte-orange-gingembre, 83
- Macaron aux betteraves, faisselle et noix, 75
- Mélange de jeunes pousses au gouda et au cumin, 31
- Noix de St Jacques rôties aux noisettes, 87
- Œufs en meurette, 72-73
- Œufs mimosa diététiques, 71
- Pâté de foie de volaille, 106
- Petites cassolettes d'escargot à la crème d'ail et de persil, 116
- Petits soufflés légers au fromage, 90
- Pissaladière niçoise, 98
- Rosace d'avocat cœur de crevettes, 113
- Salade chaude de surimi à l'armoricaine, 48
- Salade d'aubergine, 57
- Salade de carottes râpées et poulet aux pruneaux, 36
- Salade de champignons à la russe, 43
- Salade de pommes de terre et carpaccio de bœuf, 39
- Salade fraîche à la piémontaise, 51
- Salade fraîche aux crevettes, 32
- Salade grecque, 34
- Salade landaise, 41
- Salade lyonnaise, 40
- Salade niçoise, 55
- Saumon fumé, blinis légers au sarrasin et sauce fraîche, 94
- Soupe à l'oignon gratinée des Halles, 64
- Soupe chinoise, 86
- Soupe de poisson, 63
- Soupe froide de concombre aux pétales de saumon fumé, 60
- Taboulé, 52
- Taboulé de chou fleur aux fruits de mer, 35
- Tarte à la tomate, 102
- Tarte fine poireaux-maroille, 97
- Tartelettes de foie gras au chutney de pommes, 101
- Tatin d'endives au foie gras, 85
- Terrine de cabillaud au curry, 117
- Terrine de lotte sur lit de mâche, 110
- Timbales croquantes aux fruits de mer sur lit de jeunes pousses, 93
- Toast de chèvre chaud sur pomme, 105

• Toasts chèvre-artichaut, 78
• Tomates antiboises, 79
• Tortilla au thon et petits légumes, 67
• Verrine de céleri au bacon grillé, 82
• Verrines de saumon à l'aneth, 114

PLATS

• Aiguillettes de canard aux figues et à la cannelle, 171
• Ailes de raie à la grenobloise, 156
• Ailes de raie au vinaigre de cidre, 146
• Blanquette de veau allégée, 205
• Bœuf bourguignon diététique, 206
• Bœuf-carottes diététiques, 218
• Brochettes de veau façon orloff à la fondue d'oignons, 175
• Cannelloni de jambon, 237
• Cari poulet, 164
• Cassoulet façon minceur, 209
• Cèpes à la bordelaise, 124
• Choucroute minceur, 210
• Coq au vin, 201
• Croque-madame, 233
• Croque-monsieur au chèvre frais, 225
• Croustilles de pommes de terre, 121
• Cubes de saumon au pavot, 162
• Cuisses de grenouille marinées à la provençale, 174
• Curry de légumes, 129
• Dinde aux marrons minceur, 163
• Emincé de poulet à l'orange et au sésame, 167
• Endives au jambon diététiques, 238
• Filet de panga papillote exotique, 149
• Flan d'asperges, 134
• Fondue bourguignonne, 221
• Galettes de sarrasin aux champignons, 122
• Gibelotte de lapin, 177
• Gigot d'agneau printanier, 178
• Grand aïoli, sauce légère à l'ail, 239
• Gratin dauphinois léger, 125
• Gratin de lieu noir à la pomme et au céleri, 150
• Hachis Parmentier diététique, 217
• Hamburger de tomate, 143
• Kebab minceur, 242
• Lapin à la moutarde, 181
• Lapin au cidre, 194
• Lasagnes vertes au poisson, 154
• Légumes à la bolognaise, 133
• Légumes sautés la camerounaise, 137
• Mogettes à la crème, 126
• Moussaka grecque, 243
• Navarin d'agneau minceur, 182
• Œufs au bacon en papillote, 229
• Papillote de blanc de poulet et sa fondue de poireau, 168
• Paupiettes de veau aux champignons, 185
• Petit salé aux lentilles, 213
• Piperade basquaise, 139
• Poêlée de légumes croquants façon pickles, 140
• Potatoes, cassolettes de moules marinières, 159
• Pot-au-feu minute, 214
• Poule au pot farcie, 202-203
• Purée d'aubergine aux olives, 142
• Quenelles de brochet légères, 160
• Quiche lorraine allégée, 230
• Risotto aux épinards, 245
• Röstis aux légumes, 145
• Rôti de porc aux olives, sauce fraîche au fromage blanc, 198

• Rôti de porc farci aux pruneaux, 189
• Rôti de veau orloff revisité, 196
• Rouleaux d'aubergine farcis aux œufs brouillés, 226
• Rumsteck aux herbes, 197
• Rumsteck grillé au sésame, 186
• Saint Jacques poêlées à la vanille, 153
• Salade de crabes aux agrumes, 151
• Salade de poulet à la granny-smith, 172
• Sandwich indien, 246
• Saucisson de la mer, 155
• Sauté de bœuf à la chinoise, 240
• Sauté de veau léger aux olives, 193
• Tajine de poulet citrons confits, 249
• Tartiflette diététique aux poireaux, 130
• Tartines alsaciennes, 234
• Thon rôti à l'italienne, 147
• Tomates à la farce légère, 222
• Veau marengo, 190

DESSERTS

• Baba au rhum léger, 276
• Bavarois au chocolat et son coulis de fruits rouges, 331
• Brownie, 271
• Cheesecake diététique, 259
• Compote chocolat blanc/poire, 292
• Crème de framboise en coque croustillante 256-257
• Crèmes desserts au chocolat corsé, 295
• Far breton léger aux pruneaux, 297
• Figues et pruneaux au marsala et au chocolat, 334
• Gaspacho aux abricots, 265
• Gaufres allégées, 291
• Glace légère à la vanille, 310
• Iles flottantes exotiques, 330
• Milk-shake à la banane, 260
• Mille-feuilles, 288
• Mini-charlottes framboise/chocolat, 287
• Mini-galettes à la frangipane légère, 272
• Mini-tartelettes au chocolat, 301
• Mousse au chocolat et ses framboises, 306
• Mousse blanche à l'orange, 328
• Mousse chocolat-orange, 313
• Mousse légère au café, 255
• Nem à la mangue, coulis de chocolat, 309
• Œufs à la neige au chocolat, 268
• Œufs au lait chocolat/cannelle, 252
• Pain d'épice léger, 279
• Panna cotta légère sur coulis de fraise au basilic, 305
• Paris-Brest minceur, 290
• Pêches en verrines façon Melba, 314
• Petits choux farcis pommes vanillées, 284-285
• Petits fondants au chocolat, coeur abricot, 263
• Petits moelleux aux deux chocolats, 318
• Pomme au four façon Ch'ti, 317
• Pomme biscuitée, cœur chocolat blanc, 322
• Profiteroles à la poire, 327
• Rosaces de clémentines, quenelles chocolatées, 333
• Salade d'agrumes, 264
• Salade de fruits à la gelée d'orange, 298
• Soufflé à l'ananas, 296
• Soufflé au chocolat, 325
• Soupe chaude de cerises, quenelle glacée au fromage blanc, 338
• Tarte au citron allégée, 283
• Tartelettes aux fraises allégées, 275
• Tiramisu diététique, 267
• Verrine aux trois chocolats, 324

• Verrine de yaourt glacé façon brownie, 321
• Verrines chocolat/passion, 280
• Verrines de chantilly au chocolat, 302
• Verrines façon fraisier, 337

A L'HEURE DU THÉ

• Bouchées de cerise au chocolat, 355
• Cannelés, 351
• Croquants au chocolat, 352
• Financiers, 342
• Fruits déguisés à la farce amandine légère, 349
• Kouglof 345
• Macarons au chocolat à l'Espelette, 354
• Meringues cacao et amandes, 357
• Mini-brioches aux pépites de chocolat, 346
• Petites madeleines légères aux zestes de citron, 361
• Petits sablés bicolores, 358
• Rochers coco légers, 348
• Truffes de Noël, 362

Cette édition a été réalisée à partir des trois titres suivants :

100 recettes pour mincir sans effort

100 recettes pour alléger vos classiques

100 recettes plaisirs légers au chocolat

Conception graphique et mise en pages : Alice Leroy

Conception graphique de la couverture : Marie Pécastaing

Édition du Club France Loisirs, Paris
Avec l'autorisation des Éditions Flammarion

Éditions France Loisirs,
123, boulevard de Grenelle, Paris
www.franceloisirs.com

ISBN : 978-2-298-04141-5
N° éditeur : 66101
Dépôt légal : février 2011

Achevé d'imprimer en France par Pollina - novembre 2011 - L58993